K. Spring, A. Basan, R.-M. Frieboes

Psychiatrie
in Frage und Antwort

Fragen und Fallgeschichten zur Vorbereitung
auf die mündliche Prüfung für den 2. und 3. Teil
des medizinischen Staatsexamens

5. Auflage

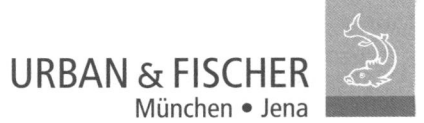

Zuschriften und Kritik an:
Urban & Fischer, Lektorat Medizinstudenten, z.Hd. Kathrin Feyl, Karlstraße 45, 80333 München

Wichtiger Hinweis für den Benutzer
Die Erkenntnisse in der Medizin unterliegen laufendem Wandel durch Forschung und klinische Erfahrungen. Herausgeber und Autoren dieses Werkes haben große Sorgfalt darauf verwendet, dass die in diesem Werk gemachten therapeutischen Angaben (insbesondere hinsichtlich Indikation, Dosierung und unerwünschten Wirkungen) dem derzeitigen Wissensstand entsprechen. Das entbindet den Nutzer dieses Werkes aber nicht von der Verpflichtung, anhand der Beipackzettel zu verschreibender Präparate zu überprüfen, ob die dort gemachten Angaben von denen in diesem Buch abweichen und seine Verordnung in eigener Verantwortung zu treffen.
Wie allgemein üblich wurden Warenzeichen bzw. Namen (z.B. bei Pharmapräparaten) nicht besonders gekennzeichnet.

Bibliografische Information Der Deutschen Bibliothek
Die Deutsche Bibliothek verzeichnet diese Publikation in der Deutschen Nationalbibliografie; detaillierte bibliografische Daten sind im Internet über http://dnb.ddb.de abrufbar.

Alle Rechte vorbehalten
1. Auflage Januar 1991
5. Auflage März 2003
© 2003 Urban & Fischer Verlag München • Jena

03 04 05 06   5 4 3 2 1 0

Das Werk einschließlich aller seiner Teile ist urheberrechtlich geschützt. Jede Verwertung außerhalb der engen Grenzen des Urheberrechtsgesetzes ist ohne Zustimmung des Verlages unzulässig und strafbar. Das gilt insbesondere für Vervielfältigungen, Übersetzungen, Mikroverfilmungen und die Einspeicherung und Verarbeitung in elektronischen Systemen.
Zugelassen an Bayerischen Fachschulen im Rahmen der Lehrmittelfreiheit.

Um den Textfluss nicht zu stören, wurde bei Patienten und Berufsbezeichnungen die grammatikalisch maskuline Form gewählt. Selbstverständlich sind in diesen Fällen immer Frauen und Männer gemeint.

Planung: Dr. Dorothea Hennessen
Lektorat: Kathrin Feyl
Redaktion: Franziska Kästner
Herstellung: Christine Jehl
Satz: Jürgen Winnige
Zeichnungen: Esther Schenk-Panic
Druck und Bindung: Bosch-Druck, Landshut
Umschlaggestaltung: Spiesz-Design, Neu-Ulm
Titelgrafik/Titelphotographie: Eckhard Schulz, Fotodesign, München
Printed in Germany
ISBN 3-437-43410-1

Aktuelle Informationen finden Sie im Internet unter Urban & Fischer: www.urbanfischer.de

Vorwort

Liebe Prüfungskandidaten,

Psychiatrie ist im Medizinstudium kein „großes" Fach. Nach unserer Erfahrung gehört es eher zu den Fächern, für die man sich entweder begeistert oder mit denen man „nichts anfangen" kann.

Mit unserem Buch „Psychiatrie in Frage und Antwort" hoffen wir, Studenten beider Gruppen zu erreichen. Den Begeisterten bietet es die Möglichkeit, ihr Wissen vor dem Examen zu testen und ggf. zu vertiefen, den Minimalisten, sich in kurzer Zeit effektiv auf die mündliche Prüfung vorzubereiten.

Dieses Buch ersetzt kein Lehrbuch. Unser Ziel war es, theoretisches Wissen in einen praxisnahen Zusammenhang zu bringen und erlernte Wissensbausteine sinnvoll zusammenzuführen. Dazu haben wir auf viele Fallbeispiele und typische Kliniksituationen zurückgegriffen und prüfungsrelevante Fakten als Merksätze ausgezeichnet.

Zu aktuellen Prüfungsfragen verschiedener Universitäten aus dem 2. und 3. Staatsexamen haben wir idealtypische Antworten formuliert. Selbstverständlich eignen sie sich nicht zum Auswendiglernen, sondern dienen als Orientierungshilfe für die Examensvorbereitung.

Wegen der nicht immer einheitlichen universitären Anwendung von Terminologie und Systematik haben wir unserem Buch die international anerkannte Klassifikation ICD-10 zugrunde gelegt und ein Glossar der wichtigsten Fachbegriffe angefügt.

Wir danken unseren Lehrern und allen Patienten, von denen wir lernen durften, Dr. S. Volz für seine fachliche Unterstützung und Simon S. und Gabriel E. für ihre kreativen Beiträge. Für die ausgezeichnete Zusammenarbeit mit Frau Kathrin Feyl und Andrea Wintermayr vom Urban & Fischer Verlag sind wir sehr dankbar.

Uns hat die Arbeit an diesem Buch viel Vergnügen bereitet und wir hoffen, dass dies dem Leser zugute kommt. Wir freuen uns über Ihre Ideen und Anregungen!

Anja Basan
Ralf-Michael Frieboes
Konstanze Spring

München im Februar 2003

Inhaltsverzeichnis

1	Allgemeine Psychopathologie	1
1.1	Bewusstseinsstörung	1
1.2	Orientierung	1
1.3	Aufmerksamkeits- und Gedächtnisstörungen	2
1.4	Formale Denkstörungen	3
1.5	Inhaltliche Denkstörungen	4
1.6	Sinnestäuschungen und Halluzinationen	5
1.7	Ich-Störungen	6
1.8	Störungen der Affektivität	8
1.9	Störungen des Antriebs und psychomotorische Störungen	9
1.10	Vegetative Störungen	10
1.11	Suizidalität	11
1.12	Psychopathologischer Befund	12

2	Psychiatrische Syndrome, Diagnose- und Klassifikationssysteme	14

3	Organische psychische Störungen	19
3.1	Delir	21
3.2	Demenz	23
3.2.1	Symptome	23
3.2.2	Diagnostik	25
3.2.3	Formen der Demenz	27
3.2.4	Therapie	29
3.3	Weitere organisch-psychische Erkrankungen	30

4	Störungen durch psychotrope Substanzen	33
4.1	Allgemeines	33
4.2	Alkohol	35
4.2.1	Alkoholabhängigkeit	35
4.2.2	Intoxikation	39
4.2.3	Alkoholfolgeerkrankungen	40
4.3	Drogen und Medikamentenmissbrauch/-abhängigkeit	42

5	Schizophrene Störungen	47
5.1	Definition	47
5.2	Symptomatik	47
5.3	Ätiologie und Epidemiologie	55
5.4	Subtypen und Verlauf der Erkrankung	57
5.5	Diagnostik und Differentialdiagnosen	61
5.6	Therapie	64

6	Affektive Störungen	69
6.1	Depression	69
6.1.1	Symptome	69
6.1.2	Diagnostik	75
6.1.3	Formen der Depression	79
6.1.4	Therapie	82
6.1.5	Verlaufsformen	85
6.2	Manie	86
6.3	Bipolare Störung	88
6.4	Zyklothymie, Dysthymie	88

7	**Angst- und Zwangserkrankung, Belastungs- und somatoforme Störungen**	90
7.1	Angsterkrankungen	90
7.1.1	Allgemeines	90
7.1.2	Panikstörung	92
7.1.3	Agoraphobie	98
7.1.4	Soziale Phobie	99
7.1.5	Spezifische Phobie	101
7.1.6	Generalisierte Angststörung	102
7.2	Zwangserkrankung	102
7.3	Posttraumatische Belastungsstörung (PTSD: post traumatic-stress-disorder)	106
7.4	Anpassungsstörung	108
7.5	Somatoforme Störungen	108
7.6	Dissoziative Störungen	109

8	**Essstörungen und Schlafstörungen**	112
8.1	Essstörungen	112
8.2	Schlafstörungen	116

9	**Persönlichkeitsstörungen, sexuelle Störungen**	122
9.1	Persönlichkeitsstörungen	122
9.2	Impulskontrollstörungen	128
9.3	Artifizielle Störung	129
9.4	Sexualstörungen	130

10	**Kinder- und Jugendpsychiatrie**	133
10.1	Intelligenzminderung	133
10.2	Autistische Störungen	135
10.3	Teilleistungsstörungen	136
10.4	Hyperkinetisches Syndrom	139
10.5	Ticstörungen	142

11	**Psychopharmakotherapie**	145
11.1	Antidepressiva (AD)	145
11.1.1	Indikation	145
11.1.2	Substanzgruppen und Wirkmechanismen	149
11.1.3	Wirkung, unerwünschte Wirkung, Kontraindikation	152
11.2	Neuroleptika	155
11.2.1	Indikation	155
11.2.2	Substanzgruppen und Wirkmechanismus	156
11.2.3	Wirkung und unerwünschte Wirkung	158
11.3	Phasenprophylaktika	163
11.4	Anxiolytika, Sedativa und Hypnotika	165
11.5	Antidementiva	167

12	**Nichtmedikamentöse Behandlungsverfahren**	168
12.1	Somatisch-biologische Behandlungsverfahren	168
12.1.1	Schlafentzug	168
12.1.2	Lichttherapie	169
12.1.3	Physiotherapie	169
12.1.4	Elektrokrampftherapie (EKT)	170
12.2	Psychotherapeutische Verfahren	171
12.2.1	Klientzentrierte Gesprächstherapie	173
12.2.2	Klassische Psychoanalyse	174
12.2.3	Verhaltenstherapie	178
12.3	Soziotherapie und psychiatrische Rehabilitation	183

13	**Suizidalität**	184	**16**	**Glossar psychiatrischer Fachbegriffe** 202
14	**Forensische Fragestellungen**	191		**Index** 208
15	**Psychiatrische Notfälle**	196		
15.1	Suizidalität	196		
15.2	Akute Erregung	197		
15.3	Delir	198		
15.4	Katatoner Patient	200		

Allgemeine Hinweise und Tipps

Prüfungsvorbereitung

Zur optimalen Prüfungsvorbereitung empfiehlt es sich, neben dem Einzelstudium Lerngruppen zu bilden. Zwei bis drei Monate sollten sich die Teilnehmer der Lerngruppen etwa 2-3mal pro Woche treffen. Vor jedem Treffen sollte ein Thema vereinbart werden, das für das nächste Mal vorbereitet wird. Dies erhöht die Motivation zum regelmäßigen Lernen und ermöglicht gleichberechtigte und ergänzende Diskussionen. Punkte, die dem Einzelnen während des Einzelstudiums unklar geblieben sind, sollten notiert und in der Gruppe vorgestellt und beraten werden. Auf diesem Weg kann man das eigene Wissen kontrollieren und Sicherheit gewinnen.

Das Lernen in Lerngruppen hilft, Ängste vor der freien Rede abzubauen und trainiert das freie und strukturierte Antworten. Durch regelmäßiges Treffen wird der Kontakt zu den anderen Studierenden aufrecht gehalten. Meist stellt man zudem fest, dass das Lernen in der Gruppe mehr Spaß macht, als zu Hause oder in der Bibliothek allein vor seinen Büchern zu hocken. Und wenn man dann doch einmal in ein „Tief" fällt, schaffen es andere meist wesentlich besser, die Stimmung und das Selbstbewusstsein wieder zu heben.

Verhalten während der Prüfung

Es empfiehlt sich, sich als Prüfungsgruppe bei den Prüfern vorzustellen. Nur wenige Prüfer sind zu einem Gespräch nicht bereit. Viele Prüfer geben Tipps und Hinweise, worauf man sich vorbereiten sollte, oder nennen Themen, die sie auf keinen Fall abfragen. Alle Prüflinge sollten nach der Vorbereitungszeit einen ähnlichen Wissensstand haben. Extrem schlechte oder extrem gute Prüflinge stören die Gruppendynamik und können Prüfer zu sehr verärgern, bzw. begeistern. Beim 3. Staatsexamen wird die Prüfung meist zweigeteilt, d.h. zuerst werden ein oder mehrere Patienten untersucht, und später erfolgt die eigentliche mündliche Prüfung. Vielfach wird auf den zuvor untersuchten Patienten eingegangen, sodass man die freie Zeit zwischen den Prüfungsteilen nutzen sollte, sich über das Krankheitsbild des Patienten genauer zu informieren.

Die Kleidung zur Prüfung sollte man innerhalb der Gruppe besprechen: „Etwas feiner als sonst" hat sich bewährt; es muss nicht gleich Anzug oder Kostüm sein. Auf alle Fälle sollte man sich in seiner Haut einigermaßen wohl fühlen.

Natürlich kann man für eine Prüfung nicht den Typ abstreifen, der man ist. Trotzdem sollte man sich bewusst machen, dass manche Verhaltensweisen eher verärgern und nicht zu einer angenehmen Prüfungssituation beitragen. Sicherlich ist es gut, eine Prüfung selbstbewusst zu bestreiten. Arroganz und Überheblichkeit jedoch sind, selbst wenn man exzellent vorbereitet und die Kompetenz des Prüfers zweifelhaft ist, fehl am Platz. Jeder Prüfer kann einen, so er möchte, vorführen und jämmerlich zappeln lassen. Also: Besser keinen vermeidbaren Anlass dazu liefern. Genauso unsinnig und peinlich ist es, devot und unterwürfig zu sein.

Auch wenn man vor der Prüfung gemeinsam gelitten, während der Vorbereitungszeit von der Gruppe profitiert hat, geht es in der Prüfung um das eigene Bestehen, die eigene Note. Man braucht sich darüber nichts vorzumachen. Trotzdem sollte man in der Prüfung fair bleiben und z.B. nicht aus freien Stücken gerade die Fragen und Themen aufgreifen, an denen sich der Mitprüfling die Zähne ausgebissen hat.

Häufige Frageformen

Offene Fragen: Dies ist die häufigste Frageform. Die Antwort sollte strukturiert und flüssig erfolgen. Ziel ist es, möglichst lange zu reden, sich gleichzeitig aber nicht in unwichtigen Dingen zu verlieren. Viele Prüfer unterbrechen dann den Redefluss und dies kann enorm verwirren. Schon in den Vorbereitungsmeetings sollte man sich zur Beantwortung der Fragen eine gute Struktur angewöhnen. Es empfiehlt sich, im Schlusssatz eine neue Problematik, in der man sich gut auskennt, anzuschneiden, die der Prüfer aufgreifen kann.

Nachfragen: Im Anschluss an eine offene Frage kommt es oft zu einigen Nachfragen, die das angeschnittene Thema vertiefen. Dabei wird der Schwierigkeitsgrad der Fragen meist höher. Die Prüfer tasten sich an die Grenzen der Prüflinge heran.

Fallbeispiele: Fallbeispiele eignen sich immer gut, praktische Belange abzufragen. Daher sind sie besonders in den handwerklichen Fächern sehr beliebt. Es besteht die Chance, dass sich zwischen Prüfer und Prüfling ein kollegiales Gespräch entwickelt. Eindeutige Beschreibungen und charakteristische Krankheitsbilder machen die Beantwortung der Frage meist einfach. Zu Anfang sollte immer auf mögliche Differentialdiagnosen eingegangen werden. Vorsicht ist bei Krankheitsbildern geboten, über die man nicht viel weiß. Der Prüfer könnte sie bei einer weiteren Frage aufnehmen und man gerät arg ins Schwitzen. Also sich selbst keine Grube graben.

Probleme während der mündlichen Prüfung

Während einer mündlichen Prüfung können vielfältige Probleme auftreten, die man im Gegensatz zur schriftlichen Prüfung sofort und möglichst souverän managen muss.

- Kann man eine Frage nicht beantworten, braucht man nicht sofort zu verzweifeln. Auf Nachfragen oder Bitten um weitere Informationen formuliert der Prüfer seine Frage oft anders. Dies kann auch sinnvoll sein, wenn man merkt, dass man am Prüfer vorbeiredet.
- Was ist jedoch, wenn es nicht zum „Aha-Effekt" kommt? Ein Problem, das nur schwer zu lösen ist. Die meisten Prüfer helfen weiter oder wechseln das Thema. Selbst wenn eine Frage nicht beantwortet wird, ist dies noch lange kein Grund durchzufallen.
- In Prüfungssituationen beginnen viele Prüflinge vor Aufregung zu stottern oder sich zu verhaspeln. Dies ist normal. Vor und während einer Prüfung darf man aufgeregt sein, dafür hat jeder Prüfer Verständnis. Übertriebene Selbstsicherheit löst sogar bei manchen Prüfern Widerwillen und Antipathie aus.
- Sehr unangenehm wird die Situation, wenn Mitstreiter „abstürzen". Die Prüfung spitzt sich zu und der Prüfer reagiert verärgert. Hier hilft nur der Leitsatz: Ruhig bleiben. Der Gedanke, dass der Prüfer sich ebenfalls unwohl fühlt und kein persönliches Interesse hat, die Situation weiter zu verschärfen, erleichtert ungemein.
- Gelassen die Fragen der anderen geschehen lassen. Das Gefühl „alle guten Fragen sind schon weg, ehe ich an die Reihe komme" ist nicht außergewöhnlich.
- Häufig ist ein Prüfer bekannt dafür, dass er besonders „gemein" und schwer prüft. Bemerkenswert ist jedoch, dass die Kritik oft von früheren Prüflingen stammt, die entweder durchgefallen sind oder die Prüfung mit einer schlechten Note bestanden haben. Weiß man jedoch, dass dies nicht der Fall sein kann, weil man die Informationsquelle kennt, hilft nur eins: Lernen, Lernen, Lernen.

Manche Prüfer fragen, ob zur Notenverbesserung eine weitere Fragenrunde gewünscht wird. Eine solche Chance sollte man sich nicht entgehen lassen, da man nur gewinnen kann.

Hinweise für die Benutzung

Alle Angaben entsprechen den Standards und dem Kenntnisstand zur Zeit der Drucklegung. Dennoch können klinikinterne abweichende diagnostische und therapeutische Vorgehensweisen üblich sein.

Am Ende des Buches befindet sich ein Glossar mit psychiatrischen Fachbegriffen, das ein zeitraubendes Nachblättern in Lehrbüchern oder Lexika erspart.

Alle diejenigen, die zum ersten Mal mit einer „In Frage und Anwort"-Reihe arbeiten, sollten sich anfangs durch die sehr ausführlichen Antworten, so wie sie in der mündlichen Prüfung nur ein sehr guter Student geben würde, nicht entmutigen lassen. Zweck der IFA ist es, sich durch häufiges Wiederholen ein strukturiertes und inhaltlich vollständiges Wissen anzutrainieren.

Zum Lernen in der Gruppe empfiehlt es sich, eine Fallgeschichte auszuwählen und sie vorzulesen, ohne dass die anderen wissen, aus welchem Kapitel sie stammt. So ist es wie in der Prüfung, in der der Prüfer auch nicht sagt: „Kommen wir jetzt zur Depression", und ein Fallbeispiel bringt.

Der Aufbau des Buches richtet sich nach dem Prüfungsablauf. Fragen und Antworten wechseln sich ab.

Bedeutung der Symbole in der Randspalte

? Frage

+ Zusatzwissen

tipp Tipps zur Prüfungssituation

! Merksätze

Zur Erleichterung der Wiederholung kann in der Randspalte neben der Frage angekreuzt werden,

- ob die Frage richtig beantwortet wurde ☺
- ob die Frage falsch beantwortet wurde ☹
- ob die Frage wiederholt werden sollte 😐

1 Allgemeine Psychopathologie

1.1 Bewusstseinsstörung

Frage: Welche **Bewusstseinsstörungen** unterscheidet man?

Antwort: Man unterscheidet quantitative von qualitativen Bewusstseinsstörungen. Zur **quantitativen** Bewusstseinsstörung gehört die **Bewusstseinsverminderung.** Bei ihr ist die Vigilanz des Patienten beeinträchtigt.

Die **qualitativen** Bewusstseinsstörungen sind:
- Bewusstseinstrübung
- Bewusstseinseinengung
- Bewusstseinsverschiebung.

Frage: Können Sie mir Beispiele für die **qualitativen Bewusstseinsstörungen** nennen?

Antwort: Die **Bewusstseinstrübung** findet sich häufig bei frisch operierten Patienten im Delir. Die Bewusstseinsklarheit des Patienten ist getrübt, er nimmt bestimmte Aspekte der eigenen Person und der Umgebung nicht mehr sinnvoll wahr, dementsprechend sind Handeln und Kommunikation gestört. Eine **Bewusstseinseinengung** ist typisch während eines Dämmerzustandes bei Epilepsie, bei der das Bewusstsein starr auf wenige Bereiche fokussiert ist. Eine **Bewusstseinsverschiebung** kann bei Patienten im Drogenrausch auftreten, wenn die Umwelt verändert, z.B. subjektiv intensiver mit stärkeren Farben oder Gerüchen, wahrgenommen wird.

1.2 Orientierung

Frage: Welche Formen der **Desorientierung** kennen Sie und wie können Sie sie beim Patienten erfragen?

Antwort: Ich frage nach dem Datum bzw. nach Monat und Jahreszeit, um die **zeitliche** Orientierung zu prüfen. Wenn ich den Patienten um

Auskunft bitte, in welcher Stadt und welcher Straße er sich befindet, kann ich Hinweise auf die **örtliche** Orientierung erhalten. Frage ich ihn, wo er ist (Krankenhaus), wer ich bin (Arzt) und warum er in der Klinik ist, finde ich heraus, wie gut er **situativ** orientiert ist. Beantwortet er mir Fragen zu autobiografischen Daten, wie zum Beruf und zur Familie, sagt das etwas über seine Orientierung **zur eigenen Person** aus.

1.3 Aufmerksamkeits- und Gedächtnisstörungen

Frage: Welche Fähigkeit können Sie testen, wenn Sie den Patienten Sprichworte erklären lassen, ihn Fabeln nacherzählen lassen oder ihm Unterschiedsfragen stellen, z.B. was ist der Unterschied zwischen einem Zwerg und einem Kind?

✚ Wenn ein Patient die abstrakte Bedeutung eines Zusammenhanges nicht erfassen kann, spricht man von **Konkretismus**.

Antwort: Damit wird die **Auffassungsgabe** des Patienten geprüft, ob er in der Lage ist, Wahrnehmungen in ihrer Bedeutung zu begreifen und in einen sinnvollen Zusammenhang zu bringen. Ist das **Abstraktionsvermögen** des Patienten gestört, wird er beispielsweise den Unterschied zwischen Zwerg und Kind nicht erklären können. Beim Nacherzählen von Fabeln erhält man gleichzeitig einen Eindruck von der **Konzentrationsfähigkeit** des Patienten.

Frage: Nachdem Sie festgestellt haben, dass das Auffassungsvermögen eines Patienten ungestört ist, wollen Sie seine **Konzentration** und **Gedächtnisleistung** testen, wie machen Sie das?

Antwort: Zunächst soll sich der Patient drei Begriffe einprägen, z.B. Bügel, Fenster und Brot. Dann lasse ich ihn beispielsweise von 100 immer 7 abziehen oder Monatsnamen rückwärts aufsagen. So kann ich mir ein Bild von seiner **Konzentrationsfähigkeit** machen. Nach ca. 10 Min. frage ich nach den Begriffen, die er sich merken sollte, kann er sie nicht reproduzieren, weist das auf eine **Merkfähigkeitsstörung** hin. Kann sich der Patient an Erlebnisse oder Ereignisse aus seinem Leben oder der Vergangenheit nicht erinnern, ist das **Altgedächtnis** beeinträchtigt.

Frage: Warum haben **Konfabulationen** etwas mit dem Gedächtnis zu tun?

Antwort: Weil der Patient Erinnerungslücken mit spontan Erdachtem ausfüllt und diese Geschichten für Erinnerungen hält.

Frage: Bei welcher Erkrankung kommen **Konfabulationen** häufig vor, wie können Sie sie erkennen?

Antwort: Wenn ich dem Patienten mehrfach dieselbe Frage stelle und jedes Mal eine andere Antwort bekomme, sollte ich an **Konfabulationen** denken. Typischerweise treten sie beim **Korsakow-Syndrom** auf.

1.4 Formale Denkstörungen

Frage: Nennen Sie Beispiele **formaler Denkstörungen**. Sind sie krankheitsspezifisch?

Antwort: Formale Denkstörungen (☞ Tab. 1.1) sind nicht krankheitsspezifisch. Sie geben einem lediglich diagnostische Hinweise, die erst mit anderen Kriterien zu einer Diagnose führen. Einige Störungen des Gedankenablaufes können auch bei Gesunden in bestimmten Situationen auftreten, z.B. kann ein Examenskandidat vor einer Prüfung ins Grübeln geraten oder nach einer Party mit wenig Schlaf kann sein Gedankengang verlangsamt sein.

✚ Schizophasie: „Wortsalat" bei schwerem Sprachzerfall eines Schizophrenen.

Denkverlangsamung	Das Denken erscheint dem Untersucher verlangsamt und schleppend.
Denkhemmung	Der Patient empfindet das Denken mühsam, wie blockiert oder gebremst.
Umständliches Denken	Weitschweifiger Gedankengang, bei dem der Patient Wichtiges nicht von Unwichtigem trennen kann. Ein inhaltlicher Zusammenhang ist aber erhalten.
Eingeengtes Denken	Gedankengänge sind auf wenige Themen fixiert, Verhaftetsein an diesen Inhalten.
Perseveration	Haftenbleiben an zuvor gemachten Angaben oder verwendeten Worten, die dann nicht mehr sinnvoll sind.
Grübeln	Andauernde Beschäftigung mit bestimmten, meist unangenehmen Denkinhalten, die häufig mit der aktuellen Lebenssituation in Zusammenhang stehen.
Gedankendrängen	Patient ist dem Druck vieler unterschiedlicher Gedanken ausgeliefert.
Ideenflucht	Extrem einfallsreicher Gedankengang, bei dem die einzelnen Gedanken nicht mehr zu Ende geführt werden, sondern durch eine Flut von Assoziationen unterbrochen werden, und dessen Zielgedanke ständig wechselt.
Vorbeireden	Obwohl der Patient die Frage verstanden hat, geht er nicht auf die Frage ein, sondern antwortet etwas inhaltlich anderes.

Gedankenabreißen/-sperrung	Plötzlicher Abbruch eines flüssigen Gedankengangs bzw. des Sprechens ohne ersichtlichen Grund.
Inkohärenz/Zerfahrenheit	Denken und Sprechen des Patienten sind für den Untersucher in ihrem Zusammenhang unverständlich, im Extremfall kann der Satzbau zerstört und bis in einzelne Satzgruppen oder Gedankenbruchstücke zerrissen sein.
Neologismen	Wortneuschöpfungen, die nicht den sprachlichen Konventionen entsprechen und oft nicht verständlich sind.

Tab. 1.1: Formale Denkstörung

1.5 Inhaltliche Denkstörungen

Frage: Bitte erklären Sie den Begriff **Wahn?**

Antwort: Wahn ist eine **subjektive, lebensbeeinträchtigende, nicht korrigierbare Überzeugtheit,** die **im Widerspruch zur Realität** und zur Überzeugung der Mitmenschen steht. Der Patient kann den Wahn auch durch Erfahrung nicht korrigieren.

Frage: Geben Sie mir ein Beispiel für eine **Wahnwahrnehmung.** Wodurch ist diese gekennzeichnet?

Antwort: Eine Wahnwahrnehmung ist die **falsche Interpretation** einer richtigen Sinneswahrnehmung. Zum Beispiel deutet ein Patient mit Wahnwahrnehmungen beim Einkaufen auf der Straße eine rote Ampel als Zeichen der Mafia, das ihn veranlasst, sein Vorhaben nicht fortzusetzen, sondern umzukehren.

Frage: Ihr Beispiel beschreibt eine typische **Wahnform.** Können Sie sie erkennen?

Antwort: Ja, hier handelt es sich um einen **Beziehungswahn**, d.h. der Patient bezieht Dinge oder Personen aus der Umwelt wahnhaft auf sich selbst. Die Ampel ist „nur für ihn" auf rot geschaltet.

Frage: Was versteht man unter einem **systematisierten Wahn?**

Antwort: Wenn der Patient Wahnideen durch logische oder paralogische Verknüpfungen zu einem zusammenhängenden System ausgestaltet, spricht man von systematisiertem Wahn. So interpretiert eine paranoide Patientin, die sich beispielsweise von ihren Nachbarn beobachtet fühlt, einen aus ihrem Postkasten herausgefallenen Brief, als ein Zeichen von ihren Nachbarn, die ihr zu verstehen geben wollen, dass auch sie bald „aus dem System falle". Dahinter vermutet sie ein abgekartetes Spiel mit ihrem Arbeitgeber, der sie aus ihrem Job drängen wolle.

Frage: Wahninhalte können bei Depressionen und Schizophrenien auftreten. Sie haben aber unterschiedliche Qualitäten und lassen sich dementsprechend unterscheiden. Welche qualitativen Unterschiede kennen Sie?

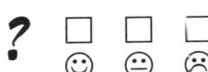

Antwort: Die Wahninhalte **depressiver** Patienten sind meist **synthym**, d.h. entsprechen der Affektlage. Es ist meist ein **Verarmungs-, Versündigungs-, hypochondrischer** oder **nihilistischer Wahn,** der den Patienten quält.

Die Ausgestaltung der Wahninhalte **schizophrener** Patienten ist häufig **bizarrer, magisch-mystischer** Art und weniger einfühlbar.

1.6 Sinnestäuschungen und Halluzinationen

Frage: Wenn ein Kind mit hohem Fieber das Muster einer Tapete für kleine Monster hält, hat es dann **Halluzinationen?**

Antwort: Nein, das sind **illusionäre Verkennungen**, denn das Kind verkennt eine wirkliche Sinneswahrnehmung (Tapetenmuster). Eine **Halluzination** wäre es, wenn **kein Außenreiz** vorhanden wäre. Begünstigende Faktoren für eine illusionäre Verkennung können eine Erwartungshaltung durch starke Affekte (z.B. nach einem Horrorfilm), Unschärfe oder mangelnde Kontrastierung des Objekts (z.B. in der Dämmerung) oder Übermüdung bzw. Beeinträchtigung der Wahrnehmung (z.B. durch Fieber) sein.

+ Pareidolien: Sinnestäuschungen, die in tatsächlich Vorhandenes Zusätzliches hineinsehen und das Vorhandene zu einer neuen Erscheinung umformen. Z.B. lassen sich Gesichter in Sommerwolken hineinsehen.

Merke: Sinnestäuschung ist ein Oberbegriff, der u.a. Halluzinationen, illusionäre Verkennungen, Pareidolien und hypnagoge Halluzinationen umfasst.

+ Hypnagoge Halluzinationen: Optische oder akustische Halluzinationen, die im Halbschlaf auftreten.

Frage: Welche **Formen der Halluzination** kennen Sie?

Antwort: Es gibt akustische, optische, olfaktorische, gustatorische und Körperhalluzinationen.

Frage: Sie erwähnten gerade eben **Körperhalluzinationen.** Was verstehen Sie darunter? Können Sie Beispiele nennen?

Antwort: Zu den Körperhalluzinationen zählen taktile Halluzinationen und Zoenästhesien.
- Bei den **taktilen Halluzinationen** hat der Patient das Gefühl, angefasst oder berührt zu werden, z.B. glaubt er von einer Hand im Nacken berührt worden zu sein, obwohl keine andere Person im Zimmer war.
- Die **Zoenästhesien** sind Störungen des Leibempfindens, also bizarre, fremdartige Leibsensationen, bei denen der Patient z.B. das Gefühl hat, sein Gehirn sei wie in einer Kapsel und schwappe hin und her oder Würmer würden unter der Haut entlang kriechen.

Frage: Warum müssen Sie besonders aufmerksam sein, wenn der Patient von **akustischen Halluzinationen** berichtet?

Antwort: Patienten können Stimmen hören die **imperativen** Charakter haben, also einen Befehl enthalten. Es besteht die Gefahr, dass imperative Stimmen dem Patienten **selbst-** oder **fremdverletzende Handlungen** befehlen, von denen er sich nicht mehr distanzieren kann.

1.7 Ich-Störungen

Fallbeispiel: Während einer Exploration äußert der Patient plötzlich misstrauisch: „Warum fragen Sie mich das? Sie wissen doch genau, was ich denke. Meine Frau und Sie hier in der Klinik können doch das mit den Gedanken machen, sie wissen doch alle, was in mir vorgeht..." An welches psychopathologische Merkmal denken Sie?

Antwort: Vermutlich handelt es sich um **Gedankenausbreitung.** Der Patient hat das Gefühl, seine Gedanken gehören nicht mehr ihm allein, sondern die Umwelt hat Zugang zu seinem Denken.

1.7 Ich-Störungen

Frage: Das ist richtig. Welcher Gruppe von Störungen lässt sich die Gedankenausbreitung zuordnen? Welche weiteren Störungen gehören dieser Gruppe an?

Antwort: Die Gedankenausbreitung gehört zu den **Ich-Störungen**, also einer Veränderung der Ichhaftigkeit des Erlebens, bei der die Grenze zwischen Ich und Außenwelt nicht mehr eindeutig gezogen werden kann. Zu den **Ich-Störungen** gehören auch **Depersonalisation, Derealisation, Gedankenentzug, Gedankenlesen, Gedankeneingebung** und **Fremdbeeinflussungserleben.**

Frage: Wenn der Patient Ihnen nicht von selbst über **Ich-Störungen** berichtet, mit welchen Fragen können Sie herausfinden, ob er darunter leidet?

Antwort: Ich frage den Patienten, ob er das Gefühl habe, dass sich die Umwelt verändert habe, ob er sich selbst anders wahrnehme oder ob er im Denken und Handeln beeinflusst werde.

Fallbeispiel: Eine Patientin mit Panikattacken berichtet Ihnen, wie sie die Angst wahrnimmt: „Wenn die Angst kommt, fühle ich mich wie gelähmt, meine Arme und Beine sind dann wie von mir losgelöst, als gehören sie nicht mehr zu mir..." Welchem psychopathologischem Befund entspricht das Erlebte am ehesten?

Antwort: Wenn die Patientin sich selbst als fremd bzw. Körperteile als unwirklich erlebt, spricht man von **Depersonalisation.** Auch ihre Ich-Identität kann im Zeitverlauf gestört sein, dann fühlt sie sich als jemand Anderes als früher. Oder einzelne Bestrebungen (z.B. starke Hassgefühle) kann sie nicht mehr in Einklang mit sich selbst bringen und erlebt diese Tendenzen als nicht zu ihr gehörig. Wenn zusätzlich die Ich-Grenze gestört ist, kann die Patientin davon überzeugt sein, genau dasselbe an sich wahrzunehmen, was andere Menschen erleben, die sie sieht, beispielsweise Schmerzen oder Bewegungen.

1.8 Störungen der Affektivität

Frage: Manchmal können Sie schon Hinweise auf eine **depressive Stimmungslage** erhalten, wenn Sie einen Patienten betrachten, ohne mit ihm zu sprechen. Worauf würden Sie achten?

Antwort: Ich würde auf **Mimik, Haltung, Gang** und **Gestik** des Patienten achten. So können seine Gesichtszüge versteinert, seine Haltung gebückt, seine Bewegungen verlangsamt sein, auch können ihm plötzlich Tränen kommen. Innere Anspannung und Unruhe bei einer agitierten Depression kann sich allerdings auch zeigen, wenn der Patient mit den Fingern spielt, sich die Haare rauft, stöhnt oder nicht ruhig sitzen kann. Bei einer schweren Depression kann es soweit kommen, dass der Patient aufgrund des Antriebmangels auch seine Körperpflege und sein Äußeres vernachlässigt und er nicht mehr in der Lage ist, das Bett zu verlassen.

Frage: Was kennzeichnet eine depressive Stimmungslage?

Antwort: Typisch ist eine tief greifende traurige Gemütsverfassung, die von **Hoffnungslosigkeit, Perspektivelosigkeit, Insuffizienz-** und **Schuldgefühlen** geprägt ist.

Frage: Was verstehen Sie unter einer **Störung der Vitalgefühle**? Welche Beschwerden äußert der Patient?

Antwort: Wenn der Patient seine **Kraft, Lebendigkeit** und **Vitalität eingeschränkt** erlebt, spricht man von einer Störung der Vitalgefühle. Häufig sind dann Klagen, wie: „Alles ist so schwer, ich bin so kraftlos, fühle mich schlapp und zu nichts mehr in der Lage."

Frage: Wie grenzen Sie davon **Insuffizienzgefühle** ab?

Antwort: Bei den Insuffizienzgefühlen steht eine **Beeinträchtigung des Selbstwertgefühls** im Vordergrund, d.h. der Patient klagt dann, dass er nichts mehr wert sei, nichts mehr leisten könne und unfähig sei, einfache Dinge zu erledigen. Eine Störung der Vitalgefühle drückt dagegen die Beeinträchtigung der körperlichen und seelischen Frische aus.

Frage: Welche Änderung der **Affektivität** erwarten Sie bei einem **Maniker**?

Antwort: Manische Patienten können einen **gehobenen Affekt** und **Euphorie mit gesteigertem Selbstwertgefühl** zeigen. Manchmal ist ein manischer Patient auch aggressiv, dysphorisch und gereizt.

Frage: Nennen Sie mir ein Beispiel für **Parathymie**.

Antwort: Ein schizophrener Patient erzählt schmunzelnd, dass er sich letzte Nacht verfolgt und bedroht gefühlt habe. Weil hier das gezeigte Gefühl (Schmunzeln) nicht mit dem Erlebnisinhalt übereinstimmt (bedrohliche Verfolgung), spricht man von parathymen Erleben. Man würde eigentlich erwarten, dass der Patient Angst hat und diese zeigt.

1.9 Störungen des Antriebs und psychomotorische Störungen

Frage: Vergleichen Sie die typische **Psychomotorik** eines **Manikers** und eines **Depressiven**. Beschreiben Sie die Unterschiede.

Antwort: Der depressive Patient ist **antriebsarm**, zeigt einen **Mangel an Initiative** und **Energie** und zieht sich **sozial zurück**. Im schweren Stadium kann er **mutistisch** sein, d.h. er spricht nicht mehr. Ein manischer Patient dagegen ist häufig **antriebsgesteigert, motorisch unruhig** und **logorrhoisch**. **Sozial** ist er häufig **enthemmt** und neigt zur **Umtriebigkeit**.

Frage: Was versteht man unter einer **Katalepsie**?

Antwort: Das ist ein **starres Beibehalten einer unnatürlichen Körperhaltung**. Einen kataleptischen Patienten kann man dabei passiv in eine bestimmte Stellung bringen, d.h. seine Gliedmaßen ähnlich wie bei einer Gliederpuppe bewegen.

Frage: Zur Katalepsie gehört der Begriff **Flexibilitas cerea**. Was verbirgt sich dahinter?

Antwort: In der Katalepsie verhalten sich die Gliedmaßen des Patienten als ob sie aus Wachs wären und lassen sich dementsprechend gegen einen nur geringen Widerstand in unterschiedliche Positionen bringen, die der Patient dann längere Zeit beibehält. Das bezeichnet man als Flexibilitas cerea.

1.10 Vegetative Störungen

Fallbeispiel: Ein Patient stellt sich in der Notaufnahme vor und klagt über hartnäckige Schlafstörungen, Schweißausbrüche, Krämpfe im „Solarplexus-Bereich", über eine „instabile Blase", er müsse sehr häufig wasserlassen, eine Benommenheit und Schwindelgefühle. Auf näheres Befragen stellt sich heraus, dass er vor kurzem seinen Job verloren habe, in einer „finanziellen Klemme" stecke und sich auch seine Freundin von ihm trennen will, weil er in den letzten Wochen kein Interesse mehr an ihr gezeigt habe.

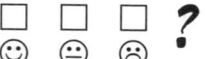

Frage: Zu welchen psychopathologischen Symptomen rechnen Sie die vom Patienten geschilderten Beschwerden? Sind sie spezifisch für eine psychiatrische Erkrankung?

Antwort: Der Patient berichtet von einer Vielzahl **vegetativer Symptome.** Diese Symptome sind nicht spezifisch für eine Erkrankung, sie können bei verschiedenen Störungen auftreten. So kann sich beispielsweise hinter den vom Patienten geschilderten Symptomen sowohl eine Depression als auch eine Angststörung verbergen.

! **Merke:** Vegetative Symptome können Frühsymptome einer psychischen Erkrankung sein.

Frage: Der Patient beklagt in seiner Schilderung versteckt auch einen Libidoverlust, sein Interesse an der Freundin habe nachgelassen. Wie auch beim Schlaf, Appetit etc. gibt es hier große individuelle Schwankungen. Könnte es sich nicht einfach um eine „Normabweichung" handeln?

Antwort: Wichtig ist es, herauszufinden, ob der Patient im Vergleich zu früher **eine Veränderung seines Verhaltens oder Erlebens** wahrnimmt und welches Ausmaß diese Veränderung hat. Erst diese Aussage ist diagnostisch bedeutsam. Das gilt natürlich für alle vegetativen Symptome.

1.11 Suizidalität

Frage: Mit welchen Fragen explorieren Sie beim Patienten die **Selbstmordgefährdung?**

Antwort: Ich würde folgende Fragen stellen:
- Haben Sie in letzter Zeit daran gedacht, sich das Leben zu nehmen?
- Haben sich diese Gedanken aufgedrängt, ohne dass Sie es wollten?
- Haben Sie sich vorgestellt, wie Sie sich das Leben nehmen würden?
- Haben Sie schon Vorbereitungen getroffen?
- Haben Sie sich schon mal versucht, das Leben zu nehmen?
- Können Sie auch an etwas anderes denken, als an ihre Probleme?
- Halten Sie ihre Situation für aussichtslos?
- Haben Sie vertraute Personen, an die Sie sich wenden können und über ihre Probleme reden können?
- Was hält Sie davon ab, sich das Leben zu nehmen?

Merke: In jeder psychiatrischen Exploration muss die Suizidalität erfragt werden.

Frage: Kritische Stimmen behaupten, nach der Suizidalität fragen, hieße den Patienten erst auf den Gedanken bringen. Stimmen Sie mit der Meinung überein?

Antwort: Nein. In der psychiatrischen Untersuchung ist die Abschätzung der Suizidalität essentiell, um die richtigen therapeutischen Maßnahmen zu ergreifen. Wenn man die Fragen nach der Suizidalität in ein Gespräch einbettet, bei dem man bereits im Voraus Vertrauen geschaffen hat, wird der suizidale Patient das offene Ansprechen seiner Nöte und Probleme meist als Entlastung empfinden. Ein empathischer Untersucher, der nicht moralisiert, kann mit einem solchen Gespräch bereits eine Entspannung der Situation erreichen und im besten Fall schon vorsichtig Lösungsmöglichkeiten ansprechen.

1.12 Psychopathologischer Befund

Fallbeispiel: Ein 70-jähriger Patient, der tags zuvor operiert wurde, ist nachts auf Station sehr unruhig. Er hält kurzfristig Spiegeleffekte im Fenster für Gestalten und nestelt an seinem Schlafanzug. Auf Ansprache reagiert er abweisend und ängstlich. In der Nachtschwester verkennt er seine verstorbene Frau und bittet sie verschwörerisch, ihn aus dem Gefängnis zu befreien.

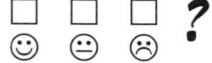

Frage: Welche **psychopathologischen Phänomene** können Sie in dieser Kasuistik erkennen?

Antwort: Der Patient ist psychomotorisch unruhig, leidet unter illusionären Verkennungen (Spiegeleffekte), er ist situativ und örtlich desorientiert (Gefängnis, verstorbene Frau) und zeigt einen ängstlichen Affekt.

Fallbeispiel: Ein 21-jähriger Patient kommt mit seiner Mutter zur Erstaufnahme auf Station. Er wirkt ängstlich und angespannt, blickt immer wieder misstrauisch im Zimmer umher. Als eine Tür im Nachbarzimmer zufällt, schreckt er nervös auf und wird auch durch andere Geräusche leicht abgelenkt. Nach seinen Beschwerden befragt, antwortet er verzögert, führt seine Gedanken häufig nicht zu Ende und bricht ohne erkennbaren Grund mitten im Satz ab. Als er aus seinem Indienurlaub zurückgekommen sei, haben sich die Dinge verändert. Seit er die Passkontrolle durchschritten habe, sei ihm die Polizei auf den Fersen. Er werde verdächtigt, mit islamistischen Terroristen in Kontakt zu stehen, das hätte ihm der Grenzbeamte durch ein verschwörerisches Kopfnicken zu verstehen gegeben. Er werde in seiner Wohnung abgehört und man versuche ihn durch Laserstrahlen „weich" zu kriegen, bis er alles zugebe. Bereits in der Tagesschau hätte der Moderator Andeutungen gemacht, dass man ihn bald festnehmen werde. Weil der Patient Angst habe, dass auch seine Mutter, mit der er zusammenwohnt, in die Geschichte hineingezogen werde, habe er sich auf ihr Drängen bereit erklärt, zeitweise in der Klinik „unterzutauchen".

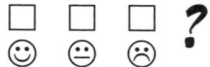

Frage: Unter welchen psychopathologischen Phänomenen leidet der Patient?

Antwort: Der Patient ist ängstlich, angespannt und durch Geräusche leicht ablenkbar. Der formale Gedankengang ist verlangsamt und wird von Gedankenabreißen unterbrochen. Inhaltlich berichtet der Patient von einer **Wahnstimmung** (die Dinge haben sich verändert), **Wahnwahrnehmungen** (verschwörerisches Kopfnicken des Grenzbeamten) und **Verfolgungswahn** (die Polizei sei ihm auf den Fersen; er sei mit islamistischen Terroristen in Kontakt) und **Beziehungswahn** (Nachrichten über ihn in der Tagesschau). Ich-Störungen im Sinne einer Fremdbeeinflussung (Laserstrahlen) sind ebenfalls zu erkennen.

Frage: Wie werten Sie seine Aussage, dass er zur eigenen Sicherheit und zum Schutz der Mutter in die Klinik wolle?

Antwort: Bei dem Patienten fließen hier Wahnerleben und Realität ineinander. Er kann die Realität von der Wahnwirklichkeit nicht mehr richtig abgrenzen. Er erlebt seine Hilflosigkeit gegenüber der Situation und erhofft sich „Schutz" durch die Klinik, aber nicht gegen seine Erkrankung, sondern gegen „seine Verfolger". Nach Bleuler handelt es sich hierbei um eine **doppelte Buchführung.**

2 Psychiatrische Syndrome, Diagnose- und Klassifikationssysteme

Frage: Welche Bedeutung hat der **Syndrombegriff** in der Psychiatrie?

Antwort: Um zu einer psychiatrischen Diagnose zu gelangen, wird man zunächst den psychopathologischen Befund des Patienten erheben. Die dabei erhobenen einzelnen Symptome lassen sich meistens zu einem **Syndrom** zusammenfassen. Dieser Schritt ist ein Zwischenschritt bis zur endgültigen Diagnose und dient als Arbeitshypothese, auf deren Grundlage man schon erste Behandlungsschritte einleiten kann. Ein Syndrom orientiert sich also an einem psychopathologischen Querschnittsbild ohne die ätiologischen Faktoren oder das Zeitkriterium zu berücksichtigen. Ein Syndrom kann charakteristisch für eine bestimmte Diagnose sein, ist aber **nicht spezifisch.** Z.B. findet sich bei einer depressiven Episode häufig ein suizidales Syndrom, dieses Syndrom kann aber auch im Rahmen einer schizophrenen Störung beobachtet werden.

Merke: Eine Syndromdiagnose ist nur ein Zwischenschritt auf dem Weg zur endgültigen Diagnose.

Frage: Welche weiteren Faktoren werden Sie neben dem syndromalen Bild zur Diagnose leiten?

Antwort: Folgende Punkte sind wichtig, um zu einer Diagnose zu finden:
- Verlauf der Erkrankung (z.B. rezidivierend oder chronisch)
- Dauer der Erkrankung
- Erkrankungsalter
- Ursache der Syndrome (z.B. organische Untersuchungsbefunde, psychosoziale Stressoren)
- hereditäre Faktoren (Familienanamnese)
- Ansprechen auf bisherige Behandlungen

Frage: Was ist das „triadische System"?

Antwort: Das **triadische System** ist ein **Einteilungssystem der psychiatrischen Erkrankungen**, das in Deutschland traditionelle Bedeutung hat und auf K. Schneider zurückgeht. Dabei geht man von **drei Krankheitsgruppen** aus: den **exogenen, endogenen** und **psychogenen** Erkrankungen. Die **exogenen Psychosen** stellen die körperlich bedingten Störungen dar, während die **endogenen Psychosen** weder organisch begründbar noch durch psychogene Ursachen erklärbar sind. Die **psychogenen** Erkrankungen sind dagegen durch Persönlichkeitseigenschaften, Verhaltensweisen, biografische Faktoren oder aktuelle Umwelterfahrungen hervorgerufen.

✚ **Psychogene** Erkrankungen des triadischen Systems werden auch als **abnorme Variationen des seelischen Lebens** beschrieben.

Die ersten beiden Kategorien weisen auf einen größeren Schweregrad der Erkrankung hin: Einen stärkeren Realitätsverlust, eine stärkere Beeinträchtigung der sozialen Adaption oder der psychischen Funktionen.

✚ Der „Neurosebegriff" wird zum einen verwandt, um eine psychische Störung ohne nachweisbare organische Ursache zu charakterisieren, bei der der Patient keinen Verlust der Realität erlebt und eine beträchtliche Krankheitseinsicht behält. Zum anderen wird die Neurose im psychodynamischen Sinn als Auftreten von Symptomen verstanden, die durch reaktivierte, inadäquat verarbeitete Konflikte bedingt sind.

Exogene Psychosen	1. Körperliche Erkrankungen mit Hirnbeteiligung	z.B.: Intoxikationen, Infektionskrankheiten, Organerkrankungen mit systemischer Beteiligung
	2. Primäre Hirnerkrankungen	z.B.: Meningitis, Enzephalitis, Hirntumoren, systemische Atrophien, Multiple Sklerose, Epilepsie, Demenz
Endogenen Psychosen	Schizophrenien Manisch-depressive Erkrankungen Schizoaffektive Erkrankungen	
Psychogene Erkrankungen	Abnorme Verstandesanlagen (Oligophrenien) Abnorme Persönlichkeiten (Psychopathien) Abnorme Erlebnisreaktionen und Persönlichkeitsentwicklungen („Neurosen") Abnorme Triebanlagen (sexuelle Abnormitäten) Süchte (Alkohol- und Drogenabhängigkeit)	

Tab. 2.1: Triadisches System

Frage: Welche **Vor-** bzw. **Nachteile** sehen Sie im **triadischen System**?

Antwort: Es ist ein **didaktisch einprägsames Modell**, das dem Lernenden eine Zuordnung der vielen unterschiedlichen Beobachtungen in der psychiatrischen Exploration erleichtert.

Allerdings geht es von einer ätiologischen Modellvorstellung aus, die **sehr vereinfacht** und zwischenzeitlich überholt ist. Bei allen drei Krankheitskategorien können genetische, organische, biografische oder persönlichkeitsbestimmende Faktoren an der Krankheitsentstehung beteiligt sein. Ein **multikonditionale Genese** entspricht viel eher der Wirklichkeit.

Die Zuordnung der Erkrankungen in die Kategorien ist auch stark von der Meinung und Erfahrung des Untersuchers geprägt. So kann ein Untersucher ein biografisches Ereignis für depressionsauslösend halten („psychogene" Depression), während ein anderer Untersucher keine Ursache erkennen kann und dementsprechend von einer „endogenen Depression" ausgeht.

Frage: Ist der Begriff **„endogen"** entbehrlich?

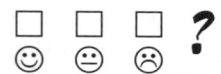

tipp Selbst wenn sich eine Frage nur mit „Ja" oder „Nein" beantworten lässt, sollten Sie die Gelegenheit ergreifen, mehr zu erzählen und ihr Wissen zu nutzen. Sie verhindern damit, dass der Prüfer Ihnen in der Zeit Zusatzfragen stellt, auf die Sie vielleicht keine Antwort wissen.

Antwort: Ich denke schon. Zumindest ist er wegen seiner Vieldeutigkeit umstritten. Er sagt zwar aus, wodurch eine Erkrankung **nicht** bedingt ist, also **nicht** organisch oder **nicht** durch biografische Faktoren, aber was positiv darunter zu verstehen ist, bleibt unklar. So setzen einige Autoren endogen mit „erblich" gleich, andere verstehen darunter Erkrankungen, deren körperliche Ursache noch nicht geklärt werden konnte. Wegen dieser Unschärfe halte ich den „Endogenitätsbegriff" für entbehrlich.

Frage: Sie haben mit ihren Ausführungen sehr schön die Grenzen des triadischen Systems aufgezeigt. Nach welchem **aktuellen Klassifikationsmodell** werden psychiatrische Erkrankungen in Deutschland diagnostiziert?

✚ ICD-10 ist die zehnte Revision der Internationalen Klassifikation von Erkrankungen der WHO („International Classification of Diseases"). Psychische Störungen werden unter der Subkategorie F verschlüsselt.
✚ Im angloamerikanischen Sprachraum wird nach einem multiaxialen Klassifikationssystem der DSM-IV („Diagnostical and Statistical Manual for Psychiatirc Diseases", vierte Fassung) diagnostiziert. Auf fünf Achsen (aktuelles psychopathologisches Syndrom/Persönlichkeitsstörung/körperliche Erkrankung/situative Auslöser/soziale Adaption) werden die Informationen über den Patienten getrennt erfasst.

Antwort: Nach der ICD-10. Sie erfasst nach operationalisierten Diagnosekriterien psychopathologische Symptome und den Verlauf der Erkrankung. Da sie nicht nur an der Ätiopathogenese der Erkrankung – wie das traditionelle triadische System – orientiert ist, trifft sie viel eher den aktuellen Wissensstand der Psychiatrie. Operationalisiert wird dabei auch die Abgrenzung psychiatrischer Störungen untereinander.

2 Psychiatrische Syndrome, Diagnose- und Klassifikationssysteme

Frage: Der Begriff **HOPS** (Hirnorganisches Psychosyndrom) wird, obwohl er veraltet ist, noch häufig auf nicht-psychiatrischen Stationen verwendet. Was muss man sich darunter vorstellen?

Antwort: Hinter diesem Begriff verbergen sich Symptome, die aufgrund einer organischen Schädigung des Gehirns auftreten können. Im Vordergrund stehen dabei **kognitive Störungen,** die sich auf die Gedächtnisleistung, die intellektuellen Fähigkeiten und die Orientierung beziehen. Dazu kommen **affektive Störungen**, wie Angst, herabgesetzte Stimmung, Misstrauen aber auch Euphorie. Die **Psychomotorik** kann verändert sein und sich als Apathie oder in einer erhöhten Erregbarkeit äußern. Manchmal geht auch die **Kontrolle** über die Aggressivität, die Sexualität oder das Essverhalten **verloren. Schlafstörungen** mit einer Umkehr des Schlaf-Wach-Rhythmus sind ebenso typisch wie eine **Veränderung des Bewusstseins**. Eine **Wesensänderung** mit einer Zuspitzung von Persönlichkeitsmerkmalen kann ebenfalls Zeichen eines lang dauernden hirnorganischen Psychosyndroms sein.

Frage: Ist das **Delir** nach ICD-10 mit dem **HOPS** (Hirnorganisches Psychosyndrom) identisch?

Antwort: Nach ICD-10 ist das **Delir** eine Diagnose und kein Syndrom. Das Delir kann sich aber als hirnorganisches Psychosyndrom äußern. Das Delir ist in der Regel vorübergehend und von wechselnder Intensität (s. Kap. 3.1), meist bildet es sich innerhalb von vier Wochen zurück. Nach der alten Nomenklatur verstand man unter **HOPS** auch chronische Prozesse wie die Demenz. Das **HOPS** ist im Vergleich zum Delir weiter gefasst.

✚ **Akuter exogener Reaktionstyp** nach Bonhoeffer: Ist identisch mit dem traditionell gebrauchten Begriff „akute organische Psychose" oder „akutes hirnorganisches Psychosyndrom".

Fallbeispiel: Eine 33-jährige allein erziehende Mutter, erscheint am Abend in der internistischen Notaufnahme und klagt über Schlafstörungen, Traurigkeit, Abgeschlagenheit und fehlende Energie. Die Versorgung ihres 9-jährigen Sohnes falle ihr zunehmend schwer. Bei der Hausaufgabenbetreuung könne sie sich nicht mehr konzentrieren, auch sei sie den Wutausbrüchen des Kindes nicht mehr gewachsen und reagiere sehr gereizt auf Lärm. Ihre Sozialkontakte, die wegen der Betreuung ihres Kindes eher gering seien, hätten durch ihren derzeitigen Zustand noch mehr gelitten. Sie sei die letzte Woche fast nicht aus dem Haus gekommen und habe sich nur mit Mühe in die Notaufnahme geschleppt. Ihr Zustand habe sich in den letzten Wochen verschlechtert, nachdem Sie aus einer psychiatrischen Klinik entlassen worden sei. Die Diagnose, wegen der sie dort 3 Monate behandelt wurde, wisse sie nicht, zeigt Ihnen aber eine Packung Olanzapin (Zyprexa), von der sie jeden Tag eine Tablette einnehmen müsse.

Frage: Welchem Syndrom würden Sie die geschilderten Symptome der Patientin zuordnen?

Antwort: Ich würde sie einem **depressiven Syndrom** zuordnen, das durch Niedergeschlagenheit, Antriebshemmung und vegetative Symptome gekennzeichnet ist.

Frage: Als Sie sich mit der Klinik in Verbindung setzen, in der die Patientin zuvor behandelt worden ist, stellt sich heraus, dass sie an einer schizophrenen Störung erkrankt war. Widerspricht das nicht Ihrer Syndromdiagnose?

> tipp Lassen Sie sich von einer kritischen Zwischenfrage nicht aus der Fassung bringen, häufig wollen Prüfer mit solchen Fragen nur Ihre Standhaftigkeit prüfen!

Antwort: Nein, das widerspricht meiner Einschätzung nicht. Auch ein Patient mit einer Schizophrenie kann, z.B. im Rahmen einer postremissiven Erschöpfung, an einem depressiven Syndrom leiden. Ein Syndrom ist als solches keine Diagnose, sondern nur eine Zustandsbeschreibung. So kann auch eine akute schizophrene Störung vorübergehend durch ein manisches Syndrom bestimmt werden.

Frage: Sie erwähnten eben ein **manisches Syndrom**. Wodurch ist es gekennzeichnet?

> tipp Wie Sie sehen, lässt sich der Prüfer mit Antworten manchmal auch in eine bestimmte Fragerichtung lenken. Eine gute Möglichkeit, wenn man mehr zu einem Thema weiß.

Antwort: Ein **manisches Syndrom** ist durch gehobene Stimmung, Größenideen und gesteigertes Selbstwertgefühl charakterisiert. Häufig sprechen die Patienten dabei sehr schnell und viel. Die Patienten fühlen sich deutlich leistungsfähiger und benötigen weniger Schlaf.

Frage: Warum muss ein **suizidales Syndrom** unbedingt ernst genommen werden?

Antwort: Beschäftigt sich ein Patient mit Suizidgedanken oder hat sogar schon einen Suizidversuch unternommen, muss der Patient als **selbstgefährdend** eingestuft und bei aktueller Gefährdung **stationär** behandelt werden. Eine stationäre Therapie kann im Notfall auch gegen den Willen des Patienten mit richterlichem Beschluss erwirkt werden. Das suizidale Syndrom ist unspezifisch und kann so z.B. im Rahmen einer depressiven Episode, einer schizophrenen Störung oder einer Suchterkrankung auftreten.

3 Organische psychische Störungen

ICD-10 F0: Organische, einschließlich symptomatischer psychischer Störungen

Frage: Bitte erklären Sie, was die Bezeichnung **„organisch" bedingte psychische Störungen** bedeutet. Welche **Ursachen** kennen Sie?

Antwort: „Organisch" bedeutet in diesem Zusammenhang, dass die psychischen Störungen allein oder überwiegend auf eine nachweisbare primäre Schädigung des Gehirns oder auf Hirnfunktionsstörungen auf dem Boden einer systemischen Erkrankung zurückgehen.

Die **Ursachen** dieser organisch-psychischen Störungen können sehr vielfältig sein:
- **Primäre Hirnschädigung:** nach Schädelhirntrauma, vaskulären Prozessen (Herzinsuffizienz, Hypertonie), Entzündungen (postenzephalitisch, bei HIV-Infektion) oder durch raumfordernde Prozesse wie Hydrozephalus oder ein Hirntumor.
- **Sekundäre Hirnfunktionsstörungen:** z.B. bei schweren Leber- oder Nierenerkrankungen, Vitaminmangelzuständen oder bei fortgeschrittenen Karzinomen.

Merke: Bei den organisch bedingten psychischen Störungen können unterschiedliche körperliche Erkrankungen zu gleichen psychischen Symptomen führen. Andererseits können bei derselben Grundkrankheit verschiedenartige psychische Syndrome auftreten.

Frage: Kann man also sagen, dass alle anderen psychischen Erkrankungen keine organische Ursache haben?

Antwort: Nein. Auch anderen psychischen Störungen können neurobiologische Ursachen zugrunde liegen, diese lassen sich jedoch nicht immer makroskopisch oder mittels technischer apparativer Zusatzuntersuchungen wie CT oder MRT nachweisen. Beispielsweise werden Störungen des Neurotransmitterstoffwechsels bei der Entstehung der Depression und der Schizophrenie diskutiert.

3 Organische psychische Störungen

Frage: Lassen sich die **organisch bedingten psychischen Störungen** anhand ihrer **Verlaufsform** einteilen? Bitte nennen Sie Beispiele!

tipp Es gibt mehrer Möglichkeiten, die organisch-psychischen Erkrankungen einzuteilen. Die hier angegebene Einteilung ist eine gute Gedächtnisstütze.

Antwort: Eine Möglichkeit ist die Unterscheidung in
- **akute** organisch bedingten psychische Störung: Leitsymptom ist die **Bewusstseinsstörung**, z.B. Delir
- **chronische** organisch bedingten psychische Störung: Leitsymptom ist die Beeinträchtigung von **kognitiven Leistungen** und eine **Wesensveränderung**, z. B. Demenz.

Frage: Welche weiteren **Formen** organisch psychischer Störungen außer Delir und Demenz kennen Sie?

Antwort: Delir und Demenz sind sicherlich die Hauptvertreter dieser Krankheitsgattung. Man unterscheidet darüber hinaus eine Reihe von Störungen und Syndromen:

Organisches amnestisches Syndrom	**Korsakow-Syndrom** Im Vordergrund stehen Gedächtnisstörungen die typischerweise zu Konfabulationen führen.
Organische Persönlichkeits- und Verhaltensstörungen	**organ. Persönlichkeitsstörung, postenzephalitisches Syndrom, Psychotrauma nach Schädelhirntrauma** Meist Akzentuierung bereits bestehender Persönlichkeitsmerkmale und Verhaltensweisen, die häufig zu Konflikten führen.
Sonstige organische psychische Störung	**organ. Halluzinose, organ.-paranoide Störung, organ. affektive Störung** Ausschlaggebender diagnostischer Faktor ist die organ. Genese

Tab. 3.1: Beispiele organisch-psychischer Störungen nach ICD-10 F0.

Frage: Gibt es auch ein **organisches amnestisches Syndrom (Korsakow-Syndrom),** das nicht durch Alkohol oder psychotrope Substanzen bedingt ist?

tipp Keine Angst, wenn Ihre Antwort nicht so umfassend ausfällt. Dies ist sicher eine Einserfrage!

Antwort: Ja, insbesondere in der Folge umschriebener **hypothalamisch-dienzephaler Hirnblutungen** oder **hippokampaler Schädigungen** (Tumoren, Traumafolgen, Intoxikation, Z. n. Hypoxämie bei Reanimation) können ausgeprägte **isolierte Beeinträchtigungen** des Kurzzeit- und Langzeitgedächtnisses mit antero- und retrograder Amnesie auftreten. Sie führen zu zeitlicher Desorientierung, Unfähigkeit zu Lernen und in der Folge zu Konfabulationen, Mangel an Urteilsfähigkeit und Apathie. Störungen des Bewusstseins treten nicht auf. Auch alle anderen neuropsychologischen Funktionen können auf den ersten Blick unbeeinträchtigt erscheinen. Das amnestische Syndrom ist nur in den (seltenen) Fällen reversibel, in denen die Grunderkrankung behandelbar ist. In den meisten Fällen kann ein gezieltes neuropsychologisches Training (z.B. der individuelle Einsatz eines „Gedächtnisbuchs") lediglich Teilerfolge erzielen.

Frage: Können Sie bitte die **organische Persönlichkeits- und Verhaltensstörung** charakterisieren?

Antwort: Sie treten sehr häufig nach allen möglichen Hirnschädigungen (Enzephalitis, Schädel-Hirn-Trauma, Tumorerkrankung, Epilepsie) auf. Charakteristisch sind:
- **Störungen der Kognition** (Aufmerksamkeit und Gedächtnis sowie problemlösendes Denken)
- **Antriebsstörung**
- Unfähigkeit, zielgerichtete Aktivitäten durchzuhalten
- **Stimmungsschwankungen** mit Reizbarkeit, Dysphorie oder läppischem Verhalten (Fäkalsprache, Witzelsucht)
- **Missachtung sozialer Konventionen** mit verändertem Sexualverhalten
- allgemeine **Stressintoleranz**
- Hypochondrie
- Hyperphagie

Ist die Behandlung der Grunderkrankung ausgeschöpft, ist die symptomatische psychiatrische Behandlung angezeigt, die Erfolgsaussichten für einen anhaltenden Therapieerfolg sind allerdings weniger gut als bei vergleichbaren primär psychischen Erkrankungen.

✚ Die Abgrenzung einer organischen Persönlichkeitsstörung zur prämorbiden Persönlichkeit fällt wegen der nur diskreten Symptomatik oft schwer. Eine Ausnahme kann das **„Frontalhirnsyndrom"** darstellen, das manchmal mit deutlichen Veränderungen einhergeht. Die Patienten wirken dann gleichgültig, teilnahmslos und zurückgezogen, sie weisen Affektschwankungen mit depressiver Grundstimmung aber auch läppisches oder enthemmtes Verhalten auf.

3.1 Delir

Frage: Wie häufig ist ein **Delir**? Welche **Patientengruppen** sind besonders gefährdet, ein Delir zu entwickeln?

Antwort: Ein Delir ist eine häufige Erkrankung, die vor allem ältere Menschen betrifft. Ungefähr 10–15 % der Patienten über 65 Jahren, die in ein Akutkrankenhaus eingeliefert werden, haben ein Delir. Neben den älteren Menschen sind Kinder besonders häufig betroffen. Allgemein kann man sagen, dass Vorschädigungen des Gehirns, Alkohol- oder Drogenabhängigkeit sowie schwere Allgemeinerkrankungen (intensivpflichtig) Risikofaktoren darstellen.

3 Organische psychische Störungen

+ Früher wurde das Delir hauptsächlich als Alkoholentzugsdelir diagnostiziert (Delirium tremens). Die ICD-10 fasst den Krankheitsbegriff jedoch weiter und bezieht auch andere Auslöser mit ein, die einen akuten „Verwirrtheitszustand" bedingen.

Frage: Welche **Ursachen eines Delirs** kennen sie?

Antwort: Das Delir ist eine **unspezifische Reaktion** des Gehirns auf exogene Noxen. Die Ursachen können dementsprechend vielfältig sein. Häufige Ursachen sind:

Psychotrope Substanzen	Entzug von Alkohol, Anxiolytika, Barbiturate, Intoxikation mit Amphetaminen, Halluzinogenen
Medikamente	Anticholinergika, Digitalis, trizyklische Antidepressiva (cave: ältere Patienten), Antiparkinsonmittel, Neuroleptika, Lithium
Metabolische Störungen	Hypo-, Hyperglykämie, Urämie, Elektrolytstörungen
Andere	Schädel-Hirn-Trauma, Gefäßerkrankungen, postoperativ

Tab. 3.2: Häufige Ursachen eines Delirs

tipp „Faustregel": Akustische Halluzinationen (Stimmenhören) treten meistens bei schizophrenen Psychosen auf, optische Halluzinationen sind hingegen häufig ein Kennzeichen des Delirs.

Frage: Bitte beschreiben Sie die **Symptomatik** eines Delirs.

Antwort: Zu den **charakteristischen Symptomen** zählen:
- Bewusstseinsstörung: „Dämmerzustand", mangelhaft ansprechbar
- Orientierungsstörungen: zeitlich, örtlich, situativ, zur Person
- Kognitive Einbußen: Aufmerksamkeit, Gedächtnis, Lernfähigkeit
- Psychomotorische Störungen: Erregungszustand, Hypoaktivität
- Denkstörungen: Wahnideen
- Wahrnehmungsstörungen: Halluzinationen
- Affektive Störungen: inadäquater Affekt, ängstlicher Affekt
- gestörter Schlaf-Wach-Rhythmus und
- vegetative Entgleisung

! **Merke:** Die Bewusstseinsstörung ist das Leitsymptom des Delirs!

Frage: Müssen alle genannten Symptome deutlich ausgeprägt vorliegen?

Antwort: Nein. In Abhängigkeit von der Ursache des Delirs können die einzelnen Symptome unterschiedlich stark ausgeprägt sein. So kann die Bewusstseinsstörung von der Somnolenz bis zum Koma, z.B. bei metabolischer Entgleisung, reichen.

Frage: Welche **therapeutische Konsequenz** hat die Diagnose „Delir"?

Antwort: Ein Delir stellt einen Notfall dar! Schon die Verdachtsdiagnose eines Delirs rechtfertigt die stationäre Überwachung, intensive Suche nach den Ursachen und deren schnellstmögliche Behandlung. Wichtig ist eine Überprüfung des Elektrolyt- und Flüssigkeitshaushalts und der Ausgleich von Elektrolytentgleisungen oder Exsikkose.

Merke: Jedes Delir kann sich zu einem lebensbedrohlichen Zustand entwickeln.

3.2 Demenz

3.2.1 Symptome

Frage: Nennen Sie bitte typische **Symptome** des **dementiellen Syndroms** und ein grundsätzliches Unterscheidungsmerkmal zum Delir.

Antwort: Charakteristische Symptome sind **Störungen des Gedächtnis** und der **Lernfähigkeit** sowie höherer intellektueller Funktionen wie der Abstraktionsfähigkeit und des Urteilsvermögens. Im Verlauf der Erkrankung treten zeitliche und örtliche **Orientierungsstörungen**, **Wortfindungs**- und sog. **Werkzeugstörungen** wie z.B. Schreib- und Rechenstörungen auf. Weiterhin sind auch Persönlichkeitsveränderungen und Verhaltensauffälligkeiten beobachtbar. Das wichtigste Unterscheidungsmerkmal zum Delir (s. Kap. 3.1) ist, dass in der Regel **keine Bewusstseinsstörung** auftritt. Auch das Zeitkriterium spielt bei der Abgrenzung eine Rolle, das Delir darf als akute Störung nicht länger als sechs Monate anhalten.

✚ **Werkzeugstörungen:** Apraxie, Aphasie, Agnosie, Alexie, Agraphie, Akalkulie.

Frage: Können Sie anhand der Symptomatik eines dementiellen Syndroms auf den geschädigten Gehirnbereich schließen?

Antwort: Eine klare räumliche Zuordnung ist nur anhand der Symptomatik nicht möglich. Ob die Demenz z.B. als kortikal, subkortikal oder frontal eingeschätzt wird, hat mehr mit der neuropsychologischen Symptomkonstellation zu tun als mit einer klaren räumlichen Zuordnung zum Schädigungsort im Gehirn. Auch die Einschätzung der Genese als „Alzheimer-Typus", vaskuläre Demenz oder als eine Demenz bei anderen Krankheiten (Pick, HIV, Huntington, Parkinson) lässt sich nicht immer eindeutig aus der beobachteten Symptomatik ableiten.

Frage: Was wissen Sie über die **Häufigkeit** der Demenzformen?

Antwort: Die primär **degenerative Demenz von Alzheimertyp** ist die häufigste Form (ca. 65 %), gefolgt von der **Multiinfarktdemenz** (ca. 20 %) oder gemischt vaskulär/degenerativen Erkrankungen. Seltenere Ursachen sind z.B. Morbus Pick, Chorea Huntington oder AIDS.

Fallbeispiel: Eine 75-jährige Frau fällt ihren Kindern seit einem halben Jahr zunehmend dadurch auf, dass sie die Wohnung kaum noch verlässt, insgesamt langsamer und schweigsamer geworden sei. Die Kinder hätten die abnehmende Alltagsaktivität zunächst als altersbedingt erklärt, würden nun aber doch mit ihr zur ärztlichen Sprechstunde kommen. Zuletzt hatte die Mutter auch das wöchentliche Canasta-Spiel mit Freundinnen abgesagt. Außerdem reagiere sie sehr böse, wenn man Sie auf ihre deutlichen Erinnerungslücken anspreche. So halte sie sich oft nicht an die abgemachten Besuchstermine. Darauf angesprochen habe Sie gesagt, dann bräuchten die Kinder ja gar nicht mehr zu Besuch zu kommen. Häufig mache sie einen abwesenden Eindruck und könne sich über nichts mehr freuen.

Frage: Benennen Sie bitte die geschilderten **Symptome** mit **psychopathologischen Termini.**

Antwort: Es wird eine apathisch-antriebsarme, verlangsamte, affektiv eingeengte depressive Grundhaltung beschrieben. Weiterhin ist eine gereizte Verstimmung zu beobachten, verbunden mit Schwierigkeiten zu Lernen, sich zu erinnern oder Probleme zu lösen.

Frage: An welche **Differentialdiagnosen** denken Sie?

Antwort: Bei dem Alter der Patientin vermute ich zunächst ein dementielles Syndrom, bei dem häufig eine **apathisch-antriebsarme Grundhaltung** beschrieben wird. Die Patientin könnte aber auch an einer depressiven Erkrankung mit einer so genannten Pseudodemenz leiden. Um eine bessere Einschätzung vornehmen zu können, muss die Patientin erst genauer exploriert werden. Weitere neuropsychologischen Untersuchungen wie z.B. der Mini-Mental-State und apparative Diagnostik grenzen die Diagnose weiter ein (s. Kapitel 6).

Frage: Kennen Sie weitere häufig zusammen auftretende **Veränderungen der Persönlichkeit und des Verhaltens** bei Patienten mit einer Demenz?

Antwort: Es gibt eine Gruppe von Patienten, bei denen eine eher **gehobene, euphorische Stimmung** zu beobachten ist. Diese Patienten sind oft witzelnd bemüht, Defizite und Unfähigkeiten im alltäglichen Leben nicht offensichtlich werden zu lassen, sie sind dabei umständlich geschwätzig bis geschwätzig und treten in unpassenden Situationen distanzlos auf. Eine andere Gruppe von Patienten dagegen hat eine generell **gereizte bagatellisierende feindselig Stimmung** mit unbeherrschten, situationsunangemessenen Wutausbrüchen. Diese Patienten vernachlässigen häufig die Körperpflege und es kommt in Zusammenhang mit Orientierungs- und Schlafstörungen zu deutlich erschwertem sozialen Umgang, auch mit gewalttätigen Auseinandersetzungen.

+ Schlafstörungen sind zwar ein unspezifisches Syndrom, sollten bei Verdacht auf eine Demenz aber unbedingt erfragt werden. Die Angehörigen klagen oft erheblich über die nächtliche Umtriebigkeit und unkooperative Verhalten des Patienten.

3.2.2 Diagnostik

Frage: Wie gestalten Sie ein erstes Gespräch mit einem Patienten, der befürchtet, eine Demenz zu haben?

Antwort: Ich stelle dem Patienten folgende orientierende Fragen:
- Ist Ihnen aufgefallen, dass Sie sich Termine oder neue Namen nicht mehr so gut merken können? → **Lernfähigkeit für Neues**
- Können Sie sich an bestimmte, bereits bekannte Begriffe für Alltagsgegenstände manchmal nicht mehr oder nur schwer erinnern? → **Wortfindungsstörungen**
- Haben Sie in letzter Zeit Schwierigkeiten gehabt, Haushaltsgeräte (z.B. Kaffeemaschine, Herd) zu bedienen oder Schwierigkeiten beim Anziehen (Zuknöpfen des Hemds, Pullover verkehrt herum) → **Werkzeugstörung**
- Wie schätzen Sie ihre allgemeine Leistungsfähigkeit ein?
- Ist Ihr täglicher Lebensablauf durch die geschilderten Beeinträchtigungen gestört?
- In welchem Zeitraum haben sich die Störungen entwickelt?

Bei bestehenden Hinweisen auf eine Störung muss zumindest ein kurzer orientierender Test, z.B. der **Mini-Mental-State-Test,** durchgeführt werden. Eine genaue **Vorgeschichte** muss erfasst werden und darüber hinaus eine genaue Krankheitsanamnese durch nahe Angehörige. Ich werde ihn besonders hinsichtlich akuter Ereignisse wie Schädel-Hirn-Traumen, medizinische Eingriffe oder vorübergehende Lähmungen befragen, sowie auf psychische Vorerkrankungen, depressive Episoden und Alkoholmissbrauch eingehen. Auch andere psychiatrische Erkrankungen (Komorbidität) und die Familiengeschichte sind von Interesse.

+ Im **Mini-Mental-State** können max. 30 Punkte erreicht werden. Der Durchschnittswert älterer Personen liegt zwischen 24–29 Punkten. Verdacht auf Demenz liegt bei Werten <23 vor.

Daneben ist die **neurologische Anamnese** und **körperliche Untersuchung** unerlässlich. Bestanden Schwindel, Lähmungen, Sehstörungen, Gangunsicherheiten, Harninkontinenz, Zittern, Bewegungsstörungen, Hinweise auf Anfallsgeschehen?

> **Merke:** Wenn die Konzentrationsfähigkeit gestört ist, kann auch kein Lernen erfolgen! Das muss bei der Beurteilung der Lernfähigkeit im Rahmen von dementiellen Erkrankungen beachtet werden.

Frage: Welche **weitergehenden Untersuchungen** veranlassen Sie bei Verdacht auf eine Demenz?

Antwort: Die weiteren Untersuchungen dienen zum Ausschluss von Erkrankungen, die auch zu einem dementiellen Syndrom führen können, jedoch eine andere Behandlung verlangen. Deshalb ist die gewissenhafte **Differentialdiagnose** unumgänglich.

Methode	Ausschluss von
Psychiatrische Exploration	Pseudodemenz (s. Depression, Kap. 6)
Blutuntersuchung	Hypothyreose, Vitaminmangel, Lues, HIV, Neuroborreliose
CT oder MRT	vaskuläre Demenzform, Neoplasie, subdurales Hämatom
Neuropsychologische Untersuchung	Demenzdifferentialdiagnostik
Dopplersonographie	Gefäßprozesse
Liquoruntersuchung	Entzündung, Neoplasie
Elektroenzephalogramm	Intoxikation, Anfallsgeschehen
Elektrokardiogramm	Hypertoniezeichen, Arrhythmien
Echokardiographie	Endokarditis, Mitralklappenveränderungen
Röntgen-Thorax	Lungenerkrankung (Tuberkulose), Linksherzvergrößerung
Blutdrucktages-(nacht-)profil	nächtliche Hypotonie, Hypertonie

Tab. 3.3: Differentialdiagnostik bei Demenzverdacht

Frage: Gibt es **genetische** oder **biochemische Untersuchungsverfahren**, welche die **Demenz vom Alzheimer-Typus** (AD) sichern?

Antwort: In der Routinediagnostik haben **Untersuchungen auf Amyloidvorläuferprotein** oder **Neurofibrillen/Tau-Protein** wegen genetischer Polymorphismen keinen Stellenwert. Derzeit werden nur bei Vorliegen einer familiären Form, Erkrankungsalter unter 60 Jahren oder Verdacht auf Chorea Huntington genetische oder biochemische Marker eingesetzt.

Merke: Die gesicherte Diagnose Demenz kann nur der Pathologe stellen!

Frage: Wodurch erhalten Sie Hinweise auf den **Schweregrad** der Demenz?

Antwort: Das Ausmaß der **Gedächtnisstörungen** lässt in gewissem Grad einen Rückschluss auf die Schwere der Erkrankung zu. Zunächst sind Aufnahme, Speicher und Wiedergabe neuer Informationen betroffen, bei fortgeschrittenem Verlauf gehen auch zunehmend früher gelerntes und vertrautes Material verloren. Dadurch fällt es den Patienten immer schwerer, Zusammenhänge zu erfassen und zu beurteilen, so dass auch Urteilsvermögen und problemlösendes Denken beeinträchtigt werden. Später ist der Patient nicht mehr in der Lage, alltägliche Verrichtungen zu bewerkstelligen. Im Endstadium ist er mutistisch und vollständig pflegebedürftig. Die basalen motorischen Fähigkeiten sind erloschen, z.B. die Gehfähigkeit.

3.2.3 Formen der Demenz

Frage: Die Alzheimer-Demenz wird in eine **präsenile** und in eine **senile Demenz** unterteilt. Nennen sie bitte charakteristische Merkmale.

Antwort: Es handelt sich nicht um eine echte Unterteilung in zwei Untergruppen, vielmehr ist der Übergang fließend. Es gibt dementielle Erkrankungen, die ihren **Beginn im vierten bis sechsten Lebensjahrzehnt** nehmen und einen relativ **raschen, kontinuierlich progredienten Verlauf** haben. Häufig sind bei diesen Fällen auch **familiäre Belastungen** mit weiteren dementiellen Syndromen, sodass eine relevante **genetische Verursachungskomponente** angenommen wird. Diese Erkrankungsform wird als **präsenil** bezeichnet. Die **senile Erkrankungsform**

dagegen lässt sich **bei sehr vielen über 80-Jährigen** in leichter Ausprägung feststellen und bei mehr als 80 Prozent der über 90-Jährigen sind Symptome eines dementiellen Syndroms vorhanden. Im sehr hohen Alter ist also eine senile Demenz sehr häufig, Gehirne von 100-Jährigen weisen in der Regel „plaques" und „tangles", die typischen neuropathologischen Merkmale der Demenz, auf.

Fallbeispiel: Sie arbeiten in einer interdisziplinären Notaufnahme. Von Rettungssanitätern in Begleitung zweier Polizeibeamten wird ein 85-jähriger Patient eingeliefert. Er habe zum wiederholten Mal seine Wohnung verlassen und sei gegen vier Uhr morgens auf der Straße im Schlafanzug orientierungslos umhergelaufen. Die Kinder des Patienten treffen ebenfalls ein, sie berichten, dass sie im Nachbarhaus der väterlichen Wohnung leben und ihn seit zwei Jahren zunehmend pflegen und beaufsichtigen müssten. Innerhalb des letzten Jahres sei er dreimal „weggelaufen" und habe mehrfach die Wohnung „unter Wasser gesetzt". In seiner gewohnten Umgebung hätte er sich noch zurechtgefunden, habe sich aber Namen und Abmachungen kaum noch merken können. Diese Schwierigkeiten wolle er aber nicht wahrhaben und reagiere gereizt, wenn man ihn darauf anspreche. Bemerkenswerte Ereignisse oder „Schlaganfälle" werden nicht angegeben.

Frage: Rechtfertigen diese Informationen die **Diagnose Demenz?**

Antwort: Nein. Diese Angaben alleine reichen nicht aus, um die Diagnose Demenz zu stellen. Differentialdiagnostische Überlegungen müssen ganz unterschiedliche internistische, neurologische und psychiatrische Krankheitsbilder einbeziehen. Eine stationäre Überwachung und das Einholen weiterer ärztlicher Informationen (vom behandelnden Hausarzt) sind daher unbedingt notwendig. Wichtig ist neben der Fremdanamnese die körperliche Untersuchung und apparative Zusatzdiagnostik. Der alte Herr sollte im Gespräch beruhigt werden, in dem man z.B. auf von ihm angebotenen Themen eingeht. Man sollte ihm jedoch klar und deutlich vermitteln, dass er jetzt im Moment krank sei und deshalb im Krankenhaus bleiben müsse.

Frage: Was spricht für das Vorliegen einer Demenz vom Alzheimer-Typ? Nennen Sie bitte **typische Verlaufsmerkmale der Alzheimer-Demenz** im Vergleich zu einer **vaskulären Demenz.**

Antwort: In unserem Fall wird eine **langsam progrediente Verschlechterung** der kognitiven Funktionen während der letzten zwei Jahre angegeben, was für eine Alzheimer-Demenz spricht. Die Symptomatik nahm eher kontinuierlich zu, nicht in deutlichen Stufen, wie es bei einer Multiinfarktdemenz zu erwarten wäre. Zusätzlich ließen sich keine **neurologischen Herdzeichen** erkennen, die für eine **Multiinfarktdemenz** sprechen würden. **Risikofaktoren für Gefäßkrankheiten** sind ein weitere Hinweis auf eine vaskuläre Genese.

Merke: Multiinfarktdemenz = vaskuläre Demenz.

Frage: Die Angehörigen fühlen sich bei der häuslichen Betreuung und Beaufsichtigung des Patienten überfordert und erkundigen sich nach einem Heimplatz. Wie reagieren Sie auf diese Bitte?

Antwort: Weder die sofortige Heimeinweisung noch die Entlassung in die alleinige Verantwortung und Versorgung der Angehörigen ist zu empfehlen. Wenn der Patient wieder in einem altersentsprechenden, insgesamt befriedigenden Allgemeinzustand ist, sollte ihm das Verbleiben in der häuslichen Umgebung so lange wie möglich ermöglicht werden. Zur Entlastung der Angehörigen, aber auch zur Vermeidung einer Selbstgefährdung (Beispiel Küchenherd!), ist die Hinzuziehung eines sozialpsychiatrischen Dienstes und eine ambulante Pflege, ggf. zusätzliche Ansprache und Überwachung im Rahmen von „Nachbarschaftshilfe" zu initiieren.

3.2.4 Therapie

Frage: Was für **Therapieansätze** zur Behandlung der Demenz sind Ihnen bekannt. Welcher ist für den genannten Patienten sinnvoll?

Antwort: Es geht bei der Demenzbehandlung um die **symptomatische Linderung der Leistungseinbußen** und die **Verbesserung der Lebensqualität.** Für die so genannte Sekundärprävention, also die Verzögerung des Verlaufs, ist die Wirksamkeit von einigen Antidementiva, den Cholinesterasehemmern, und von sozialtherapeutische Maßnahmen (Alltagstraining, Realitätsorientierungstraining, Erinnerungstherapie, Milieutherapie) nachgewiesen. Zusätzlich sollten die internistischen Therapien (Schilddrüse, Zuckerstoffwechsel, Blutdruck) gut gesteuert werden und symptomatisch Antidepressiva (z.B. SSRI), Carbamazepin, ggf. Neuroleptika fachärztlich verordnet und die Einnahme überwacht werden. Bei dem beschriebenen Patienten kommt es auf ein möglichst umfassendes sozialtherapeutisches Programm in der häuslichen Umgebung und eine ambulante gerontopsychiatrische, ggf. psychopharmakologische Versorgung an.

3 Organische psychische Störungen

☐ ☐ ☐ ?
☺ 😐 ☹

Frage: Wie sind die Aussichten auf einen anhaltenden medikamentösen Therapieerfolg mit **Cholinesterasehemmer** bei einer Alzheimer-Demenz einzuschätzen?

tipp Selbstverständlich ist bei Vorliegen eines anderweitig behandelbaren dementiellen Syndroms die intensive Therapie der Grunderkrankung voranzustellen (Tumorerkrankung, Infektion, Gefäßerkrankung, Schilddrüsendysfunktion, Alkohol- oder Medikamentenabusus, M. Parkinson, chronische Psychose) und durch sozialpsychiatrische Maßnahmen zu ergänzen.

Antwort: Die **Wirksamkeit** dieser Substanzgruppe ist nachgewiesen bei **leichten bis mittelschweren Demenzen.** Sie beruht auf einer Verzögerung des spontanen Krankheitsverlaufs, also einem Aufschieben der weiteren Leistungseinbußen um einige Monate, und nicht auf einer Verbesserung der kognitiven Defizite. Die Verordnung bei dem oben beschriebenen Patienten mit dem Ziel, nächtliche Verwirrtheitszustände zu beenden und die Erinnerungsfähigkeit zu verbessern, ist also nicht sinnvoll, insbesondere kann sie nicht gerontopsychiatrische Bemühungen und sozialtherapeutische Maßnahmen ersetzen.

3.3 Weitere organisch-psychische Erkrankungen

☐ ☐ ☐ ?
☺ 😐 ☹

Frage: Was ist ein **Parkinson-Syndrom?** Wann kann es auftreten?

Antwort: Das Parkinson-Syndrom besteht aus der Symptomtrias **Rigor, Tremor, Hypokinese.** Am häufigsten tritt es **idiopathisch** bei M. Parkinson auf. Daneben können **symptomatische** Parkinson-Syndrome aber bei einer Reihe verschiedener Erkrankungen auftreten, z.B. bei vaskulären Hirnerkrankungen, postenzephalitisch, posttraumatisch, metabolisch, toxisch oder medikamentös. Relativ häufig lässt sich ein Parkinsonoid bei einer **Behandlung mit klassischen Neuroleptika** beobachten (s. Kapitel 11).

☐ ☐ ☐ ?
☺ 😐 ☹

Frage: Welche **psychiatrischen Störungen** treten beim **Morbus Parkinson** auf?

Antwort: Beim Morbus Parkinson treten sehr häufig **depressive Syndrome** auf, die z. T. den motorischen Symptomen vorangehen können. Sie werden, wenn nötig, antidepressiv behandelt. Weiterhin sind **Delirien** oder **organische Halluzinosen** zu beobachten, die auch durch die Parkinsonmedikation ausgelöst werden können. Die halluzinatorischen Syndrome erfordern eine sorgfältige medikamentöse Behandlung. Eine neuroleptische Medikation ist nötig, dabei muss man aber wissen, dass klassische Neuroleptika wiederum ein symptomatisches Parkinson-Syndrom hervorrufen können, welches die Grunderkrankung verschlechtern würde. Aus diesem Grund wählt man zur Behandlung atypische Neuroleptika (s. Kap. 11). Auch ein **dementielles Syndrom** wird häufig gefunden.

Frage: Beschreiben Sie die wesentlichen Merkmale der **Chorea Huntington.** Welche psychischen Symptome gibt es?

Antwort: Bei der Chorea Huntington besteht eine **Hirnatrophie**, die besonders Nucl. caudatus, Putamen und Pallidum betrifft. Sie wird meist im vierten bis fünften Lebensjahrzehnt auffällig, wobei die ersten Symptome unspezifisch sind. Im fortgeschrittenen Stadium sind zwei Symptomkomplexe nebeneinander zu finden: Neurologisch imponiert eine **hypoton-hyperkinetisch Bewegungsstörungen,** psychisch zeigt sich anfangs eine **organische Wesensveränderung,** im Verlauf kommen zunehmende kognitive Einbußen hinzu, bei mehr als der Hälfte der Patienten entwickelt sich eine schwer ausgeprägte **Demenz**. Die Patienten zeigen zum Teil aggressives Verhalten, oft werden sie **depressiv.** Die Erkrankung verläuft unterschiedlich rasch progredient, eine kausale Therapie gibt es nicht.

Merke: Patienten mit Chorea Huntington sind stark suizidgefährdet!

Frage: Erzählen Sie etwas über die **Ursachen** der **Chorea Huntington.**

Antwort: Es handelt sich um eine **erbliche Erkrankung**. Der Erbgang ist **autosomal-dominant** und hat eine **hohe Penetranz**, d.h. die Kinder eines Betroffenen erkranken zu annähernd 50%. Daneben gibt es auch eine spontane Form, die aber selten ist. Der Genort liegt auf Chromosom 4.

✚ Die Chorea Huntington gehört zu den wenigen psychiatrischen Erkrankungen, bei der der Erbgang geklärt ist. Neuropathologisch wird eine Degeneration GABAerger und cholinerger Neurone im Neostriatum gefunden.

Frage: Welche psychischen Erkrankungen treten bei Patienten mit einer **HIV-Infektion** auf?

Antwort: Patienten mit HIV-Infektion entwickeln im Verlauf zu **50 bis 60 %** eine **psychiatrische Erkrankung.** Die psychischen Störungen sind sehr vielgestaltig. Häufig kann ein depressives Syndrom gefunden werden, eine psychotische Symptomatik ist eher selten. Teilweise zeigen die Patienten auch eine organische Wesensveränderung, die Patienten werden als matt, antriebslos und gleichgültig beschrieben. Im weiteren Verlauf kann eine dementielle Entwicklung einsetzen.

Frage: Was wissen Sie über die **Creutzfeldt-Jakob-Erkrankung (CJE)?**

Antwort: Die Creutzfeldt-Jakob-Erkrankung ist eine Erkrankung, die durch ein **Prion** (proteinaceous infectious agent) übertragen wird. Sie ist insgesamt selten, jährlich kommt es zu einer Neuerkrankung pro 1 Million Einwohner. Die Inkubationszeit kann mehrere Jahrzehnte betragen. Meist sind Patienten zwischen dem 50. und 60 Lebensjahr betroffen. Zu Beginn stehen unspezifische psychische ängstliche oder depressive Syndrome im Vordergrund. Rasch kommt es zu kognitiven Einbußen, es entwickelt sich eine progrediente dementielle Symptomatik. Die Patienten versterben meist in einem Zeitraum von wenigen Monaten bis zu zwei Jahren.

✚ Die bovine spongiöse Enzephalopathie (BSE) ist in den letzten Jahren gehäuft aufgetreten. Ein Zusammenhang mit einer CJE-Unterform wird diskutiert. Diese tritt bei deutlich jüngeren Menschen (20.–30. Lj.) auf.

4 Störungen durch psychotrope Substanzen

ICD-10 F1: Psychische und Verhaltensstörungen durch psychotrope Substanzen

4.1 Allgemeines

Frage: Wann spricht man von einer **Substanzabhängigkeit nach der ICD-10?**

Antwort: Die ICD-10 nennt eine Reihe von Symptomen und verlangt für die Diagnosestellung einer Substanzabhängigkeit das Auftreten von **mindestens drei** dieser Symptome während eines Jahres. Die wichtigsten sind:
- ein starker Wunsch oder ein **zwanghaftes Bedürfnis**, die Substanz zu konsumieren
- **eingeschränkte Fähigkeit zur Kontrolle** von Beginn, Menge und Beendigung des Konsums
- **körperliches Entzugssyndrom** und Substanzgebrauch, um Entzugssymptome zu lindern
- Nachweis einer **Toleranzentwicklung**, d.h. die Notwendigkeit, die Einnahme zu steigern, um eine gleiche Wirkung zu erzielen wie zuvor mit einer niedrigeren Dosis
- andere Interessen und Vergnügungen werden zunehmend vernachlässigt
- der Substanzkonsum wird fortgesetzt, obwohl soziale, körperliche und psychische Schäden nachgewiesen sind

Frage: Wie trifft man die Unterscheidung zwischen **Abhängigkeit** und **Missbrauch**?

Antwort: Der **Missbrauch** ist eine Art Zwischenstufe zwischen normalem Gebrauch und Abhängigkeit. In der ICD-10 ist die Definition sehr vage gehalten, besser beschrieben ist der Missbrauch in einem weiteren Klassifikationssystem, der DSM IV. Dort wird als Hauptkriterium, der fortgesetzte Substanzkonsum trotz sozialer, körperlicher und psychischer Schäden, benannt. Darüber hinaus ist der Missbrauch durch das Nichtvorhandensein von Abhängigkeitsmerkmalen oder Entzugssymptomen gekennzeichnet.

Frage: Was verstehen Sie unter dem **Suchtpotential** einer Substanz? Nennen Sie Beispiele.

Antwort: Das Suchtpotential beschreibt, **in welchem Ausmaß** eine Substanz zur **Abhängigkeit** führen kann. Je schneller sich eine Abhängigkeit entwickelt, umso höher ist also das Suchtpotential dieser Substanz. Ein typisches Beispiel für eine Substanz mit sehr hohem Suchtpotential ist das Heroin, von dem fast alle Konsumenten in kurzer Zeit abhängig werden. Alkohol gehört zu den Substanzen mit einem geringeren Suchtpotential. Trotzdem entwickeln 5% aller Menschen, die Alkohol trinken, mit der Zeit eine Abhängigkeit.

Frage: Beschreiben Sie die Begriffe **psychische und körperliche Abhängigkeit**.

✚ **Craving** (engl. Suchtdruck): Unwidersetzliches Verlangen nach einer Substanz.

Begriff	Definition	Folgen
Psychische Abhängigkeit	Starkes, als unwiderstehlich erlebtes Verlangen, die Substanz zu konsumieren, häufig begleitet von Kontrollverlust	Schädigung des Gehirns, Persönlichkeitsveränderungen
Körperliche Abhängigkeit	Durch fortwährenden Konsum kommt es zu einer Toleranzentwicklung des Körpers. Ohne weitere Einnahme oder ggf. Dosissteigerung kommt es zu körperlichen Entzugszeichen	Neurologische Ausfälle, organisches Psychosyndrom, Polyneuropathie, Hepatitis, Leberzirrhose, Hypovitaminosen, Gewichtsverlust, verminderte Abwehrkräfte, Infektionskrankheiten (Hepatitis B, C; HIV)

Tab. 4.1: Psychische und körperliche Abhängigkeit

Frage: Was wissen Sie über die **Entstehung** von **Abhängigkeit**?

Antwort: Hier liegt eine **multifaktorielle Genese** vor, bei der man die Bedeutung der einzelnen Komponenten wie beispielsweise genetische Prädisposition oder soziale Faktoren in ihrer Gewichtung noch nicht genau einschätzen kann. Auch Persönlichkeitsfaktoren wie geringe Frustrationstoleranz oder eine Selbstwertproblematik scheinen eine Rolle zu spielen. Weiterhin ist die Verfügbarkeit der Substanzen und eine soziale Komponente (Gruppenzwang) zu nennen, die zur Entstehung einer Abhängigkeit beitragen können.

Frage: Was versteht man unter dem Begriff **Polytoxikomanie?**

Antwort: Der Begriff Polytoxikomanie bezeichnet die **Mehrfachabhängigkeit,** bei der verschiedene Substanzen aus verschiedenen Gruppen eingenommen werden. Beispielsweise kann ein Heroinabhängiger auch Benzodiazepine, Alkohol oder Cannabis konsumieren, man spricht dann von „Beigebrauch".

4.2 Alkohol

4.2.1 Alkoholabhängigkeit

Frage: Welchen **Stellenwert** hat die **Alkoholabhängigkeit** in Deutschland?

Antwort: Ungefähr 2,5–3 Millionen Menschen (2–5 %) sind alkoholabhängig. Die Zahl der Menschen, bei denen noch keine Abhängigkeit, aber ein ausgeprägter Missbrauch vorliegt, liegt bei ca. 8 Millionen. In allgemeinpsychiatrischen Krankenhäusern stellt die Gruppe der Alkoholkranken den größten Patientenanteil dar. Die Alkoholkrankheit verursacht einen erheblichen volkswirtschaftlichen Schaden (ca. 40 Milliarden € jährlich).

Frage: Erklären Sie die **Abhängigkeitstypologie nach Jellinek.**

Antwort: Nach Jellinek können **vier Typen** unterschieden werden:
- **Alpha-Typ:** Konflikttrinker, ca. 5 %, er besitzt die Fähigkeit zur Abstinenz, kein Kontrollverlust; psychische Abhängigkeit
- **Beta-Typ:** Gelegenheits-(Wochenend-)trinker, ca. 5 %, trinkt nicht regelmäßig, aber übermäßig, kein Kontrollverlust, keine Abhängigkeit; Alkoholmissbrauch
- **Gamma-Typ:** süchtiger Trinker, ca. 65 %, nur zeitweilige Fähigkeit zur Abstinenz, Kontrollverlust, zuerst psychische, dann physische Abhängigkeit
- **Delta-Typ:** Gewohnheits-(Spiegel-)trinker, ca. 20 %, regelmäßiges Trinken ohne Kontrollverlust, keine Abstinenz möglich, physische Abhängigkeit

tipp Diese Einteilung dient der Beschreibung der Patientengruppe. Sie hat bei der **akuten** Behandlung einer Intoxikation oder der Entzugsbehandlung keine Relevanz.
+ Einteilung nach Cloninger: I: später Krankheitsbeginn, geringe familiäre Belastung, relativ gute Prognose, **II:** früher Beginn, ausgeprägte genetische Belastung, ungünstige Prognose, Männer>> Frauen.

- **Epsilon-Typ:** episodischer Trinker („Quartalssäufer"), ca. 5 %: episodisch Trinkexzesse mit Kontrollverlust, zwischenzeitlich fähig zur Abstinenz, psychische Abhängigkeit, Alkoholmissbrauch

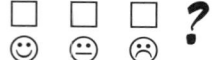

Frage: Wie stellt man sich den **Verlauf** einer **Alkoholerkrankung** vor?

Antwort: Man unterteilt **vier Entwicklungsstadien,** die meist in jahrelangem Verlauf ineinander übergehen, aber auch kurz aufeinander folgen können:
- **Präalkoholische Phase:** Zur Spannungsreduktion werden mäßige Alkoholmengen konsumiert, es kommt zu einer geringfügigen Erhöhung der Alkoholtoleranz.
- **Prodromalphase:** Toleranzentwicklung und Konsum von Alkohol nimmt zu, es kommt zu heimlichem Trinken, Alkohol beherrscht die Gedanken; anamnestische Lücken für Ereignisse während des Alkoholkonsums treten auf.
- **Kritische Phase:** Es entwickelt sich eine starke psychische Abhängigkeit, der Konsum wird bagatellisiert und dissimuliert, jedes Hilfsangebot wird abgelehnt, der Alkoholkonsum führt zu familiären Problemen.
- **Chronische Phase:** Rauschzustände treten, auch situationsunabhängig, immer häufiger auf, z. T. müssen die Patienten schon morgens gegen die Entzugssymptome antrinken, die Alkoholtoleranz sinkt, es kommt zu körperlichen Komplikationen.

Fallbeispiel: Ein 45-jähriger selbstständiger Architekt stellt sich in der psychiatrischen Ambulanz vor. Er berichtet, dass seine Freundin gedroht habe, ihn zu verlassen, wenn er nicht etwas gegen sein „Alkoholproblem" unternehme. Aus seiner Sicht trinke er „auch nicht mehr als andere, die Probleme mit der Arbeit haben". Der Patient berichtet, dass er nach Verlust eines großen Auftrags vor ungefähr einem Jahr in finanzielle Schwierigkeiten geraten sei. Um die Anspannung zu lindern, habe er sich in der ersten Zeit abends „geplant betrunken", den nächsten Tag habe er meist im Bett verbracht. Inzwischen sei die größte Gefahr, seine Mitarbeiter ausstellen zu müssen, gebannt. Sein Alkoholkonsum belaufe sich auf eine bis anderthalb Flaschen Wein, „ab und zu" einen Cognac. Auf Nachfrage berichtet er, das erste Glas Wein trinke er immer in einem Zug aus. Die schnelle Alkoholwirkung brauche er, um der Auseinandersetzung mit seiner Lebensgefährtin gewachsen zu sein. Sie werfe ihm vor, dass er nichts mehr mit ihr unternehme, nur noch zuhause sitze. Morgens zittere er manchmal, beim Zähneputzen verspüre er auch schon einmal Brechreiz.

Das Zittern bessere sich, wenn er einen „kleinen Cognac" trinke, um „in Schwung zu kommen". Manchmal merke er ganz deutlich, dass er sich beim Trinken nicht mehr „im Griff" habe, mehr trinke als ihm gut tue. Am nächsten Tag schwöre er sich, nichts mehr zu trinken. Bis zum Abend sei aber das Verlangen wieder unverändert groß, so dass er seinen Entschluss nicht einhalten könne. Ein paar Mal habe er einen „Filmriss" gehabt, den Führerschein habe er aber Gott sei dank noch. Insgesamt habe er aber den Eindruck, dass er das schon wieder selbst „auf die Reihe kriege".

Frage: Welche **psychiatrische Erkrankung** vermuten Sie aufgrund der Schilderung? Welche **Differentialdiagnosen** müssen Sie ausschließen?

Antwort: Ich vermute eine **Alkoholabhängigkeit.** Der Patient berichtet über vier der **typischen Symptome:** Charakteristische Entzugssymptome, Kontrollverlust, Craving, Vernachlässigung anderer Interessen. Auffällig ist auch die Tendenz des Patienten, zu dissimulieren, „das kriege ich schon selbst wieder hin". In meiner weiteren Anamnese muss ich auch die angegebene Alkoholmenge hinterfragen, da Patienten dazu neigen, „geschönte" Angaben zu machen. Die wichtigste Differentialdiagnose ist die Depression, bei der es manchmal im Rahmen einer „Selbstbehandlung" zu einem sekundären Alkoholmissbrauch kommen kann. Dazu muss die Stimmungslage des Patienten genauer exploriert werden.

Frage: Beschreiben Sie die **Phasen einer Alkoholentzugsbehandlung.**

Antwort: Die **Suchtbehandlung** ist in vier aufeinander folgende Phasen untergliedert:
- **Kontakt- und Motivationsphase:** Hier geht es zunächst darum, ein Problembewusstsein zu schaffen und den Patienten für eine Therapie zu motivieren.
- **Entgiftungsphase:** Die ca. ein- bis zweiwöchige körperliche Entgiftung wird wegen möglicher Komplikationen meist stationär durchgeführt. Zum Abschätzen möglicher Folgeerkrankungen sollte ein ausführlicher körperlicher und neurologischer Status (mit zerebraler Bildgebung) erhoben werden.
- **Entwöhnungsphase:** Sie findet entweder in Suchtfachkliniken oder in Tageskliniken statt. Im Rahmen von Einzel- und Gruppentherapie werden persönliche Strategien zum „Leben ohne Alkohol" gelegt. Die Entwöhnungsphase dauert zwischen vier Wochen und sechs Monaten.

✚ Nach wie vor wird bei der Entwöhnung die vollständige Abstinenz angestrebt. Die immer wieder diskutierte „kontrollierte Abstinenz" scheint nur für sehr wenige Patienten eine Lösung zu sein.

- **Nachsorgephase** (Dauer bis zu Jahren): Höchste Priorität hat die Vermeidung eines Rückfalls. Die Stabilisierung wird durch regelmäßigen Besuch von Selbsthilfegruppen (Anonyme Alkoholiker, Blaues Kreuz) erworben.

Frage: Sie erwähnten mögliche **Komplikationen** beim Entzug. Welche Symptome finden sich bei einem **Alkoholentzug?** Muss die körperliche Entgiftung medikamentös unterstützt werden?

✤ Disulfiram (Antabus) wurde bereits vor Jahren zur Alkoholentwöhnung eingesetzt. Es führt in Kombination mit Alkohol zu vegetativen Unverträglichkeiten. Wegen z.T. lebensbedrohlicher Nebenwirkungen (Atemlähmung, Schock) ist der Einsatz heute umstritten.

Antwort: Der **Alkoholentzug** ist durch Unruhe, Angst und vegetative Zeichen wie Schwitzen, Tremor, Tachykardie, Hypertonie, Übelkeit und Erbrechen gekennzeichnet. Komplizierend kann sich ein Delir oder ein generalisierter Anfall entwickeln.

Die Entzugssymptome müssen nicht generell medikamentös therapiert werden. Auf Station können stärkere Entzugssymptome (Prädelir) mit **Clomethiazol** (Distraneurin®) oral behandelt werden, das gute hypnotische und antikonvulsive Eigenschaften hat und so auch der Entwicklung eines Entzugskrampfanfalls vorgebeugt. Die Gabe von Clomethiazol muss wegen der bestehenden Suchtentwicklung restriktiv gehandhabt werden. Alternativ kann Carbamazepin (Tegretal®) oder Clonidin (Catapresan®) verabreicht werden. Beim Einsatz von Benzodiazepinen ist wiederum das Suchtpotential zu beachten. Zur Prophylaxe einer alkoholbedingten Polyneuropathie wird Vitamin B6 (Betabion®) substituiert. Ein depressives Syndrom wird adjuvant mit einem Antidepressivum behandelt.

Frage: Welche **medikamentöse Rückfallprophylaxe** kennen Sie?

Antwort: In Deutschland ist zur pharmakologischen Behandlung **Acamprosat** (Campral®) zugelassen. Es bewirkt eine Modulation der glutamatergen Transmission und es hat eine „Anti-Craving"-Wirkung. Acamprosat ist somit indiziert, wenn Patienten unter einem hohen „Suchtdruck" leiden.

Frage: Wie schätzen Sie die **Prognose** der **Alkoholabhängigkeit** ein?

Antwort: Die Prognose hängt sicher von der **Erkrankungsdauer** und damit von den körperlichen und **neurologisch/psychiatrischen Folgeerkrankungen** ab. Bisherige Untersuchungen gehen langfristig von einer „Drittelregel" aus: 1/3 gebessert, 1/3 ungebessert, 1/3 abstinent. Mortalität und Letalität sind nicht zuletzt durch hohe Suizidraten hoch. Die Prognose ist auch aufgrund der hohen Dunkelziffer schwer einzuschätzen.

> **Merke: Drittelregel** bei Alkoholabhängigkeit: 1/3 gebessert, 1/3 ungebessert, 1/3 abstinent.

4.2.2 Intoxikation

Frage: Nennen Sie die Kennzeichen eines **einfachen** und eines **komplizierten Alkoholrauschs**.

Antwort: Grundsätzlich muss ein Rausch als **reversible organische Psychose** aufgefasst werden. Der Unterschied zwischen einfachem und kompliziertem Rausch liegt in der Ausprägung. Bei einem **einfachen Rausch** kommt es zunächst zu einer gehobenen Stimmung, Antriebssteigerung und Enthemmung. Im Verlauf treten vegetative Symptome wie Tachykardie, Schwitzen, Übelkeit und Gesichtsrötung auf. Die Stimmung kann im Weiteren in Dysphorie und Gereiztheit umschlagen, neurologische Zeichen wie z.B. dysarthrische Sprache, ataktisches Gangbild und Bewusstseinsstörungen kommen hinzu. Kennzeichen des **komplizierten Rauschs** ist, dass die **Symptomatik stärker ausgeprägt** ist. Erregungszustände treten häufiger auf, auch Bewusstseinsbeeinträchtigung bis hin zum Koma.

Frage: Wann kann ein **pathologischer Rausch** auftreten?

Antwort: Der pathologische Rausch ist **viel seltener als der komplizierte Rausch.** Charakteristisch sind der **abrupte Beginn**, die **kurze Dauer** und die **komplette Amnesie** für diesen Zustand, der durch Desorientierung (Dämmerzustand), psychotische Symptome und fremdaggressives Verhalten geprägt ist.

+ Der seltene pathologische Rausch hat vor allem forensische Bedeutung: Hierbei besteht Schuldunfähigkeit nach § 20 StGB.

Frage: Welche **Indikation für die stationäre Behandlung** eines Patienten mit Alkoholrausch kennen Sie?

Antwort: Sollte der Patient **bewusstlos** sein, ist in jedem Fall eine stationäre Behandlung und Überwachung angezeigt. Auch bei einem **Erregungszustand,** Auftreten eines **Krampfanfalls, Verdacht auf eine Schädel-Hirn-Trauma** oder **lebensgefährlichem Promillewert** ist zwingend eine stationäre Aufnahme nötig.

☐ ☐ ☐ **?**
☺ 😐 ☹

Frage: An was müssen Sie immer denken, wenn Sie einen **bewusstlosen Patienten mit starkem Foetor alcoholicus** finden?

Antwort: Zunächst gehe ich von einer **akuten Alkoholintoxikation** aus und alarmiere den Rettungsdienst. Man muss aber in so einer Situation immer daran denken, dass es sich auch um einen **Suizidversuch** handeln könnte. Viele Patienten trinken sich vor einem Selbstmordversuch „Mut an", man sollte deshalb immer nach Anzeichen einer suizidalen Handlung wie z.B. einem Abschiedsbrief, Medikamentenschachteln o. Ä. suchen.

4.2.3 Alkoholfolgeerkrankungen

Fallbeispiel: Sie werden auf eine chirurgische Station zu einem 47-jährigen Lagerarbeiter gerufen. In der zweiten Nacht nach der Operation sitzt der Patient aufrecht in seinem Bett. Mit zitternder Hand zeigt er auf die Wand. Ängstlich berichtet er von Schattenfiguren, die sich dort zeigen und die ihn bedrohen. Er fragt Sie, wie Sie in diese Fabrik kommen.

☐ ☐ ☐ **?**
☺ 😐 ☹

Frage: Welche **Verdachtsdiagnose** stellen Sie? Welche wegweisenden Symptome zeigt der Patient?

Antwort: Hier besteht der Verdacht auf ein **Alkoholentzugsdelir.** Der Patient zeigt typische vegetative Symptome, Angst, optische Halluzinationen und örtliche und situative Desorientiertheit.

☐ ☐ ☐ **?**
☺ 😐 ☹

Frage: Welche **Informationen** können Ihnen weiterhelfen?

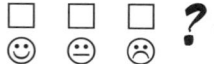 Nie die Fremdanamnese vergessen, sie kann oft wertvolle Hinweise auf die Art, Dauer und Schwere der Erkrankung liefern.

✚ Der delirante Patient ist oftmals sehr **suggestibel.** Er würde sich z.B. bemühen, vorzulesen, wenn ich ihm ein leeres Blatt reiche, und ihn bitte, mir den Text vorzulesen.

Antwort: Da der Patient verwirrt ist, kann ich ihn momentan nicht nach seinem **Alkoholkonsum** fragen. Gut wäre es, eine Angabe darüber von einem Angehörigen zu erhalten, dies sollte aber auch in der Krankenakte vermerkt sein. In der Akte suche ich nach **Laborparametern,** die mit einem hohen Alkoholkonsum verknüpft sind: MCV, γ-GT und evtl. CDT (Carbohydrat-defizientes-Transferrin). Auch **vegetative Zeichen** (Zittern, Schwitzen, schneller Pulsschlag) erhebe ich in der körperlichen Untersuchung. Typisch ist auch der **Zeitpunkt:** Ein Delir tritt meist zwei bis drei Tage nach dem abrupten Absetzen von Alkohol als Entzugsdelir auf, seltener auch als Kontinuitätsdelir (bei fortgesetztem Alkoholkonsum).

Frage: Wie häufig ist ein **Delir** bei Alkoholkranken? Kommt es auch bei anderen Erkrankungen vor?

Antwort: Bei **5–15 %** der Patienten mit einer Alkoholabhängigkeit kommt es zu einer deliranten Symptomatik, es ist die **häufigste Alkoholfolgeerkrankung.** Da das Delir eine unspezifische Reaktion des Gehirns darstellt, kommt es auch bei einer Vielzahl anderer Erkrankungen vor. Neben Alkohol als häufigste Ursache kann auch der Konsum anderer Drogen und die Einnahme zentral wirkender Substanzen wie z.B. Antidepressiva, Anticholinergika (Biperiden, z.B. Akineton®) oder Hypnotika zu einem Delir führen. Weiterhin muss man zerebrale Traumata oder Gefäßprozesse wie z.B. einen Insult differentialdiagnostisch ausschließen.

Frage: Wie **behandeln** Sie das **alkoholische Delir?**

Antwort: Das Delir ist wegen der hohen Mortalität ein **Notfall.** Es wird mit **Clomethiazol** und evtl. Benzodiazepinen behandelt, also grundsätzlich ähnlich dem Entzugssyndrom. Wegen der **atemdepressiven Wirkung** von Clomethiazol dürfen oral nicht mehr als 20 Kapseln/d gegeben werden. In schweren Fällen kann eine i.v. Gabe indiziert sein, die nur auf der Intensivstation durchgeführt werden darf, wo Bewusstsein, Atmung und Kreislauf ständig überwacht werden können. Selbstverständlich muss daneben auf eine ausreichende Flüssigkeits- und Elektrolytsubstitution geachtet werden. Da Clomethiazol selbst ein **Abhängigkeitspotential** hat, muss man weiterhin beachten, dass es nicht zu lang angewendet wird. Es darf nicht abrupt abgesetzt werden, da sonst Entzugserscheinungen (z.B. Krampfanfall) auftreten können.

Frage: Welche anderen **Alkoholfolgeerkrankungen** kennen Sie?

Antwort: Neben den internistischen (Leber-, gastrointestinale Erkrankungen und Stoffwechselstörungen) und neurologischen Folgeerkrankungen (Polyneuropathien, Myopathien, Kleinhirnschädigung) sind folgende psychiatrische Krankheitsbilder wichtig:
- **Wernicke-Enzephalopathie:** Thiaminmangel führt zur Trias Ataxie, Bewusstseinsstörung und Augenmuskellähmungen. Pathologisches Korrelat: Petechiale Einblutungen in die Corpora mamillaria, Thalamus, Hypothalamus und das Höhlengrau um den Aquädukt. Therapie mit Thiamin, hohe Letalität.
- **Korsakow-Syndrom:** Seltener, tritt allein auf dem Boden oder als Restzustand einer Wernicke-Enzephalopathie auf. Symptome sind Desorientiertheit, Merkfähigkeitsstörungen besonders des Kurzzeitgedächtnis, Konfabulationen, hohe Letalität.

✚ Wernicke und Korsakow treten natürlich nicht nur als Alkoholfolgeerkrankungen auf, sondern auch bei anderen Hirnschädigungen.

- **Alkoholhalluzinose:** Selten, charakteristische akustische Halluzinationen als beschimpfende Stimmen, keine Desorientierung oder Bewusstseinsstörungen (DD: Delir). Prognose relativ gut bei Abstinenz.
- **Eifersuchtswahn:** M>F. Zufällige Beobachtungen und Vorkommnisse werden als Beweis für die Untreue des Partners herangezogen.

4.3 Drogen und Medikamentenmissbrauch/-abhängigkeit

Frage: Was **kennzeichnet die Abhängigkeit** von Drogen und Medikamenten? Wie häufig ist diese Erkrankung?

Antwort: Bei der Abhängigkeit von illegalen Drogen steht neben dem **Konsumbedürfnis** die Notwendigkeit, sich diese **Substanzen** zu **beschaffen**, im Vordergrund (Stichwort „Beschaffungskriminalität"). In Deutschland geht man davon aus, dass 0,2 % der Bevölkerung rauschmittelsüchtig sind. Ca. 2000 Menschen sterben an den Folgen des Konsums oder an einer Überdosis. Dabei muss man sicher berücksichtigen, dass es eine **hohe Dunkelziffer** gibt. Bei den Medikamenten gibt es neben den frei verkäuflichen Medikamenten wie z.B. Analgetika oder Laxanzien auch rezeptpflichtige Substanzen wie Antitussiva, Tranquillanzien, Hypnotika, Psychostimulanzien, die abhängig machen. Die Zahl der Medikamentenabhängigen wird in Deutschland auf ca. 1 Million geschätzt, davon sind 1/3 Männer, 2/3 Frauen.

Frage: Welche suchterzeugenden **Substanzen** kennen Sie? Geben Sie bitte einen kurzen Überblick.

✚ In Einzelfällen kommt es beim Ecstasykonsum zur Rhabdomyolyse mit Entwicklung eines Multiorganversagens.

Antwort: Die Substanzen entwickeln im unterschiedlichen Maße eine psychische und oder körperliche Abhängigkeit. Man fast die einzelnen Substanzen in Gruppen zusammen, die typische Merkmale der Abhängigkeit beschreiben:

Substanzgruppe, Drogentyp	Substanzen	Besonderheiten
Amphetamin-Typ psychische Abhängigkeit, keine physische	**Amphetamin** (Speed), **Ecstasy** „Designerdrogen"; **Fentanyl** (Anästhetikum)	Amphetamine werden zur Antriebssteigerung und als Appetitzügler eingesetzt; Ecstasy ist die typ. Discodroge. Gefahr der Entwicklung von Panikreaktionen oder drogeninduzierten Psychosen, körperliche Wirkung auf Kreislauf und Temperaturregulation kann zu tödlichen Komplikationen führen
Barbiturat-Alkoholtyp psychische und körperliche Abhängigkeit.	**Alkohol, Benzodiazepine:** Flunitrazepam, Bromazepam; **Barbiturate und Derivate**, z.B. Meprobamat, Diphenhydramin; **Clomethiazol**	Barbiturate: schnelle Toleranzentwicklung, Missbrauch führt zu Sedierung, z. T. auch paradoxe Aktivierung, Euphorie; heute als Hypnotika obsolet, Einsatz nur noch als Antikonvulsiva und in der Anästhesie; therapeutischer Entzug fraktioniert über mehrere Wochen, sonst Unruhezustände, delirante Symptomatik
Cannabis-Typ starke psychische, keine physische Abhängigkeit	Haschisch, Marihuana „Einstiegsdroge"	Veränderung des Raum und Zeiterlebens, angenehme Indifferenz, beeinträchtigtes Beurteilungsvermögen; chron. Konsum kann zum amotivationalen Syndrom führen
Halluzinogen-Typ unterschiedliche psychische Abhängigkeit, körperliche Abhängigkeit fehlt; auch bekannt durch Einsatz für „Modellpsychosen"	**LSD, Mescalin, Psilocybin, Phenylcyclidin** (PCP, angel's dust), **Ketamin** (Narkotikum)	psychedelische Zustände, meist optische Pseudohalluzinationen, Enthemmung, Affektlabilität, Depersonalisationserleben; Wirkung abhängig von Grundstimmung; „Horrortrip" paranoide Angstzustände, Depersonalisation, „Flashbacks" verzögerte Drogenwirkung nach Tagen bis Wochen
Kokain-Typ starke psychische, keine physische Abhängigkeit	**Kokain, Crack** „Modedroge"	Euphorie, subj. Steigerung der Leistungsfähigkeit, im Rausch häufig Halluzinationen, nachfolgende depressive Stimmung fördert rasche Abhängigkeitsentwicklung; chron. Konsum von psychotischer Symptomatik gekennzeichnet, im Entzug „Katerstimmung"
Morphin-Opiat-Typ schnelle Toleranzentwicklung, höchstes Suchtpotential, psychische und physische Abhängigkeit	**Opium, Heroin, Codein, Methadon, Analgetika** (Tilidin, Buprenorphin, Pentazocin) Substanzen unterliegen dem Betäubungsmittelgesetz	Neben schmerzstillender Wirkung v. a. euphorisierendes Glücksgefühl; im Verlauf kommt es zu Veränderung der Wesenszüge; Trias der Intoxikation: Miosis, Koma, Atemdepression

Tab. 4.2: Verschiedene Abhängigkeitstypen

Merke: Antidepressiva und Neuroleptika machen **nicht** abhängig!

4 Störungen durch psychotrope Substanzen

Frage: Beschreiben Sie die **Hauptmerkmale der Heroinabhängigkeit?**

Antwort: Die Heroinabhängigkeit ist vor allem durch die außergewöhnlich **rasche Toleranzentwicklung** gekennzeichnet. Die Hauptwirkung, der **euphorisierende Kick**, tritt schnell nach der Injektion ein, hält aber auch nur für kurze Zeit an. Daneben besteht ein Gefühl der Wärme (Flush), gesteigertes Selbstbewusstsein, Gefühl des Losgelöstseins. An körperlichen Effekten sind Gewichtsverlust und Inappetenz, Tremor, Bradykardie, Obstipation und Miktionsstörungen zu erwähnen. Ungefähr 6–10 h nach der Drogeninjektion treten bereits Entzugssymptome wie Craving, Unruhe und Schlaflosigkeit, Muskelschmerzen, Temperatur- und Blutdrucksteigerung, Durchfall und Erbrechen auf. Diese Symptomatik erreicht einen Höhepunkt nach 1–2 Tagen.

Frage: Führen Sie aus, welche **Komplikationen** im Verlauf einer **Heroinabhängigkeit** auftreten können.

Antwort: Da Heroin zumeist intravenös appliziert wird, entstehen bei mangelnder Hygiene häufig **Spritzenabszesse,** das Risiko einer **Infektion** mit Hepatitis- oder HI-Viren ist besonders hoch. Die mögliche Verunreinigung der Substanzen z. T. mit toxischen Beimengungen, kann zu gravierenden Gesundheitsschäden führen.

Frage: Welche **Behandlungsmöglichkeiten** bei **Drogenabhängigkeit** kennen Sie?

✚ Der Entzug eines polytoxikomanen Patienten kann, entsprechend der HWZ der eingenommenen Substanzen, mehrgipflig verlaufen, z.B. zunächst Zeichen des Opiatentzugs, am 2.–3. Tag Beginn des Barbiturat-/Alkoholentzugs; erst später Symptome des Benzodiazepinentzugs.

Antwort: In einem mehrstufigen Programm wird zunächst die **Entgiftung** veranlasst. Eine notwendige Behandlung richtet sich nach den konsumierten Substanzen und kann v. a. bei polytoxikomanen Patienten langwierig sein. Die **Entwöhnung** findet meist in speziellen psychotherapeutischen Fachkliniken statt. Die letzte Behandlungsstufe stellt die **Rehabilitation und Nachsorge** dar. Hierbei arbeiten verschiedene Institutionen wie niedergelassene Ärzte, Sozialarbeiter, Selbsthilfegruppen zusammen. Oft ist auch ein geschützter Wohn- und Arbeitsplatz wichtiger Teil des Behandlungskonzepts. In den letzten Jahren besteht für Opiatabhängige die Möglichkeit, an einem Methadonsubstitutionsprogramm teilzunehmen. Dadurch hofft man, die sekundären Probleme wie z.B. die Beschaffungskriminalität und die soziale Stigmatisierung besser bekämpfen zu können.

4.3 Drogen und Medikamentenmissbrauch/ -abhängigkeit

Frage: Schildern Sie kurz die Prinzipien der **Substitution mit Methadon.**

Antwort: Bei Methadon(Levomethadon, Polamid®) handelt es sich um einen synthetischen Opiatagonisten, der im Gegensatz zu Heroin **keine euphorisierende Wirkung** besitzt. Durch seine lange HWZ ist eine einmalige Gabe pro Tag möglich. Methadon ist BTM-rezeptpflichtig und wird durch einen Arzt ausgegeben. Dies hat den zusätzlichen Vorteil, dass die Patienten engmaschig betreut werden können.

Fallbeispiel: Sie erhalten in Ihrer nervenärztlichen Praxis den Anruf vom Personalchef eines Wachdiensts. Er berichtet von einer 37-jährigen Mitarbeiterin, die seit einiger Zeit durch scheinbar unmotiviertes, unruhiges Verhalten auffalle. Dabei zittere und schwitze die Frau. Meist verschwinde sie unter Ausflüchten für ein paar Minuten. Nach einiger Zeit verhalte sie sich wieder unauffällig, wie ausgewechselt. Auf Nachfragen könne der Mitarbeiter keine Erklärung für dieses Verhalten geben.

Frage: Woran müssen Sie bei dieser Schilderung denken?

Antwort: Diese Symptome erinnern an eine Entzugssymptomatik, die rasch wieder verschwindet, wenn der Patient die Substanz wieder einnimmt. In diesem Fall liegt der Verdacht einer Benzodiazepinabhängigkeit nahe.

Frage: Welche **Arten der Benzodiazepinabhängigkeit** unterscheidet man?

Antwort: Man unterscheidet die zwei folgenden Formen:
- „low-dose-dependency": Hierbei ist ein Konsum therapeutischer Dosen ohne Notwendigkeit einer Dosissteigerung über Jahre möglich. Nach Absetzen können trotzdem schwere Entzugserscheinungen auftreten.
- „high-dose-dependency": Die Dosis muss wegen der Toleranzentwicklung fortlaufend gesteigert werden, um denselben relaxierenden Effekt zu verspüren. Das Risiko, eine Abhängigkeit zu entwickeln, steigt mit Dauer der Einnahme und Höhe der Dosierung.

Frage: Berichten Sie über die **Richtlinien eines Benzodiazepinentzugs.**

Antwort: Um der Entwicklung von Entzugssymptomen (Reboundphänomen, Angst, Schlafstörungen) entgegenzuwirken, wird eine **schrittweise Reduktion** der Benzodiazepindosis vorgenommen. Dabei gilt: Anfangs wöchentliche Halbierung der Dosis, dann langsamere Reduktion entsprechend dem Befinden des Patienten. Zunächst rechnet man die Ausgangsdosis in mg Diazepam um. Im Verlauf kann die Medikation wenn nötig auf Tropfen umgesetzt werden, da man so die Dosis in kleinsten Schritten reduzieren kann.

Frage: Worauf müssen Sie vor allem bei einer **ambulanten Entzugsbehandlung** achten?

Antwort: Hierbei ist ein langsames Vorgehen besonders wichtig. Der Patient muss genauestens über mögliche Entzugssymptome aufgeklärt werden. Entzugssymptome können nicht überwacht werden, evtl. auftretende Komplikationen, wie z.B. ein Entzugskrampfanfall, können nicht sofort behandelt werden. Auch ein so genannter „**Beigebrauch**" von Suchtmitteln kann nur schwer kontrolliert werden.

5 Schizophrene Störungen

ICD-10 F2: Schizophrenie, schizotype und wahnhafte Störungen

5.1 Definition

Frage: Von wem stammt der Begriff **Schizophrenie** und was bedeutet er?

Antwort: Eugen **Bleuler** führte 1911 den Begriff **Schizophrenie** („Spaltungsirresein") ein, der die von Kraepelin geprägte Bezeichnung **Dementia praecox** („vorzeitige Verblödung") ablöste. Der Begriff **Dementia praecox** unterstrich das frühe Erkrankungsalter, die Schwere der Erkrankung und den ungünstigen Verlauf. Kraepelin grenzte die Erkrankung vom manisch-depressiven Irresein ab. E. Bleuler rückte dagegen die Symptomatik in den Vordergrund der Definition **Schizophrenie**, um die „Spaltung" der psychischen Prozesse zu betonen. Bei der **Schizophrenie** handelt es sich um eine **tief greifende psychische Erkrankung**, bei der das **Denken**, **Fühlen** und **Handeln** eines Patienten so stark verändert sind, dass er den Bezug zur Realität verliert und gleichsam eine **zweite Wirklichkeit** erlebt, die der Gesunde nicht mehr nachvollziehen kann. Diese „Nebenrealität" ist lebensbestimmend und kann nicht aufgegeben werden, d.h. ein **Perspektivenwechsel** ist nicht mehr möglich. Die Erkrankung kann **alle Lebensbereiche** des Patienten beeinträchtigen. Entscheidend ist dabei, dass der Patient sich nicht als krank erlebt und einen deutlichen **Mangel an Krankheitseinsicht** aufweist.

5.2 Symptomatik

Frage: Sowohl Eugen **Bleuler** als auch später Kurt **Schneider** versuchten die Schizophreniemerkmale nach ihrer pathognomonischen Wertigkeit einzuteilen. Kennen Sie die beiden **Klassifikationsmodelle**?

Antwort: Bleuler unterschied die **Grundsymptome**, also die für die Diagnose Schizophrenie obligatorischen Symptome, von den **akzessori-**

schen Symptomen, die auch bei anderen Erkrankungen auftreten können. **Kurt Schneider** unterteilte die schizophrenietypischen Symptome nach diagnostischer Wichtigkeit in **Symptome 1. und 2. Ranges**.

Symptome nach Bleuler	Symptome nach Schneider
Grundsymptome • Störungen der Assoziation • Störungen der Affektivität • Ambivalenz • Autismus **Akzessorische Symptome** • Halluzinationen • Wahnideen • Gedächtnisstörungen • Störungen der Person • Störungen der Sprache und Schrift	**Symptome 1. Ranges** • Gedankenlautwerden • Kommentierende und dialogisierende akustische Halluzinationen • Leibliche und andere Beeinflussungserlebnisse mit dem Gefühl des „Gemachten" • Gedankenentzug • Gedankenausbreitung • Gedankeneingebung • Wahnwahrnehmung **Symptome 2. Ranges** • Halluzinationen • Wahneinfälle • Ratlosigkeit • Störungen der Affektivität u.a.

Tab. 5.1: Symptomatologie der Schizophrenie nach E. Bleuler und K. Schneider

Frage: Was versteht man unter **Ambivalenz?**

Antwort: Bei einem ambivalenten Patienten existieren gleichzeitig widersprüchliche Gefühle oder Bestrebungen, für die sie, anders als Gesunde, keine Lösung finden; sie bleiben unvereinbar nebeneinander bestehen. Das kann soweit führen, dass die Handlungsfähigkeit eingeschränkt wird, weil sich der Patient z.B. nicht entscheiden kann, ob er sich anziehen soll oder nicht.

Frage: Erklären Sie uns bitte, was nach Eugen Bleuler unter **Autismus** zu verstehen ist?

Antwort: Darunter versteht man eine **Ich-Versunkenheit**, die den schizophrenen Patienten von der **Außenwelt abkapselt** und ihn in seinem Erleben isoliert. Oft geht damit ein **Realitätsverlust** einher. Der Autismus des Schizophrenen muss vom Krankheitsbegriff frühkindlicher Autismus abgegrenzt werden (s. Kap. 10).

5.2 Symptomatik

Frage: Welche **Einteilung der Symptome** hat für die **klinische Praxis** heutzutage eine wichtige Bedeutung?

Antwort: Die Einteilung in **Positiv- bzw. Plussymptome** und in **Negativ- bzw. Minussymptome** ist im klinischen Alltag relevant, weil sie auch richtunggebend für die Therapie ist.

Frage: Das ist richtig. Können Sie mir jeweils **Beispiele für Plus- und Minussymptome geben?**

Antwort: Positivsymptome sind ein „Mehr an Erleben" im Vergleich zum Gesunden. Dazu zählen z.B. Halluzinationen, Ängste und Wahn. **Negativsymptome** geben dagegen einen **Mangel an normalem Fühlen und Erleben** wieder, wie z.B. bei Gefühlsarmut, Mutismus oder sozialem Rückzug.

Merke: Positivsymptome sind gleichbedeutend mit produktiver Symptomatik.

Frage: Können **Negativ- und Positivsymptome** gleichzeitig vorhanden sein und verändern sich die Symptome **im Verlauf der Erkrankung?**

Antwort: Die Ausprägung der Symptome in der Erkrankung ist individuell sehr unterschiedlich. Es zeichnet sich häufig jedoch ein Muster ab (s. Abb. 5.1), bei dem v.a. in der Akutphase sowohl **Negativ-** als auch **Positivsymptome** vorhanden sein können. Da die Positivsymptome jedoch meist die Negativsymptome überlagern und das Erscheinungsbild dominieren, werden die Negativsymptome häufig erst im Abklingen der Akutphase wahrgenommen.

5 Schizophrene Störungen

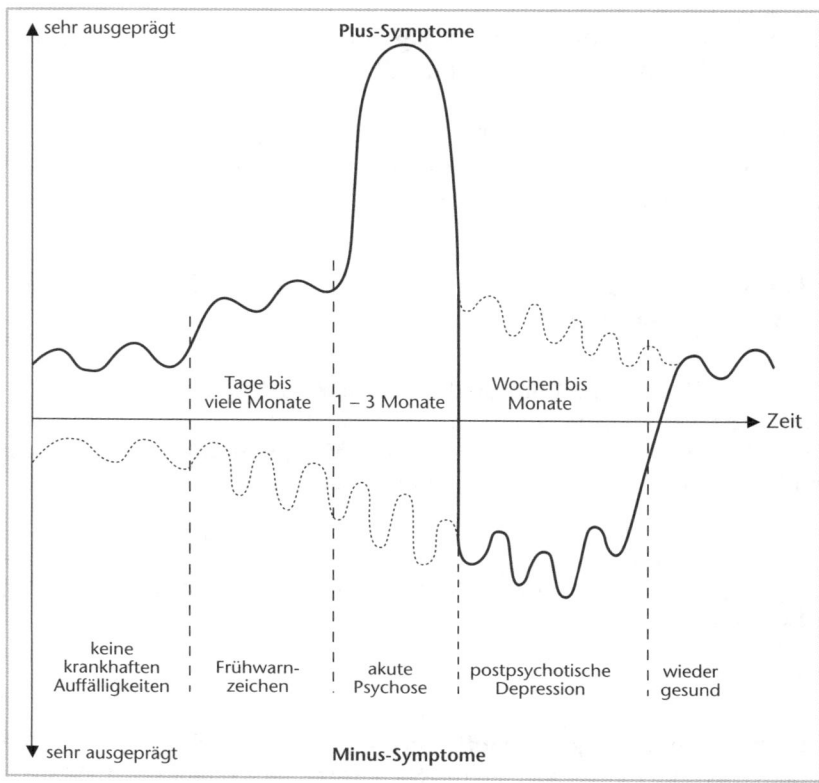

Abb. 5.1: Plus- und Minussymptome im Verlauf einer schizophrenen Episode [modifiziert nach Bäuml, J.: Psychosen aus dem schizophrenen Formenkreis. Springer, 1994]

Frage: Ist ein afrikanischer Heiler, der glaubt, über den Kontakt mit Verstorbenen, Kranken helfen zu können, schizophren?

Antwort: In keinem Fall kann man mit dieser spärlichen Information eine Diagnose stellen. Das für westliche Vorstellung unverständliche Verhalten muss immer vor dem kulturellen Hintergrund gesehen werden. Die Vorstellung der „Unfehlbarkeit des Papstes" mag manchen Andersgläubigen ebenfalls sehr fremd erscheinen. Zur Diagnose der Schizophrenie gehört mehr als eine einzelne überwertige Idee bzw. ein Wahngedanke. In jedem Fall muss dieser Wahngedanke auch von der allgemein akzeptierten Norm abweichen.

Frage: Welche **psychopathologischen Symptome** erwarten Sie bei einem **schizophrenen Patienten**?

Antwort: Ich achte auf formale und inhaltliche Denkstörungen, Wahnerleben, Halluzinationen, Ich-Störungen, Störungen der Affektivität, der Psychomotorik und des Sozialverhaltens.

Frage: Beschreiben Sie typische **formale Denkstörungen** eines Schizophrenen.

Antwort: Häufig sind Konzentrationsstörungen, Denkverlangsamung, Vorbeireden, Gedankenabreißen, Lockerung der Assoziation, konkretistisches Denken und Störungen der logischen Gedankenabfolge bis zur Zerfahrenheit. Zu Beginn fällt auf, dass sich der Patient unzulänglich ausdrückt, der Informationsgehalt der Aussagen verringert sich und der logische Zusammenhang der Gedanken lockert sich auf. Es kann im Verlauf auch zum völligen Sprachzerfall (Schizophasie) kommen.

✚ Wenn das Denken des Patienten so verändert ist, dass die Begriffszuordnung verschwimmt und der Patient unterschiedliche Bedeutungen miteinander vermengt, spricht man von **Kontamination**.

Frage: Sie erwähnten vorhin die veränderte **Psychomotorik** des schizophrenen Patienten. Was meinen Sie damit?

Antwort: Je nach Ausprägung der Erkrankung kann es entweder zu Bewegungsstürmen oder zur völligen Bewegungslosigkeit kommen. Störungen der Psychomotorik werden in diesem Zusammenhang als **katatone Symptome** bezeichnet. In der **katatonen Erregung** kommt es zu einer starken motorischen Erregung, einem ungezielten Bewegungssturm, in dem der Patient u.a. hin und her rennt, sich die Haare rauft, sich an den Kleidern zerrt, schreit oder stereotype Bewegungsautomatismen wiederholt oder aggressive Impulse zeigt **(Raptus)**. Wenn der Patient bei erhaltenem Bewusstsein in eine Bewegungsstarre verfällt, in der er keine Bewegung mehr aktiv ausführt und mutistisch ist, spricht man von **katatonem Stupor**. Dabei können die Extremitäten des Patienten passiv in bestimmte Stellungen bewegt werden, die vom ihm beibehalten werden (s. Kap. 2, **Katalepsie**).

Frage: Die **katatone Symptomatik** kann sich auch auf die **Kooperativität** des Patienten auswirken. Wie stellen Sie sich das vor?

Antwort: Der Patient kann z.B. immer genau das Gegenteil von dem machen, zu dem man ihn auffordert. Das nennt man **Negativismus**. Oder er spricht alles nach **(Echolalie)** oder ahmt Bewegungen nach **(Echopraxie)**. Wenn der Patient automatenhaft alles ausführt, was man verlangt, spricht man von **Befehlsautomatismus**. Es ist leicht vorstellbar, dass diese Störungen die Kommunikation mit dem Patienten und dessen Kooperativität schwer beeinträchtigen.

Frage: Auch die **Manieriertheit** gehört zur veränderten Psychomotorik des Schizophrenen. Was ist damit gemeint?

Antwort: Nimmt der Patient gewisse Posen ein, ahmt andere Personen nach oder wirkt gekünstelt, dann bezeichnet man dies als **Manieriertheit** oder **Manierismen**.

Frage: Beim **Wahnerleben** des schizophrenen Patienten lässt sich typischerweise eine **bestimmte Entwicklung** erkennen. Bitte beschreiben Sie diese kurz.

Antwort: Zunächst erlebt der Patient häufig eine **Wahnstimmung**, d.h. er bemerkt, dass sich in der Umgebung etwas verändert hat, dass ihm Personen oder Situationen fremd erscheinen und meistens eine bedrohliche oder unheimliche Stimmung herrscht, ohne dass er dies näher begründen kann. Aus der Wahnstimmung entwickelt sich die **Wahngewissheit**, die sein Erleben bestimmt. Der Patient beginnt Sinnestäuschungen wahnhaft zu deuten. Erlebtes wird zu **Wahnwahrnehmungen** und Gedanken ohne Bezugnahme auf äußere Wahrnehmungen zu **Wahneinfällen**. Teilweise können auch Erinnerungen wahnhaft umgedeutet werden **(Wahnerinnerungen)**. Verknüpft der Patient die einzelnen Wahnerlebnisse schließlich, entsteht für ihn ein Wahngebäude, d.h. er lebt in einem **systematisierten Wahn**.

Frage: Welche **Wahnthemen** können sich bei schizophrenen Patienten finden?

Antwort: Besonders häufig sind bei diesen Patienten der **Beziehungs-** und der **Verfolgungswahn**. Es können aber auch andere Wahnthemen, wie Größen- oder körperbezogener Wahn, vorkommen. Typisch ist das **bizarre** und **magisch-mystische** der Wahninhalte. Die Ausgestaltung des Wahns ist dabei immer mitgeprägt von der **Persönlichkeit** des Patienten, dem **kulturellen Hintergrund** sowie den **lebensgeschichtlichen Umständen**. Nicht selten wiederholen sich im Wahn für den Patienten besonders wichtige Themen oder solche die im engen zeitlichen Zusammenhang mit dem Ausbruch der Erkrankung stehen. So können z.B. für einen gläubigen Menschen in der Erkrankung religiöse Themen im Vordergrund des Wahnerlebens stehen.

Merke: Häufige Wahnthemen sind Beziehungs- und Verfolgungswahn.

Frage: Welche **Sinnestäuschungen** (Halluzinationen) sind typisch für die **Schizophrenie?**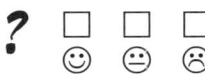

Antwort: Charakteristisch sind **akustische Halluzination** in Form von dialogisierenden, kommentierenden oder imperativen Stimmen. Der Patient kann allerdings auch nur ein Murmeln oder andere Geräusche, wie Pfeifen, Lachen oder Schritte wahrnehmen. **Optische Halluzinationen** sind seltener und meistens mit dem paranoiden Erleben verwoben, d.h. der Patient nimmt bedrohliche, gegen ihn gerichtete Dinge oder Personen wahr. **Geruchs- und Geschmackshalluzinationen** treten meist im Zusammenhang mit Vergiftungsideen auf, z.B. meint der Patient, Gas zu riechen. Ebenfalls häufig erlebt der Kranke **Leibhalluzinationen oder Zönästhesien**. Wobei die Leibhalluzinationen bzw. Zönästhesien den Charakter des „von außen gemachten" haben, beispielsweise bestrahlt zu werden oder das Gefühl, dass Körpersekrete abgesaugt oder dem Körper Energie entzogen wird. Das Erleben ist dabei meistens nicht nachvollziehbar und erscheint absurd.

Fallbeispiel: Ein 43-jähriger Patient kommt in die Klinik, weil er Sicherheit und Schutz vor der russischen Mafia sucht. Seit 2 Monaten werde er wieder verfolgt, obwohl er selbst nicht wisse, was er falsch gemacht habe. Zunächst sei es ihm gelungen, seine Verfolger abzuschütteln, in dem er in einer „Nacht- und Nebelaktion" umgezogen sei, aber man sei ihm sehr schnell wieder auf die Schliche gekommen. Das habe er daran bemerkt, dass es in der Wohnung seltsam riechen würde und ein Umzugskarton verschoben wurde. Nachts höre er immer wieder Schritte im Hausflur, habe aber niemanden durch den Türspion erkennen können. Jedes Mal, wenn er das Haus verlasse, fühle er sich beobachtet, er wisse, dass jemand auf der Kellertreppe lauern würde. Da sei ein Blick, der ihn von hinten treffen würde, als ob ihn ein Säbel durchbohre, er spüre die Schmerzen noch lange danach im Nacken. Seit gestern sei er sich sicher, dass man ihn vergiften wolle, weil der Gasgeruch in der Wohnung zugenommen und er vor Betreten der Wohnung russische Stimmen vernommen habe.

Frage: Welche **psychopathologischen Phänomene** können Sie aus dem Bericht entnehmen? Wie lautet Ihre **Verdachtsdiagnose?**

Antwort: Aus dem Patientenbericht lassen sich folgende psychopathologischen Phänomene ableiten:
- Verfolgungswahn („russische Mafia")
- Vergiftungswahn („Gas in Wohnung")
- akustische Halluzinationen („Schritte im Flur")

- olfaktorische Halluzinationen („Gasgeruch")
- Wahnwahrnehmungen („verschobener Umzugskarton")
- Leibhalluzinationen („Blick wie ein Säbel").

Diese psychopathologischen Phänomene lassen mich eine **paranoid-halluzinatorische Schizophrenie** vermuten.

Frage: Wie kann die **Affektivität** eines schizophren Erkrankten verändert sein?

Antwort: Der Patient kann sowohl eine **gehobene** wie einen **depressive Stimmung** erleben. Eine gehobene Stimmung ist häufig mit Größenideen kombiniert und hat manischen Charakter. Anders als die Manie ist die Stimmung aber weniger mitreißend und lebendig. Die depressive Stimmung während der akuten Erkrankung ist häufig von Rat- und Hilflosigkeit gekennzeichnet. Ein Stimmungstief mit **Suizidalität** ist oft nicht vorhersehbar und erfordert daher besondere Beachtung. Ein depressiver Affekt steht z.B. beim **postremissiven Erschöpfungszustand** (postschizophrene Depression) im Vordergrund der Erkrankung. **Angst** tritt bei fast jedem Patienten im Krankheitsverlauf auf, ausgelöst durch das bedrohliche Erleben bzw. die unheimlichen Wahrnehmungen. Klaffen die erlebte oder geschilderte Situation und Gefühlsäußerungen des Patienten stark auseinander (z.B. wenn der Patient schmerzhafte Erlebnisse schildert und dabei lacht), beschreibt man dies als **Parathymie,** ein häufig mit der Schizophrenie assoziiertes Phänomen. **Affektarmut** entwickelt sich typischerweise im **schizophrenen Residuum**, dem Patienten fehlt dann der emotionale Kontakt zu seinen Mitmenschen. Der soziale Rückzug des Patienten führt langfristig häufig zu Kontaktarmut und zu Vereinsamung.

Frage: Sie erwähnten die **Suizidalität.** Welche Bedeutung hat sie für die schizophrene Erkrankung?

Antwort: Die **Suizidrate** ist mit **5–10%** bei Schizophrenen sehr hoch und deswegen muss unbedingt auf suizidale Absichten des Patienten geachtet werden. Wie ich schon erwähnte, sind suizidale Impulse bei Schizophrenen häufig nicht vorhersehbar und werden beispielsweise von produktiv-psychotischen Symptomen, wie imperativen Stimmen, diktiert. Eine Überwachung und ggf. eine Unterbringung auf einer geschlossenen Station kann daher indiziert sein, um den Patienten vor der Selbstschädigung zu schützen.

Merke: Die Suizidrate von schizophrenen Patienten liegt bei 5–10%.

Frage: Gibt es denn noch andere Gründe, einen schizophrenen Patienten **per Gerichtsbeschluss** auf eine **geschlossene Station** unterzubringen?

Antwort: Ja, wenn der Patient **fremdgefährdend** ist, d.h. dass er andere Menschen bedroht oder aggressive Absichten und Pläne hegt, anderen zu schaden oder dass er aggressive Handlungen gegen andere bereits ausgeführt hat.

✚ Im Vergleich zur altersentsprechenden Allgemeinbevölkerung ist die Deliktrate nicht erhöht.

5.3 Ätiologie und Epidemiologie

Frage: Können Sie mir bitte etwas zur **Epidemiologie der Schizophrenie** sagen.

Antwort: Die Schizophrenie hat eine **Prävalenzrate** von etwa 0,5–1%. Das **Lebenszeitrisiko** beträgt ca. 1%. Die Erkrankung tritt bei Frauen und Männern etwa gleich häufig auf. Das **Prädilektionsalter** liegt bei Männern bei 21 Jahren, sie erkranken im Durchschnitt ungefähr 5 Jahre früher als Frauen. 90% der Patienten erkranken vor dem 30. Lebensjahr. Die **Prävalenzrate** ist **unabhängig vom soziokulturellen Hintergrund** und ist weltweit in etwa gleich. Der früher vermutete Zusammenhang, dass schizophrene Patienten häufig aus sozial niedrigeren Schichten stammen, hängt wohl mit dem sozialen Abstieg zusammen. Er lässt keinen Rückschluss auf eine Abhängigkeit der Erkrankung vom sozialen Status zu.

Frage: Welche **Ursache** ist für die Entstehung der **Schizophrenie** verantwortlich?

Antwort: Es gibt **keine einzelne isolierbare Ursache**, vielmehr weisen die derzeitigen Forschungsergebnisse auf eine **multikausale Pathogenese** hin. Neben der **genetischen** Komponente spielen **neurobiologische** und **psychosoziale** Faktoren eine Rolle. Man geht davon aus, dass eine gewisse **Vulnerabilität** den Patienten für die Schizophrenie **prädisponiert**, dass jedoch **Umweltfaktoren,** z.B. Stress oder Drogen, dazu kommen müssen, um die **Erkrankungsschwelle** zu überschreiten und zu einem akuten Ausbruch der Erkrankung zu führen.

Frage: Sie sprachen die **genetische Prädisposition** an. Was wissen Sie darüber?

Antwort: Die Schizophrenie hat einen **polygenen Vererbungsmodus**, d.h. es gibt nicht das „eine Schizophrenie-Gen". Dass die Krankheit zu einem bestimmten Anteil genetisch geprägt ist, zeigen Untersuchungen bei Verwandten von Patienten. Das Erkrankungsrisiko ist für:
- Geschwister: ca. 10 %
- Kinder mit einem schizophrenen Elternteil: ca. 15 %
- Kinder mit zwei schizophrenen Eltern: ca. 45 %
- monozygote Zwillinge ca. 50 %
- dizygote Zwillinge: ca. 15 %

Da **monozygote Zwillinge** aber **kein** Erkrankungsrisiko von **100 %** haben, bedeutet das, dass noch weitere Faktoren zur Erkrankungsentstehung hinzukommen müssen.

Frage: Damit haben Sie wesentliche Punkte erwähnt. Wissen Sie aber, ob **Adoptionsstudien** diese Erkenntnisse bestätigen?

Antwort: Ja, das tun sie. Kinder von schizophrenen Eltern, die adoptiert wurden, zeigen ein deutlich erhöhtes Erkrankungsrisiko im Vergleich zu Adoptionskindern von nicht erkrankten leiblichen Eltern.

Frage: Die genetische Prädisposition scheint ja nicht alles zu sein. Inwiefern beeinflussen **andere Faktoren** ebenfalls die Exazerbation der Schizophrenie?

Antwort: Neurobiologische Faktoren sind an der Erkrankung ebenfalls beteiligt. Man geht von einer Dopamin-Hyperaktivität im mesolimbischen System aus, wobei nach neueren Untersuchungen auch andere Neurotransmitter, wie Serotonin, an der Entstehung der Erkrankung beteiligt sind. Das Gleichgewicht der Neurotransmitter scheint dabei gestört zu sein. Prädisponierend sind aber auch **perinatale Schädigungen**, wie „minimal brain dysfunction". Auch virale Infektionen in der Schwangerschaft wurden als Ursache diskutiert. Zu den auslösenden **psychosozialen Faktoren** zählen neben pathologischen Kommunikationsverhalten in der Familie, belastende Lebensereignisse sowie Stress. Die **psychosozialen Faktoren** sind dabei weniger Krankheitsursache als vielmehr **entscheidend** für den **Verlauf der Erkrankung**.

Frage: Was meinen Sie mit **„pathologischem Kommunikationsverhalten"** in der Familie?

Antwort: Früher wurde die These der „überprotektiven" und dominanten „schizophrenogenen" Mutter diskutiert. Diese These führte jedoch zu unhaltbaren Schuldzuweisungen und fügte den Müttern schizophrener Kinder noch mehr Leid zu, weil sie neben der Belastung durch das kranke Kind auch noch für die Erkrankung ursächlich verantwortlich sein sollten. Diese These war empirisch nicht haltbar. Zwischenzeitlich hat sich herausgestellt, dass in Familien mit einer **überkritischen** und **überprotektiven** Haltung (sog. **high-expressed-emotions, HEE**) das Rezidivrisiko der Patienten erhöht ist. Deswegen kann es therapeutisch sinnvoll sein, den Kommunikationsstil der Familien in der Therapie zu berücksichtigen.

✚ Zu Beginn der HEE-Forschung ging man davon aus, dass der Kommunikationsstil mit der erhöhten Rückfallrate ursächlich im Zusammenhang steht. Inzwischen wird dieser Zusammenhang kritisch hinterfragt. Eine alternative These formuliert den Zusammenhang umgekehrt: Die Schwere der Erkrankung könnte auch zu einem überkritischen und überprotektiven Verhalten der Familie führen.

5.4 Subtypen und Verlauf der Erkrankung

Frage: Können Sie erklären, warum man häufig von den **Psychosen aus dem schizophrenen Formenkreis** spricht?

Antwort: Die Schizophrenie zeigt klassische Unterformen, die durch Vorherrschen bestimmter Symptome gekennzeichnet sind, und so diese Bezeichnung rechtfertigt. Zu den **Unterformen** gehören:
- **paranoid-halluzinatorische** Schizophrenie
- **hebephrene** Schizophrenie
- **katatone** Schizophrenie
- **Schizophrenia simplex**
- **schizoaffektive** Störungen

Frage: Wie unterscheiden sich diese Unterformen?

➕ Nach Tölle ist die Schizophrenia simplex die „sang- und klanglose Versandung".

➕ Die **perniziöse Katatonie** ist eine lebensbedrohliche Katatonie mit Stupor, Hyperthermie und Entgleisungen des Elektrolythaushalts. Wenn eine neuroleptische Therapie keine Besserung verspricht, muss frühzeitig eine Elektrokrampftherapie eingeleitet werden.

	Erstmanifestationsgipfel (Lebensjahr)	Vorherrschende Symptomatik	Besonderheit
Paranoid-halluzinatorische Schizophrenie	30–40	Wahnerleben und Halluzinationen	Häufigste Unterform
Hebephrene Schizophrenie	15–21	Denkstörungen und affektive Störung mit einem überwiegend läppisch-heiterem Bild und Distanzlosigkeit	
Katatone Schizophrenie	18–25	Psychomotorische Störungen mit der Gefahr von lebensbedrohlichen perniziösen Katatonien	Diese Untergruppe ist nach Einführung der Neuroleptika seltener geworden
Schizophrenia simplex	Schleichender Krankheitsprozess	Fehlen einer produktiven Symptomatik, stattdessen überwiegende Minussymptomatik (Affektverflachung, Antriebsmangel, Verlust von Leistungsvermögen etc.)	Wegen der diagnostischen Unsicherheit wird von der Verwendung der Diagnosestellung abgeraten
Schizoaffektive Störungen		Schizophrene wie auch affektive Symptome treten gleichzeitig und ausgeprägt auf, d.h. schwere depressive oder manische Symptome und zusätzlich Ich-Störungen, Wahn und Halluzinationen.	Prognostisch relativ günstiger Verlauf. Die Untergruppe nimmt eine Sonderstellung zwischen affektiven und schizophrenen Erkrankungen ein und wird in der ICD-10 unter der Gruppe „Schizophrene, schizotype und wahnhafte Störungen" eingereiht.

Tab. 5.2: Subtypen der schizophrenen Psychosen

5.4 Subtypen und Verlauf der Erkrankung

Frage: Wie verläuft eine **schizophrene Erkrankung** typischerweise?

Antwort: Meist zeigt sich vor der akuten Erkrankungsphase eine **Prodromalphase**, die bis zu einem Jahr dauern kann. Sie ist durch unspezifische Symptome gekennzeichnet und geht in die akute Phase über, in der die produktiven Symptome dominieren. Natürlich gibt es individuelle Unterschiede und die Erkrankung kann auch ohne Prodromi ausbrechen. Unter Behandlung mit Neuroleptika klingt die Akutphase meist innerhalb von Wochen ab. **10–20 %** der Patienten erleben nur **einen Krankheitsschub,** die **Mehrzahl erkrankt episodisch,** während **20–30 %** einen **progredienten bzw. chronischen Krankheitsverlauf** haben.

Frage: Was ist ein **schizophrenes Residuum** bzw. ein **schizophrener Residualzustand**?

Antwort: Erreicht der Patient **nach Abklingen der Akutsymptomatik** nicht mehr sein **ursprünglichen Gesundheitszustand,** sondern leidet unter Kontaktmangel, affektiver Verflachung, depressiver Stimmung, Leistungsschwäche, Konzentrationsstörungen und hypochondrischen Beschwerden, spricht man von **Residualzustand**. In schweren Fällen kann diese **Negativsymptomatik** so ausgeprägt sein, dass der Patient kaum noch Interessen hat, sich sozial isoliert und affektiv extrem verarmt. Bei einem **gemischten Residuum** kommt zu dieser Minussymptomatik noch ein **Residualwahn** hinzu, d.h. ein abgeschwächtes Fortbestehen der akut produktiven Symptomatik.

Frage: Können Sie vom **Residualzustand** ein **postremissives Erschöpfungssyndrom** (postschizophrene Depression) abgrenzen?

Antwort: Postremissive Zustände wie depressive Syndrome oder psychomotorische Zustände treten ebenfalls nach der Akutphase auf. Sie sind auch von Minussymptomen gekennzeichnet, klingen im Gegensatz zum Residuum aber nach Wochen bis Monaten wieder ab. Neben morbogenen Faktoren spielen dabei wahrscheinlich psychologische und pharmakologische Phänomene eine Rolle.

Frage: Welche Faktoren kennen Sie, die bei einer Ersterkrankung einer Schizophrenie allgemein als **prognostisch günstig** gelten?

Antwort: Folgende Faktoren gelten bei einer Erstmanifestation als prognostisch günstig:
- akuter Beginn
- kurze Dauer

- Vorhandensein ausgeprägter affektiver Symptome
- gutes prämorbides Funktionsniveau
- keine psychiatrische Krankheitsvorgeschichte
- keine Schizophrenie in der Familienanamnese

Frage: So genannte **Frühwarnzeichen** können für den Krankheitsverlauf von entscheidender Bedeutung sein. Was versteht man darunter und warum sind sie so bedeutend?

Antwort: Frühwarnzeichen sind unspezifische Krankheitszeichen, die Hinweis auf eine erneute Krankheitsepisode sein können. Die meisten Patienten können diese **Frühwarnzeichen** bei sich ausmachen und sollten darauf achten. Bei einem sich anbahnenden erneuten Krankheitsschub kann durch **gezielte Intervention** der Krankheitsverlauf unterbrochen und eine akute Phase abgewendet werden. Es ist sinnvoll, nach Erstmanifestation die Frühwarnzeichen mit dem Patienten herauszuarbeiten, in einem „**Krisenplan**" festzuhalten und mit ihm Strategien abzusprechen, wie er sich ggf. verhalten soll (z.B. Aufsuchen des behandelnden Arztes, Stressreduktion etc.). Häufige Frühwarnzeichen sind z.B.:
- Nervosität, Anspannung, innere Unruhe
- Schlaflosigkeit
- Konzentrationsschwierigkeiten
- Geräusch-/Licht- und Lärmempfindlichkeit
- Abgeschlagenheit
- Gereiztheit
- Misstrauen
- unbestimmte Angst
- Niedergeschlagenheit
- sozialer Rückzug

Frage: Warum ist die Gefahr einer gesellschaftlichen **Stigmatisierung** der schizophren Erkrankten so groß?

Antwort: Dafür gibt es sicher mehrere Gründe. Zunächst ist die Erkrankung mit ihren Symptomen im Allgemeinen für die Gesellschaft nicht nachvollziehbar. Der Kranke kann durch veränderte soziale Verhaltensweisen auffallen, die den Regeln der Gesellschaft widersprechen, z.B. spricht oder schimpft der Patient lauthals in der Öffentlichkeit mit sich selbst oder zeigt ein anderes bizarres, desorganisiertes Verhalten. Seine Erkrankung zwingt ihn, gesellschaftliche Normen zu ignorieren, was in der Gesellschaft wiederum zum Unverständnis und auch zur Angst vor der Fremdartigkeit des Erkrankten beiträgt. Die Medien schüren dabei häufig die Ängste der Bürger, in dem sie Schizophrene fälschlicherweise als besonders unberechenbar und gewaltbereit darstellen. Durch die Erkrankung erleben viele Patienten auch einen sozialen Abstieg, weil sie beispielsweise ihren Arbeitsplatz verlieren und obdachlos werden. Diese Faktoren, aber auch die potentiellen Nebenwirkungen der Neuroleptika auf das Bewegungsmuster der Patienten (z.B. Parkinsonoid oder Dyskinesien), führen zur Stigmatisierung der schizophren Erkrankten in der Öffentlichkeit.

Frage: Haben Sie eine Vorstellung, wie man dem entgegenwirken könnte?

Antwort: Ich glaube, dass eine Aufklärung über die Erkrankung in allen Bereichen der Gesellschaft ganz wichtig ist. D.h. nicht nur Angehörige und im Gesundheitssystem Beschäftigte, sondern auch beispielsweise Lehrkräfte, kirchliche Seelsorger und Beschäftigte in Personalabteilungen großer Unternehmen, sollten Schulungen über die Erkrankungen erhalten, damit die Erkrankung möglichst frühzeitig erkannt wird und ein Verständnis für das Verhalten der Patienten geschaffen wird. Außerdem wäre es wünschenswert, wenn es ähnlich wie z.B. für Krebskranke oder MS-Kranke eine Lobby gäbe, die von einer bekannten Persönlichkeit unterstützt wird, um die Bedürfnisse der schizophrenen Patienten in der Gesellschaft zu vertreten und die Erkrankten nicht an den Rand der Gesellschaft zu drängen. Dazu gehört auch, dass Fehlinformationen in den Medien über die Erkrankung richtig gestellt werden und Diffamierungen gezielt entgegengetreten wird.

5.5 Diagnostik und Differentialdiagnosen

Fallbeispiel: Ein 19-jähriger Patient wird Ihnen vorgestellt, er kommt in Begleitung seiner Mutter. Während die Mutter erzählt, blickt der Patient unbeteiligt im Raum umher, lacht ohne erkennbaren Anlass, grimassiert und wechselt häufig die Sitzposition, wobei er seine Finger gekünstelt abspreizt. Die Mutter berichtet von einem Leistungseinbruch in der Schule. Ihr Sohn könne sich im letzten halben Jahr nicht mehr richtig konzentrieren, sei im Unterricht wegen unangepassten Verhalten aufgefallen, er sei z.B. plötzlich im Unterricht aufgestanden und habe etwas Unverständliches rezitiert. Auch habe er immer wieder unmotiviert vor sich hin gesungen oder gelacht und auf Fragen nicht adäquat geantwortet.

Auch seine Freunde finden ihn verändert, man komme nicht mehr an ihn ran. Er erzähle häufig von einem Filmstudio, in dem er eine „tolle Rolle" bekommen werde. Niemand wisse genau, was er meine, aber er lässt sich nicht von dem Gedanken abbringen. Die Mutter ist völlig verzweifelt und weiß sich keinen Rat.

Frage: Welche **Verdachtsdiagnose** haben Sie?

Antwort: Es könnte sich um eine **hebephrene Schizophrenie** handeln. Im Vordergrund der Symptomatik steht die affektive Störung mit läppischem Affekt und Unbeteiligtsein. Dazu kommen die Denkstörung, Konzentrationsschwierigkeiten, Danebenreden, stereotype Äußerungen (Filmstudio) und das ungewöhnliche, unvorhersehbare Verhalten. Psychomotorische Auffälligkeiten, wie Grimassieren und Manierismen, sowie das typische Erkrankungsalter des Patienten verstärken den Verdacht.

Frage: Was würden Sie tun, um diese **Diagnose** zu sichern?

Antwort: Zur Diagnosesicherung gehört eine **ausführliche psychiatrische Exploration.** Wenn sie die von der Mutter beschriebenen Symptome bestätigt, müssen körperliche Ursachen ausgeschlossen werden. Das erreiche ich durch eine gründliche **körperliche Untersuchung,** zusätzlich **Blut-** und **Urinuntersuchung, EEG, kranielle Bildgebung** (CCT, MR), **Liquordiagnostik** und eine **neuropsychologische Untersuchung.** Hilfreich ist auch eine **stationäre Aufnahme,** weil der Patient so besser vom medizinischen Personal beobachtet werden kann und diese Beobachtungen die Diagnosestellung sichern.

Frage: Welche **Laborparameter** interessieren Sie denn?

tipp Vor HIV-Test Patienteneinverständnis einholen.

Antwort: Die **Routine-Serumwerte**, um Hinweise auf organische Funktionsstörungen (Infektionen, Neoplasien etc.) zu erhalten. **Schilddrüsenwerte** zum Ausschluss einer endokrinologischen Funktionsstörung, **Blutbild** und **serologische Untersuchungen** zum Ausschluss von Infektionen (HIV, Lues, Hepatitis). Die **Urinuntersuchung** gibt neben dem Urinstatus auch Hinweise auf Substanzmissbrauch (Stimulanzien, Halluzinogene, Barbiturate etc.).

! Merke: An Luesserologie zur Differenzialdiagnose der Schizophrenie denken!

5.5 Diagnostik und Differentialdiagnosen

Frage: Warum ist es diagnostisch wichtig zu erfassen, **wann** die Symptome begonnen haben?

Antwort: Wenn die psychotischen Symptome **kürzer als einen Monat** vorhanden sind, darf die Diagnose einer Schizophrenie **nicht** gestellt werden. Die Störung muss dann als **schizophreniforme Störung** klassifiziert werden. Erst ein ausreichend langer Krankheitsverlauf rechtfertigt die **Diagnose Schizophrenie**. Damit will man verhindern, dass die Diagnose Schizophrenie zu leichtfertig und schnell vergeben wird, weil eine Fehleinschätzung weit reichende prognostische, therapeutische und psychosoziale Folgen hätte.

Frage: Neben der organisch bedingten wahnhaften Störung müssen Sie noch weitere **Differentialdiagnosen** beachten. Welche sind das?

Antwort: Eine schizophrene Störung muss von einer **affektiven Störung mit wahnhaften Symptomen (psychotische Depression)** abgegrenzt werden. Bei den schizophrenen Erkrankungen steht das psychotische Erleben im Vordergrund, bei den affektiven Störungen die affektive Symptomatik. Das Wahnerleben des Schizophrenen ist dabei häufig bizarr und magisch-mystisch, häufig auch parathym, während es bei den affektiven Erkrankungen der Stimmungslage entspricht.

Eine weitere wichtige Differentialdiagnose ist die **wahnhafte Störung,** bei der Wahn im Vordergrund steht und die anderen Symptome der Schizophrenie fehlen.

Auch die **schizotype Störung** muss man von der schizophrenen Störung nach ICD-10 abgrenzen.

Frage: Durch was ist eine **schizotype Störung** gekennzeichnet?

Antwort: Der Patient zeigt häufig ein **exzentrisches** oder **autistisches Verhalten** und **zieht** sich häufig **sozial zurück.** Diese **Symptomatik** besteht **jahrelang** und ist **relativ stabil,** weswegen sie von vielen Psychiatern auch den Persönlichkeitsstörungen zugerechnet wird. Beziehungsideen oder paranoide Ideen, Wahneinfälle, Depersonalisations- und Derealisationserleben und Halluzinationen treten gelegentlich auf. Diese halten jedoch **immer nur sehr kurz** an, also nur wenige Stunden, höchstens Tage. Die Symptome sind dabei nie so ausgeprägt, dass sie die Diagnose Schizophrenie rechtfertigen.

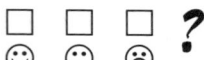

Frage: Diese umstrittene Diagnose haben Sie sehr schön beschrieben. Kommen wir zur einer besser akzeptierten Diagnose: die **wahnhafte Störung**. Was wissen Sie über diese Erkrankung? Unter welcher anderen Bezeichnung ist sie auch bekannt?

Antwort: Früher wurde die wahnhafte Störung als **Paranoia** bezeichnet. Die Erkrankung ist gekennzeichnet von einem ausgestanzten, **systematisierten Wahn,** der meist mit einem synthymen, d.h. dem **Wahn angemessenen Affekt,** einhergeht und **weniger bizarr** als der Wahn der Schizophrenen ist. Andere affektive oder schizophrene Symptome fehlen. Die Erkrankung tritt später auf als eine schizophrene Störung, d.h. meist nach dem 40. Lebensjahr. Der Wahn als Leitsymptom besteht oft über Jahre hinweg. Dementsprechend kann der Patient weit gehend sozial integriert sein, eine Familie haben, einer Arbeit nachgehen, ohne dass er durch andere Symptome besonders auffällig wird.

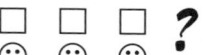

Frage: Was macht die Therapie der **Paranoia** so schwierig?

Antwort: Die Patienten sind kaum krankheitseinsichtig, suchen von sich aus keinen Arzt auf. Oft erweist sich die Erkrankung als **therapieresistent**. Der Wahn spricht nicht ausreichend auf neuroleptische Medikation an, manchmal lassen sich Angst oder eine depressive Begleitsymptomatik medikamentös beeinflussen. Psychotherapeutische Interventionen sind ebenfalls sehr schwierig, weil der Patient unabrückbar am Wahn festhält und Zweifel daran eher zum Therapieabbruch führen. Gelingt es den Fokus der Therapie auf die Begleitprobleme, die aus der Erkrankung erwachsen, zu legen, wie partnerschaftliche Schwierigkeiten oder Ängste, lässt sich manchmal eine Hilfe für den Patienten oder die Familie erreichen.

5.6 Therapie

tipp Hier geht der Prüfer natürlich davon aus, dass Sie im Zweifelsfall den Oberarzt zu Rate ziehen!

Fallbeispiel: Sie haben einen 33-jährigen Patienten exploriert, der seit dem 21. Lebensjahr an einer paranoid-halluzinatorischen Schizophrenie erkrankt ist und bereits dreimal stationär behandelt wurde. Davon einmal wegen einer schweren Selbstverletzung, bei dem er in lebensbedrohlicher Angst vor seinen vermeintlichen Verfolgern aus dem Fenster (2. Stock) gesprungen war. Seit einem halben Jahr hat der Patient die Behandlung beim niedergelassenen Nervenarzt abgebrochen.

Jetzt zeigt er in Ihrer Untersuchung ein misstrauisches Verhalten, wirkt unkonzentriert, beantwortet einige ihrer Fragen nur unvollständig, hält immer mal wieder im Reden inne, blickt sich um und lauscht in den Raum hinein. Er gibt zu, dass er sich in letzter Zeit nicht mehr sicher fühle, verneint aber akustische und optische Halluzinationen.

Frage: Ist eine stationäre Aufnahme des Patienten allein mit diesen aus dem Gespräch gewonnen Informationen anzuraten?

Antwort: Ich denke schon, dass man den Patienten stationär aufnehmen muss. Er verneint zwar akustische Halluzinationen, aber sein Verhalten, sich misstrauisch umzublicken und zu lauschen, lassen doch Sinnestäuschungen vermuten. Wenn der Patient zurzeit unbehandelt ist, besteht die Gefahr, dass er einen erneuten psychotischen Erkrankungsschub erleidet, sein Misstrauen und sein Gefühl, nicht sicher zu sein, lassen sich als Vorboten der Erkrankung interpretieren. Da seine Krankheitsvorgeschichte auf eine Selbstgefährdung in der akuten Erkrankungsphase hinweist, sollte man den Patienten stationär zur Überwachung aufnehmen, ihn behandeln und vor allem die Selbstgefährdung im Auge haben.

Frage: Da haben Sie Recht. Warum machen Sie sich denn abgesehen von der Vorgeschichte so viele Gedanken um die Selbstgefährdung?

Antwort: Die **Suizidrate** ist bei Schizophrenie deutlich erhöht. V. a. **imperative Stimmen** können zu einem **unvorhersehbaren selbstgefährdenden Verhalten** führen, weil sie dem Patienten eine Selbstschädigung „einflüstern" können, wie z.B. dass er aus dem Fenster springen soll. Da bei dem Patienten in unserem Fall akustische Halluzinationen nicht sicher auszuschließen sind, bin ich in dem Punkt besonders vorsichtig.

Frage: Welche Säulen umfasst die **Therapie der Schizophrenie**?

Antwort: Im Vordergrund der Akuttherapie aber auch der Rezidivprophylaxe steht die **medikamentöse Therapie** mit einem **Neuroleptikum**. Erst wenn sich die Symptome unter der antipsychotischen Medikation entsprechend zurückbilden und der Patient in seinem Erleben erreichbar wird, werden begleitende **sozio-** und **psychotherapeutische** Behandlungsmethoden sinnvoll.

Frage: Bleiben wir erst mal bei der Medikation. Würden Sie eine **neuroleptische Monotherapie** bei einem Patienten mit akuter psychotischer Symptomatik anstreben?

Antwort: Ja, das halte ich für sinnvoll.

Frage: Warum werden dann aber in der Akutphase häufig nieder- und hochpotente Neuroleptika miteinander kombiniert?

Antwort: Will man sowohl den sedierenden Effekt der niederpotenten Neuroleptika als auch den antipsychotischen Effekt der hochpotenten Neuroleptika ausschöpfen, kann eine **Kombinationstherapie** berechtigt sein. Beispielsweise bei einem akut erregten Patienten mit Wahnerleben. Prinzipiell sollte man aber eine Monotherapie wegen der Interaktionsrisiken der Substanzen, der geringeren Nebenwirkungsrate und der besseren Steuerbarkeit der Therapie anstreben (s. Kap. 11).

Fallbeispiel: Eine 27-jährige Pianistin hatte 2 psychotische Episoden im Rahmen einer paranoid-halluzinatorischen Schizophrenie in den letzten 2 Jahren. Unter einer medikamentösen Therapie mit Olanzapin (Zyprexa®) besserte sich das Befinden weitgehend, so dass sie jetzt aus der Klinik entlassen werden kann. Sie bittet um eine Beratung bzgl. der medikamentösen Rezidivprophylaxe. Bereits in der Klinik hatte sie mit dem Klavierspielen wieder begonnen und plant in 4 Wochen zumindest zwei Schüler wieder zu unterrichten.

Frage: Was empfehlen Sie der Patientin?

Antwort: Wenn die Patientin die Medikation gut verträgt, würde ich eine **Fortführung der medikamentösen Therapie für 3–5 Jahre** dringend empfehlen. Sollte sie erneut erkranken, wäre eine zeitlich unbegrenzte Therapie zu überlegen.

Merke: Dauer der medikamentösen Rezidivprophylaxe bei schizophrenen Störungen:
- Erstmanifestation oder lange symptomfreie Intervalle: 1–2 Jahre
- 2–3 Rezidive oder ein Rezidiv innerhalb eines Jahres: 3–5 Jahre
- häufig rezidivierende Episoden mit Selbst oder Fremdgefährdung: zeitlich unbegrenzt

Frage: Die Patientin ist ziemlich entsetzt, weil sie Bedenken hat, keine Konzerte unter Medikamenteneinwirkung mehr geben zu können und sie eigentlich gehofft hatte, wie zuvor die Medikamente nach 3 Monaten abzusetzen. Wie begründen Sie jetzt Ihren Ratschlag?

Antwort: Zunächst würde ich ihr Mut machen, dass eine neuroleptische Rezidivprophylaxe kein absolutes Hindernis für Konzertauftritte darstellt. Gleichzeitig würde ich ihr die Risiken klar machen, die sie eingeht, wenn Sie ohne Medikation zu den Konzerten antritt: Der extreme Stress vor einem solchen Ereignis könnte die Krankheitsschwelle so weit senken, dass es zu einer erneuten Krankheitsphase mit langwieriger stationärer Behandlung kommen könnte. Außerdem würde ich ihr die Ergebnisse wissenschaftlicher Untersuchungen mitteilen, dass sie **ohne Neuroleptikaschutz im ersten Jahr** nach der Erkrankung ein ca. **80 % Rückfallrisiko** eingeht. Dies kann sie **mit neurolepischen Schutz auf 20 %** senken.

✚ Olanzapin ist ein atypisches Neuroleptikum, bei dem ein geringeres Risiko der extrapyramidalmotorischen Nebenwirkung besteht als bei klassischen Neuroleptika. Dies kommt besonders Patienten, die auf feinmotorische Fähigkeiten angewiesen sind, wie der Patientin aus unserem Fallbeispiel, zugute.

Frage: Das leuchtet der Patientin ein, weil sie natürlich keinen erneuten Klinikaufenthalt mehr riskieren will. Aber trotzdem hofft sie auf eine Dosisreduzierung. Ist diese Hoffnung realistisch?

Antwort: Die genaue Dosierung der Medikation kenne ich jetzt aus Ihren Schilderungen nicht, aber ich gehe mal davon aus, dass die Patientin noch keine **Erhaltungsdosis** erhält. D.h. zunächst sollte man eine gewisse Stabilisierungsphase abwarten bis man die Medikation vorsichtig auf eine **Erhaltungsdosis** reduzieren kann. Insofern sind die Hoffnungen der Patientin gerechtfertigt und man kann ihr das Vorgehen dementsprechend erklären.

Frage: Wie kann eine **Psychotherapie** für einen schizophren Erkrankten aussehen?

Antwort: Prinzipiell ist eine **supportive Psychotherapie** empfehlenswert. Sie unterstützt den Patienten, sich in seinem gewohnten Leben nach einer so tief greifenden Erkrankung wieder zurechtzufinden. Dabei geht es um die **Realitätsprüfung** des Erlebens und die **Lösung von konkreten Lebensproblemen**. Gezielte **verhaltenstherapeutische Elemente** wie kognitives Training, Stressmanagement und Aufbau sozialer Kompetenzen können dabei sehr hilfreich sein. Gleichzeitig sollten dem Patienten ausreichend **Informationen** zu der Erkrankung über Entstehung, Therapie und Prävention vermittelt werden.

☐ ☐ ☐ **?**
☺ 😐 ☹

Frage: Kann auch eine **psychodynamische** Psychotherapie sinnvoll sein?

Antwort: Sie ist bei schizophrenen Patienten nicht die Therapie der ersten Wahl. Zum einen muss der Patient eine gewisse gesundheitliche Stabilität erreicht haben und zum anderen muss man vorsichtig sein, dass die Analyse nicht eine Überforderung oder ein Stressfaktor für den Patienten darstellt. In der Analyse können stark emotional belastende Themen zur Sprache kommen, die der Patient mit seiner Krankheitsdisposition nicht verarbeiten kann, sondern ihn evtl. erneut psychotisch erkranken lassen. Wenn eine derartige Psychotherapie vom Patienten trotzdem gewünscht wird, sollte der Therapeut in jedem Fall Erfahrung und Kompetenz im Umgang mit schizophren Erkrankten haben.

☐ ☐ ☐ **?**
☺ 😐 ☹

Frage: Sie erwähnten vorhin die **Soziotherapie**. Wie kommt sie bei **schizophrenen Patienten** zum Einsatz?

Antwort: Zunächst einmal ist es wichtig, dass sich der Patient durch einen **strukturierten Tagesablauf** eine überschaubare und klare Situation schafft, die ihm auf der einen Seite genügend Anregung für Aktivitäten bieten kann und auf der anderen Seite keine Überforderung darstellt. Schritt für Schritt sollte der Patient dann, seinem Gesundheitszustand und seinem Leistungsniveau entsprechend, gefördert werden, um mittelfristig eine **berufliche Wiedereingliederung** bzw. eine **Berufsfindung** zu erreichen. Mit Hilfe von **Beschäftigungs-** und **Arbeitstherapie** kann dieses Ziel angestrebt werden. Die fördernden Programme können dabei stationär, teilstationär oder über betreute Wohnangebote verwirklicht werden. Dabei sollten auch die nächsten **Bezugspersonen** bzw. **Angehörigen mit einbezogen** werden.

Angestrebt wird letztendlich eine **berufliche** und **soziale Reintegration** des Patienten mit dem Ziel einer **langfristigen Stabilisierung** des Gesundheitszustandes des Patienten.

☐ ☐ ☐ **?**
☺ 😐 ☹

Frage: Die **Elektrokrampftherapie** (EKT) ist eine durch die deutsche Geschichte bedingt sehr umstrittene Therapieform. Wann kann sie bei **schizophrenen Patienten** trotzdem indiziert sein?

Antwort: Katatonien, bei denen der Patient durch die Bewegungsstörung so beeinträchtigt ist, dass lebenswichtige Funktionen, wie die Nahrungsaufnahme, nicht mehr gewährleistet sind, rechtfertigen den Einsatz einer EKT. Auch im Fall eines **malignen neuroleptischen Syndroms** bei Lebensgefahr kann eine EKT indiziert sein.

6 Affektive Störungen

ICD-10 F3: Affektive Störungen

Frage: Was bedeutet der Begriff **affektive Erkrankung?** Welche unterscheidet man?

Antwort: Unter dem Oberbegriff der affektiven Erkrankungen werden alle Krankheitsbilder zusammengefasst, bei denen die **Hauptsymptome** in einer **Veränderung der Stimmung** (Affektivität) bestehen. Man unterscheidet dabei **depressive** und **manische Erkrankungen**. Wenn im Lauf einer solchen Erkrankung die Stimmungsverschiebung nur zu einem Pol, depressiv oder manisch, erfolgt, spricht man von **unipolaren bzw. monopolaren Störungen.** Treten im Verlauf beide Stimmungsänderung auf, werden sie als **bipolare Störungen** bezeichnet.

Unipolare Depression	65 %; ♀ : ♂ = 2:1; Ersterkrankungsalter: 30–45 Jahre
Unipolare Manie	5 %; ♀ : ♂ = 1:1; Ersterkrankungsalter: 20–30 Jahre
Bipolare Störung	30 %; ♀ : ♂ = 1:1; Ersterkrankungsalter: 20–30 Jahre

Tab. 6.1: Epidemiologische Daten zu affektiven Störungen

6.1 Depression

6.1.1 Symptome

Frage: Nennen Sie bitte das **Leitsymptom** einer depressiven Episode.

Antwort: Bei depressiven Erkrankungen ist hauptsächlich die **Stimmung** betroffen. Sie ist herabgesetzt, d.h. der Betroffene ist ohne ersichtlichen Anlass traurig. Deshalb weinen manche Patienten häufig, ohne dass sie dafür einen Grund angeben können. Sie berichten, sich über nichts mehr freuen zu können, auch Dinge, die Ihnen bisher Spaß bereitet hätten, würden Ihnen nun gleichgültig sein.

☐ ☐ ☐ ❓
☺ 😐 ☹

Frage: Wie heißen die zur **depressiven Stimmung** gehörigen **psychopathologischen Fachbegriffe?**

✚ Der Begriff des „pathologischen Weinens" gehört in den Bereich der psychischen Störungen aufgrund einer erworbenen Schädigung des Gehirns, ICD-10 F06 (s. Kap. 3).

Antwort: Sie lassen sich zum Oberbegriff **„Störungen des Affektes"** zusammenfassen. Dazu gehören die traurige Grundstimmung, vermehrtes Weinen, eingeschränkte Freudfähigkeit bis hin zur Freudlosigkeit („Gefühl der Gefühllosigkeit") und gesteigerte Reizbarkeit.

☐ ☐ ☐ ❓
☺ 😐 ☹

Frage: Geben Sie an, was man unter dem Begriff **„Morgentief"** versteht.

Antwort: Typischerweise berichten viele Patienten, dass sie am Morgen besonders traurig und hoffnungslos seien, während es ihnen am Abend etwas besser ginge. Hintergrund ist eine zirkadiane Rhythmik des Affektes mit z.T. ausgeprägten tageszeitlichen Schwankungen.

☐ ☐ ☐ ❓
☺ 😐 ☹

Frage: Welche Symptome der Depression gibt es neben den Affektstörungen?

Antwort: Häufig sind Störungen des **Antriebs,** zu denen Interessenverlust, Energielosigkeit und Aktivitätseinschränkungen gezählt werden. Darüber hinaus kann es zu folgenden Symptomen kommen:
- Konzentrationsstörungen
- vermindertes Selbstwertgefühl bis hin zu der Überzeugung, wertlos und schuldig zu sein
- pessimistische Zukunftsgedanken
- Gedanken an den eigenen Tod und Selbstmordphantasien
- Somatische Symptome wie z. B. Schlafstörungen, Appetitminderung mit Gewichtsverlust, Libidoverlust und das Gefühl innerer Anspannung oder Hemmung

☐ ☐ ☐ ❓
☺ 😐 ☹

Frage: Sie haben Konzentrationsstörungen genannt. In welcher Form äußern sich so genannte **kognitive Störungen** bei einer Depression noch?

Antwort: Unter kognitiven Störungen versteht man **Einbußen** höherer geistiger Leistungen wie **Aufmerksamkeit, Gedächtnisfunktionen** und **Lernen** sowie **problemlösendes Denken.** Bei depressiven Erkrankungen äußern sie sich als Konzentrationsstörungen sowie als verminderte Aufmerksamkeit und Merkfähigkeit.

Frage: Nennen Sie ein Beispiel aus dem Bereich der **kognitiven Störungen,** über das ein depressiver Patient im Arztgespräch berichten könnte.

Antwort: Der Patient klagt z.B. darüber, dass er die Zeitung nicht mehr lesen könne, weil er einen Artikel mehrfach beginnen müsse. Er sei unfähig, sich einfache Dinge zu merken und habe bei der Arbeit Mühe, sich zu konzentrieren.

Frage: Welchen **Syndrombegriff** gibt es für diese Symptome?

Antwort: Wenn die Symptome objektiv stark ausgeprägt sind und/oder einen hohen Leidensdruck hervorrufen, spricht man von einer **Pseudodemenz.** In der Abgrenzung zu einem dementiellen Syndrom ist die depressive Pseudodemenz dadurch gekennzeichnet, dass sie mit Abklingen der Depression wieder vollständig verschwindet. Weitere Unterscheidungsmerkmale sind:

	Dementielles Syndrom	**Pseudodemenz**
Anamnese	Beginn schleichend, nicht gut abgrenzbar	Meist schnell beginnend, abgrenzbar
Stimmung	Wechselnd, nicht durchgehend depressiv	Durchgehend herabgestimmt
Kognitive Leistungsfähigkeit in der Selbsteinschätzung	Patient versucht Defizite zu kaschieren	Patient klagt über kognitive Einbußen
Kognitive Tests	Antworten sind meistens „fast" richtig	Patient gibt an: „Ich weiß es nicht"

Tab. 6.2: Differentialdiagnostische Kriterien zur Abgrenzung des dementiellen Syndroms von dementiellen Symptomen bei einer Depression

Fallbeispiel: Ein 40-jähriger Prokurist stellt sich bei Ihnen in Begleitung seiner Partnerin ambulant vor. Zunächst berichtet diese, dass sich ihr Partner seit einiger Zeit sehr verändert habe. Er habe die Abende immer häufiger zuhause verbracht, kein Interesse mehr für gemeinsame Unternehmungen gehabt. Weiterhin klage er über ausgeprägte Müdigkeit und körperliche Erschöpfung. Da er seit zwei Tagen nicht zur Arbeit gegangen sei, habe sie ihn zum Arztbesuch gedrängt. Der Patient bestätigt die Angaben seiner Partnerin.

Am quälendsten sei für ihn, dass er nicht mehr schlafen könne. Meistens brauche er ein bis zwei Stunden, um einzuschlafen; liege in der Nacht mehrere Stunden wach und fühle sich morgens so zerschlagen, dass er kaum aufstehen könne. Außerdem habe er keinen Appetit mehr, er habe einige Kilogramm abgenommen.

Frage: Welche Symptome können Sie der Schilderung des Patienten entnehmen?

Antwort: Der Patient berichtet über Antriebsarmut, Interessensverlust, erhöhte Ermüdbarkeit, Schlafstörungen und Appetitminderung mit Gewichtsverlust.

Frage: Gehen Sie auf die **Schlafstörungen** bei einer depressiven Erkrankung näher ein. Welches typische depressive Symptom ist damit vergesellschaftet?

✚ Charakteristisch ist eine Störung der Schlafarchitektur mit deutlicher Fragmentierung der Schlafzyklen und einer Vermehrung des REM-(rapid-eye-movement-)Schlafs mit konsekutivem Mangel an Tiefschlaf.

Antwort: Schlafstörungen zählen zu den häufigsten Symptomen einer Depression, sie gehören auch zu den Frühsymptomen. Man unterscheidet **Ein-** und **Durchschlafstörungen** sowie **morgendliches Früherwachen.** Typisch ist dabei, dass sich die Betroffenen wegen ihrer Müdigkeit tagsüber hinlegen und abends bei Antriebsmangel und Verlust jeglichen Interesses an anderen Aktivitäten frühzeitig zu Bett gehen. Sie können jedoch nicht einschlafen und wachen wiederholt in der Nacht auf, schließlich erwachen sie gegen vier oder fünf Uhr morgens und können nicht mehr einschlafen. Eng mit den nächtlichen Wachzeiten ist eine **zwanghafte Grübelneigung** verbunden. Die Patienten berichten über quälende, wiederkehrende, sorgenvolle Gedanken.

Frage: Wozu werden Schlafstörungen und Appetitmangel, die im Zusammenhang mit einer depressiven Erkrankung auftreten, gezählt?

Antwort: Man bezeichnet körperliche Symptome, wegen derer manche Patienten den Arzt erst aufsuchen, als „**somatische Symptome**" im Rahmen einer depressiven Erkrankung nach ICD-10.

Frage: Welche Symptome gehören noch dazu?

Antwort: Auch die so genannten **Vitalstörungen** („reifenförmiges" Druckgefühl auf dem Brustkorb, Globusgefühl, Abgeschlagenheit, Energielosigkeit) und **vegetative Störungen** wie Kopfschmerzen,

Schwindel, Rückenschmerzen, Herzjagen, Übelkeit, Verstopfung und Libidoverlust gehören zu den somatischen Symptomen.

Frage: Welche Beschwerden eines depressiven Patienten geben Ihnen Hinweise auf bestehende **inhaltliche Denkstörungen?**

Antwort: Negative oder pessimistische Zukunftsgedanken, alles „Schwarzsehen", vermindertes Selbstwertgefühl und Schuldgefühle. Sie treten im Zuge jeder depressiven Erkrankung als ständige Gedanken auf. Sie machen das Grübeln aus und können eine Ausprägung annehmen, bei der der Patient unkorrigierbar davon überzeugt ist, sich z.B. schuldig gemacht zu haben, die Behandlung nicht wert zu sein, oder zu verarmen. Diese Unkorrigierbarkeit ist ein Kriterium des Wahnhaften.

Frage: Bitte geben Sie Beispiele für **depressiven Wahn** an.

Antwort: Typische Inhalte des Wahns bei depressiver Erkrankung kreisen um **Schuld** und **Versündigung** (religiöser Wahn), um **Verschuldung** und **Verarmung** (die Bezahlung der Behandlung werde nicht durch die Krankenkasse übernommen) sowie um Krankheit (hypochondrischer Wahn, z.B. der Patient selbst oder Angehörige litten an schweren, unheilbaren Erkrankungen wie Demenz, Krebs). Der **Wahn** ist in der Regel **synthym**, d.h. er „passt" zur depressiven Verstimmung und beinhaltet keine Größenideen oder Liebeswahn.

Merke: An dieser Stelle ist es gut zu wissen, dass der Eifersuchtswahn nicht zu den synthymen Überzeugungen des depressiven Patienten gehört, sondern bei Entzugssyndromen und Abhängigkeitserkrankungen oder dementiellen Syndromen vorkommt.

Frage: Wie schätzen Sie die **Häufigkeit** von Gedanken an den Tod und **Suizidabsichten** oder **-handlungen** bei depressiven Patienten ein?

Antwort: Kommen monatelang anhaltende traurige, selbst als grundlos erlebte Niedergestimmtheit, Antriebsmangel, ungerichtete Agitiertheit oder lähmungsartig empfundene Verlangsamung, Appetitlosigkeit und Schlafstörungen zusammen, führt das **bei praktisch jedem Patienten mit einer Depression** zu **Gedanken an den eigenen Tod.** Verstärkt wird dies durch die pessimistische Grundhaltung, das Gefühl der Minderwertigkeit und dem wachsenden Unverständnis der Mitmenschen. Passive

Todeswünsche, z.B. durch eine schwere Erkrankung erlöst zu werden, oder, dass die Welt ebenso gut ohne einen selbst existieren könne, werden durch konkrete Suizidgedanken, wie man sich das Leben nehmen könne, abgelöst. Nehmen diese Gedanken konkrete Form an, also plant der Patient den Suizid oder bereitet Maßnahmen wie das Erstellen eines Testaments oder den Kauf eines kräftigen Taus vor, ist höchste Aufmerksamkeit geboten. Spätestens jetzt muss der Patient stationär aufgenommen werden! Die Depression hat eine **hohe Mortalität,** ca. 10 % aller depressiven Patienten, sterben durch Suizid; weitaus mehr verüben einen Selbsttötungsversuch.

> **Merke:** Das weitaus gefährlichste Symptom der Depression ist die Suizidalität, die zu einer hohen Mortalität der Erkrankung führt. Lebensüberdruss und Selbsttötungsphantasien oder -absichten werden häufig von Patienten verschwiegen und von Ärzten nicht angemessen erfragt.

Frage: Hilft es, den Patienten aufzufordern, sich zusammenzureißen?

Antwort: Sehr häufig werden Patienten von gutmeinenden Angehörigen nach einer kurzen Phase aufopfernden Verständnisses aufgefordert, sich zusammenzureißen. Tatsächlich können Symptome der Depression aber nicht durch Urlaub oder angenehme Aktivitäten beseitigt werden. Dies kann beim Patienten zu einer Verstärkung der **Insuffizienzgedanken** mit Schuldgefühlen und dem Empfinden der Wertlosigkeit führen. Wahn und Lebensüberdruss werden von Angehörigen als realitätsfern abgetan, als Konsequenz dann von den Patienten nicht mehr geäußert, was eine erhöhte Selbstgefährdung nach sich zieht.

Frage: Können Sie mir bitte erklären, ob bestimmte Symptome einen Rückschluss auf die Ätiologie der depressiven Störung zulassen?

✚ In der ICD-10 ging die „endogene Depression" in der „depressiven Episode" auf, die Kriterien einer „neurotischen Depression" finden sich am ehesten in der Diagnose einer „Dysthymie" wieder.

Antwort: Als **Ursache der Depression** ist von einem multifaktoriellen Geschehen auf neurobiologischer Basis auszugehen. Nach dem derzeitigen Stand des Wissens hat das Vulnerabilitäts-Stress-Konzept auch hier Gültigkeit. Die ätiologische Einteilung „endogene" bzw. „neurotische" Depression, wurde aufgegeben zugunsten einer mehr symptomorientierten Klassifikation, ICD-10 oder im angloamerikanischen Raum DSM-IV.

6.1.2 Diagnostik

Frage: Können Sie bei der Exploration eines depressiven Patienten erwarten, dass er Ihnen alle Beschwerden nennt?

Antwort: Nein. Abgesehen von einigen Patienten, die an einer so genannten „Jammerdepression" leiden, und Ihnen nachdrücklich und stereotyp über einige häufig somatische Symptome klagen und davon berichten, wie schlecht es ihnen ginge, verschweigen die allermeisten Patienten die depressionstypischen Symptome. Sie rechnen sich selbst die Symptome der Depression als Unzulänglichkeiten an und erkennen sie nicht als Anzeichen einer Erkrankung.

Wichtig ist deshalb ein einfühlsames und behutsames Vorgehen. Im Gespräch werden die möglichen **Symptomkomplexe** der Reihe nach abgefragt:
- Wie war in der letzten Woche Ihre Stimmung?
- War die gedrückte Stimmung durchgängig vorhanden, oder an den meisten Tagen? War sie morgens besonders schlecht?
- Konnten Sie den gewohnten Aktivitäten wie üblich nachgehen? Falls nein, mangelte es am Schwung, etwas anzupacken, und wie war die Konzentration?
- Hatten Sie Freude an den Dingen, die Ihnen sonst Freude machen? Falls nein, hat Sie gar nichts mehr interessiert?
- Konnten Sie in der letzten Zeit nachts durchschlafen? Sind Sie früh am Morgen aufgewacht und konnten nicht mehr einschlafen? Haben Sie wach gelegen und über etwas Bestimmtes nachgegrübelt?
- Wie war Ihr Appetit? Haben Sie an Gewicht verloren? – Hatten Sie den Eindruck, die Hose/der Rock sei Ihnen zu weit?
- Hatten Sie manchmal das Gefühl, dass nichts mehr Sinn macht? Gedanken an den eigenen Tod? Haben Sie sich dazu konkrete Gedanken gemacht?
- Gab es irgendetwas, weswegen Sie sich schlecht und schuldig gefühlt haben? Haben Sie sich über mehr Sachen Sorgen gemacht als früher, dass z.B. Sie oder jemand aus ihrer Familie an einer unheilbaren Krankheit leiden könnte? Finanzielle Sorgen?

+ Mit einer kurzen Frage „Leiden Sie in der letzten Zeit unter Depressionen?" wird man bei den meisten depressiven Patienten keine Diagnose stellen können. Bei Verdacht auf eine depressive Erkrankung muss deshalb immer eine Fremdanamnese erhoben werden, die auf Verhaltensauffälligkeiten wie das Aktivitätsniveau der letzten Tage, Schlafverhalten, Appetit und soziales Rückzugsverhalten abzielt. Patienten mit Anpassungs- oder Persönlichkeitsstörungen dagegen suchen ihren Arzt auf, um ihre „Depressionen" behandeln zu lassen.

Frage: Einige der von Ihnen genannten Fragen können wahrscheinlich viele Menschen mit „ja" beantworten. Welche **Kriterien** müssen erfüllt sein, damit die **Diagnose „Depression"** gestellt werden kann?

Antwort: Die ICD-10 teilt die Symptome in so genannte Hauptsymptome und andere häufige Symptome ein.

Hauptsymptome	• Depressive Stimmung • Interesse- oder Freudlosigkeit • Erhöhte Ermüdbarkeit, Antriebsverminderung
Andere häufige Symptome	• Konzentrationsschwierigkeiten, Aufmerksamkeitsstörungen • Negative und pessimistische Zukunftsgedanken • Vermindertes Selbstwertgefühl und Selbstvertrauen • Schuldgefühle und das Gefühl der Wertlosigkeit • Schlafstörungen • Appetitmangel, Gewichtsverlust • Gedanken an den Tod bis hin zum Suizidversuch

Tab. 6.3: Kriterien der Depression nach der ICD-10

Für die **Diagnosestellung** einer leichten depressiven Episode werden **zwei Hauptsymptome** und **mindestens zwei der anderen Symptome** gefordert. Daneben kann man die Erkrankung über das Vorhandensein von somatischen und/oder psychotischen Symptomen näher beschreiben. Wichtig ist vor allem das Zeitkriterium, d.h. wie lange das depressive Syndrom andauert. Hatte der Patient bereits eine oder mehrere depressiven Episoden, wird die Diagnose mit dem Zusatz „rezidivierend" versehen.

Merke: Für die Diagnose einer Depression müssen die Symptome mindestens zwei Wochen andauern.

Frage: Sie haben die leichte depressive Episode beschrieben. Welche weiteren **Schweregrade** gibt es?

✚ Die schwere depressive Episode wird im angloamerikanischen Raum als „major depressive episode" bezeichnet, der Begriff hat sich hier als „MDE" bereits eingebürgert.

Antwort: Bei der Depression unterscheidet man drei Schweregrade. Dabei sind die Übergänge fließend. Es gibt einige Anhaltspunkte, anhand derer eine Einschätzung vorgenommen wird:
- **Leichte depressive Episode:** Bei dieser Form sind einige der krankheitsspezifischen Symptome vorhanden, keines davon ist aber besonders ausgeprägt. Oft gehen die Betroffenen noch zur Arbeit und gehen ihren alltäglichen Aufgaben nach, berichten aber über die Mühe, die Ihnen dies abverlangt.
- **Mittelschwere depressive Episode:** Es können mehrere Symptome vorhanden sein, manchmal fällt auf, dass ein Symptom besonders ausgeprägt ist. Die täglichen Aufgaben können nur noch unter erheblichen Schwierigkeiten wahrgenommen werden.
- **Schwere depressive Episode:** Diese Diagnose wird gestellt, wenn der Betroffene durch die Krankheit nicht mehr in der Lage ist, Alltägliches wie Arbeit, soziale oder häusliche Arbeiten zu verrichten. Die Patienten sind meist krank geschrieben. Sie beschreiben oft entweder eine absolute Lähmung, können kaum mehr aus dem Bett auf-

stehen und sich nicht mehr selbst versorgen; andererseits kann auch eine quälende Unruhe und innere Anspannung (Agitiertheit) im Vordergrund stehen. Selbstzweifel bis hin zu Suizidgedanken sind in diesem Stadium meist vorhanden.

Fallbeispiel: Eine 37-jährige Innenarchitektin fühlt sich schon seit einiger Zeit unzufrieden, nervös, abgespannt. Eines Abends klagt sie weinend, dass sie nicht mehr weiter wisse, ohne dass sich ihre Freundin erklären könne, warum. Da sie immer verzweifelter wird, verständigt ihre Partnerin den ärztlichen Notdienst. Der verabreicht der Patientin eine Beruhigungsspritze (ein kurz wirksames Benzodiazepin) und trägt ihr auf, am nächsten Tag ihren Hausarzt aufzusuchen. In ihrer Praxis erklärt die Patientin am nächsten Tag beschwichtigend, es sei alles schon wieder in Ordnung. In letzter Zeit habe sie etwas viel um die Ohren. Nach dem Beruhigungsmittel habe sie endlich mal ausgeschlafen. Sie fühle sich schon viel besser und müsse halt in Zukunft beruflich etwas kürzer treten.

Frage: Worauf müssen Sie bei dieser Aussage der Patientin achten?

Antwort: Auch wenn die Patientin ein **kurz**wirksames Benzodiazepin erhalten hat, muss man davon ausgehen, dass sie momentan noch von der angstlösenden und entspannenden Wirkung profitiert. Dies würde ihre bagatellisierenden Auskünfte zu ihrem „Nervenzusammenbruch" erklären. Wenn die medikamentöse Wirkung nachlässt, stellt sich die depressive Stimmung (möglicherweise mit Suizidgedanken) wieder ein – die Folgen lassen sich nicht einschätzen. Ich muss die Patientin also nach Symptomen einer Depression befragen, auch ihre Lebensgefährtin kann entscheidende Informationen zu einer Einschätzung beitragen. Mit beiden bespreche ich nächste Schritte: Die Überweisung an einen Psychiater, mögliche Ansprechpartner im Fall einer erneuten Verschlechterung wie z.B. die Poliklinik der nächsten psychiatrischen Klinik.

Frage: Muss für die Diagnosestellung einer Depression das Leitsymptom „traurige Verstimmung" vorhanden sein?

Antwort: Für die Diagnose einer Depression muss die traurige Verstimmung nicht obligat vorhanden sein! Es gibt Unterformen der Depression, z.B. die **larvierte Depression,** bei der andere Symptome im Vordergrund stehen. Hierbei klagen die Patienten ausschließlich über körperliche Beschwerden, so dass die Diagnosefindung erschwert wird.

Merke: Für die Diagnose einer Depression muss die traurige Verstimmung nicht obligat vorhanden sein!

Frage: Wie grenzen Sie in der Untersuchungssituation die **depressive Pseudodemenz** von einer **dementiellen Erkrankung** ab?

Antwort: Eine Abgrenzung ist durch die einmalige Untersuchung nicht möglich! Erst die genaue Kenntnis des Krankheits- bzw. Behandlungsverlaufs oder die individuelle Kenntnis der Krankheitsvorgeschichte erlauben eine Differentialdiagnose. Während depressive Erkrankungen sehr häufig episodenhaft mit zwischenzeitiger vollständiger Symptomfreiheit verlaufen, führen vaskuläre Prozesse als Grundlage einer dementiellen Symptomatik eher zu einer schubförmigen Verschlechterung. Die Erkrankung vom Alzheimer-Typ verläuft schleichend progredient. Im Zweifelsfall ist bei Vorliegen einer unklaren „dementiellen" Symptomatik immer an eine „gut behandelbare" Depression zu denken!

Frage: An welche psychiatrischen Erkrankungen oder andere verursachende Faktoren müssen Sie noch denken?

Antwort: Lässt sich ein depressives Syndrom feststellen, muss durch weitere Exploration eine Angsterkrankung, eine Psychose aus dem schizophrenen Formenkreis und eine Suchtkrankheit ausgeschlossen werden. Man sollte nicht übersehen, dass eine „Depression" im Verlauf von neurologischen Erkrankungen (Hirntumor, Morbus Parkinson, Schlaganfall) oder bei internistischen Krankheiten und auch als unerwünschte Arzneimittelwirkung auftreten kann. Bei der Verdachtsdiagnose einer depressiven Erkrankung darf deshalb niemals auf eine differenzierte Laboruntersuchung und eine genaue körperliche Untersuchung ggf. mit apparativen Zusatzuntersuchungen verzichtet werden.

Fallbeispiel: Ein 55-jähriger Familienvater kommt in die Sprechstunde Ihrer Allgemeinarztpraxis. Er selbst war bisher zweimal wegen schwerer Erkältungssymptomatik bei Ihnen, zusätzlich vor vier Monaten einmal auf Wunsch der Partnerin zu einem Gesundheitscheck ohne ersichtlichen Grund. Sie erhoben damals keinen pathologischen Befund, weder aus der orientierenden Untersuchung und Anamnese noch in den Laborwerten. Jetzt kommt der Patient, um sich eine Schmerzmedikation verschreiben zu lassen, da er in den letzten Wochen unter „Spannungskopfschmerz" und Abgeschlagenheit litte. Bei der genauen Anamnese stellen Sie jetzt fest, dass diese Symptomatik bereits seit einem halben Jahr besteht. Zusätzlich berichtet der Patient über Konzentrationsstörungen am Arbeitsplatz, nächtliches Grübeln verursache Tagesmüdigkeit und verleide ihm die Freizeitaktivitäten, und Libidoverlust. Er habe dafür ursächlich den Stress am Arbeitsplatz, und in der Folge auch Spannungen in der Partnerschaft, verantwortlich gemacht.

Frage: Wie gehen Sie diagnostisch und therapeutisch vor?

Antwort: Im Gespräch ist eine Anzahl von Symptomen einer Depression, die seit mehr als sechs Monate anhalten, offensichtlich geworden. Der Verdacht auf eine depressive Erkrankung muss jetzt genau geprüft werden. Dazu gehört die körperliche Untersuchung, Wiederholung einer „großen" Laboruntersuchung und der Versuch, mehr Informationen zu dem depressiven Syndrom zu erhalten (genaue Symptome, Schweregrad, Entwicklung über welchen Zeitraum). Weitere apparative Untersuchungen sollen helfen, eine organische Ursache auszuschließen. Dieser Patient sollte zum Facharzt für Psychiatrie oder Nervenheilkunde überwiesen werden, wenn sich die Verdachtsdiagnose erhärtet. Ansonsten muss eine neurologische Abklärung der Kopfschmerzen erfolgen, es muss an Alkohol- oder Medikamentenmissbrauch (Schmerzmittelabusus?) gedacht werden.

6.1.3 Formen der Depression

Frage: Was verstehen Sie unter dem Begriff „**reaktive Depression**"?

Antwort: Heutzutage entspricht die „reaktive" Depression der Anpassungsstörung. Ähnlich wie der Begriff „neurotische" Depression beinhaltet „reaktiv" eine Angabe zur Krankheitsursache, nämlich z.B. die Reaktion auf den Verlust des Arbeitsplatzes oder eines nahe stehenden Menschen. Damit wird eine Unterscheidung zur so genannten „endogenen" Depression getroffen. Der Begriff der endogenen Depression beinhaltet die Vorstellung, dass die Erkrankung nicht durch äußere Bedingungen verursacht ist.

+ Die Einteilung in „reaktiv", „neurotisch" oder „endogen" beinhaltet einen Bezug zur vermuteten Ätiologie des depressiven Syndroms, der wissenschaftlich nicht gesichert und in der internationalen Klassifikation nicht mehr gebräuchlich ist.

Frage: Können Sie mir bitte den Begriff „**atypische Depression**" erklären?

Antwort: Ähnlich wie bei der somatisierten oder larvierten Depression sind die typischen depressiven Symptome manchmal nicht vorhanden. Stattdessen findet man ein wiederkehrendes Symptommuster: Die Patienten haben bei trauriger Verstimmung, Antriebsarmut und körperlicher Abgeschlagenheit eine **Hypersomnie,** sie müssen also viel schlafen. Des Weiteren haben sie keinen Appetitverlust, sondern oft typischerweise einen Heißhunger auf Kohlenhydrate, z.B. Schokolade, und leiden deshalb unter einer **Gewichtszunahme.** Sie beklagen im Gegensatz zur „normalen" Depression mit Morgentief ein **Abendtief.**

+ Gegenwärtig wird diskutiert, ob sich bei dieser atypischen Form der Erkrankung für die differenzierte psychopharmakologische Behandlung eine Wirksamkeit von Johanniskraut- (Hyperforat-)präparaten nachweisen lässt.

☐ ☐ ☐ **?** **Frage:** Welche weiteren **Unterformen der Depression** kennen Sie? Bitte geben Sie Beispiele?

Gehemmte Depression	Depression mit dem Leitsymptom der psychomotorischen Hemmung
Agitierte Depression	Depression mit dem Leitsymptom der inneren Unruhe, Anspannung, Nervosität
Saisonale Depression	Depressive Störung, die z.B. regelmäßig im Herbst oder Winter auftritt
Larvierte Depression	„maskierte" Depression, hier stehen „nicht-depressionstypische" körperliche Symptome im Vordergrund
Altersdepression	Ersterkrankung nach dem 65. Lebensjahr, Abgrenzung zur Demenz oft besonders schwierig

Tab. 6.4: Unterformen depressiver Störungen

Fallbeispiel: Sie werden als Arzt im Praktikum gegen 20 Uhr als gynäkologischer Dienstarzt zu einer 30-jährigen Erstgebärenden gerufen. Seit dem Nachmittag sei die Patientin deutlich niedergeschlagen, ihrem Lebensgefährten gegenüber habe sie geschluchzt, sie wisse gar nicht, warum sie plötzlich so unglücklich sei, obwohl ihr doch alle zu der Geburt des gesunden Kindes gratulierten. Das Pflegeteam sei zu diesem Zeitpunkt von den typischen „Heultagen" ausgegangen. Aufmerksam sei man nun allerdings geworden, da die Patientin der Reinigungskraft gegenüber geäußert habe, nicht mehr leben zu wollen.

☐ ☐ ☐ **?** **Frage:** Kann sich eine ernsthafte depressive Symptomatik so schnell entwickeln? Wie gehen Sie vor?

Antwort: Eine **postpartale Depression** kann sich durch die hormonelle Umstellung nach einer Entbindung innerhalb von wenigen Stunden entwickeln und mit schwerster Symptomatik wie Wahn und Suizidalität einhergehen. In diesem Fall hat die Patientin suizidale Gedanken geäußert, so dass sofortiges ärztliches Handeln angezeigt ist, um z.B. einen erweiterten Suizid mit Kindstötung zu vermeiden. Zunächst sorge ich dafür, dass die Patientin überwacht wird. Genauso wichtig ist es, mit der Patientin Kontakt aufzunehmen und sich ein genaueres Bild ihres Zustandes zu machen. Wenn möglich, wird man einen psychiatrischen Konsiliarius dazu rufen, mit dem die Notwendigkeit einer psychopharmakologischen Behandlung geklärt werden kann. Von einer voreiligen (einmaligen) Medikation mit Benzodiazepinen ist generell abzuraten.

Den Partner der Patientin werde ich darüber informieren, dass postpartale Depressionen häufige und gut zu behandelnde Ereignisse sind, dass man vorerst aber wegen des hohen Suizidrisikos Mutter und Kind schützen muss.

Eine postpartale Depression ist oftmals nicht auf den ersten Blick von der vorübergehenden Störung im Wochenbett, den so genannten **Heultagen,** abzugrenzen. Sie treten meist **zwischen dem dritten und fünften Tag** auf. Das Pflegeteam hat in diesem Fall hervorragend reagiert, Suizidalität gehört sicher nicht zur Symptomatik der Heultage.

Frage: Wie ist der **Langzeitverlauf** der **postpartalen Depression** einzuschätzen?

Antwort: Die postpartale Depression hat grundsätzlich eine gute Prognose, sofern akute Suizidalität beachtet wird. Sie remittiert häufig innerhalb von Tagen bis Wochen. In schwereren Fällen ist eine psychopharmakologische Behandlung indiziert. Das Auftreten einer derartigen Krankheitssymptomatik kann im Leben der Patientin ein einmaliges Ereignis bleiben, es kann aber auch bei Auftreten anderer, unspezifischer Stressoren zu erneuten depressiven Episoden kommen. Bei einer weiteren Geburt ist das Risiko eines Rezidivs allerdings erhöht. Insgesamt ist von einer erhöhten Vulnerabilität für Depressionen auszugehen.

+ Frauen, die eine postpartale Depression erleiden, oder bei denen sich nach der Entbindung eine psychotische Symptomatik manifestiert, berichten überzufällig häufig, dass sie in der Vorgeschichte an einem prämenstruellen Syndrom litten.

Frage: Handelt es sich bei Schwangerschaft und Wochenbett um besonders „vulnerable Phasen" im Leben einer Frau? Welche psychiatrischen Erkrankungen können noch auftreten?

Antwort: Während der Schwangerschaft treten psychiatrische Erkrankungen sehr selten auf, das **Wochenbett** stellt aber eine besondere Periode dar, in der psychiatrische Erkrankungen, sog. **Puerperalpsychosen,** ungefähr **zehnmal häufiger** auftreten als während der übrigen Lebenszeit der Frauen. Meist handelt es sich um Depressionen wie bei unserer Patientin, es können aber auch schizophrene oder schizoaffektive Psychosen auftreten.

Merke: Während des Wochenbetts treten zehnmal mehr Psychosen (meist Depressionen) als während der übrigen Lebenszeit der Frau auf.

6.1.4 Therapie

Frage: Wie behandelt man eine Depression?

Antwort: Bei der Depression handelt es sich um eine ernst zu nehmende Erkrankung, die unbehandelt einen schweren Verlauf nehmen kann. Grundsätzlich stehen sowohl **medikamentöse** als auch **nichtmedikamentöse Behandlungsverfahren** zur Auswahl. Antidepressiva sind eine große Gruppe von Psychopharmaka, die die medikamentöse Behandlungsbasis darstellen.

Frage: Beschreiben Sie die **Gruppe der Antidepressiva** genauer.

Antwort: Inzwischen gibt es eine **große Anzahl unterschiedlicher Präparate,** die verschiedene Wirkprofile haben. So kann für jeden Patienten eine **Medikation** ausgesucht werden, die **an der vorliegenden Symptomatik orientiert** ist. Ein wichtiger Punkt für die Auswahl sind auch unterschiedliche unerwünschte Wirkungen, so ist z.B. bei älteren Patienten darauf zu achten, dass einige Substanzen starke anticholinerge Effekte hervorrufen. Antidepressiva **regulieren die Verfügbarkeit verschiedener Neurotransmitter in bestimmten Gehirnarealen.**

Frage: Welche **Psychopharmakagruppen** werden neben den Antidepressiva zur Behandlung der **Depression** noch eingesetzt?

Antwort: Bei wahnhafter Depression müssen Antidepressiva häufig um **Neuroleptika** ergänzt werden. **Lithium** und **Antiepileptika,** z.B. Carbamazepin und Valproinsäure, werden unter der Vorstellung einer Wirkungsverstärkung von Antidepressiva oder als Phasenprophylaktika eingesetzt. Zur **Akutbehandlung** bei suizidalen oder ausgeprägt agitiert unruhigen Patienten eignen sich kurz wirksame **Benzodiazepine.** Dabei muss man aber die Gefahr einer Abhängigkeitsentwicklung beachten (s. Kap. 11).

Frage: Geben Sie einen Überblick über **nichtmedikamentöse Behandlungsverfahren.**

6.1 Depression

Antwort:
- Bei der **Psychotherapie** unterscheidet man grundsätzlich tiefenpsychologisch/analytische und verhaltenstherapeutische Ansätze. Die Verfahren werden sowohl in Gruppen als auch in Einzeltherapien durchgeführt.
- Als wichtige Säule in der Gesamtbehandlung ist die Sozialarbeit bzw. **Sozialtherapie** zu nennen. Sie beinhaltet die Erfassung des sozialen Milieus und Hilfestellungen bei beruflichen, finanziellen und Wohnungsproblemen.
- **Ergotherapie** in Form von Arbeits- und Beschäftigungstherapie trainiert Ausdauer und Konzentration und kann mit anderen Verfahren wie Kunst-, Musik- oder Tanztherapie verbunden werden.
- Der **Schlafentzug (Wachtherapie)** über jeweils eine Nacht, kann partiell oder vollständig durchgeführt werden. Er eignet sich bei Patienten mit ausgeprägten Schlafstörungen oder tageszeitlichen Symptomschwankungen.
- Für die **Elektrokrampftherapie (EKT)** erhält der Patient vor der Auslösung eines zerebralen Krampfanfalls eine kurze Vollnarkose. Die EKT ist bei nachgewiesener Therapieresistenz und bei älteren Patienten, die Psychopharmaka schlecht vertragen, indiziert.
- Während der **Magnetstimulation** werden starke elektromagnetische Felder gezielt auf bestimmte Hirnareale des Patienten gerichtet.
- **Lichttherapie** erfolgt mit definierter Lichtintensität bei der saisonalen Form der depressiven Störung.

✚ Während EKT, Schlafentzug und Sozialtherapie empirisch nachgewiesen und allgemein anerkannt wirksam sind, befinden sich Magnetstimulation und Lichttherapie in der Erforschungsphase und sind in ihrer Wirksamkeit umstritten.

Frage: Kann man pauschal sagen, dass man schwere Depressionen immer medikamentös und leichte Formen psychotherapeutisch behandelt?

Antwort: Nein, eine solche allgemeingültige Regel gibt es nicht. Man wird versuchen, für jeden Patienten eine **individuelle Therapie** zu finden. Diese kann medikamentös oder psychotherapeutisch oder kombiniert erfolgen. Einschränkend muss gesagt werden, dass bei schweren Depressionen oder bei Vorliegen von Suizidalität sicher zunächst eine medikamentöse Behandlung erfolgt, die, wenn es dem Patienten besser geht, auch durch eine Psychotherapie ergänzt werden kann. Das **Wirkspektrum** von Antidepressiva reicht von **eher sedierenden bis** zu **antriebssteigernden Substanzen.** So kann je nach vorliegender Symptomatik die am besten passende Medikation ausgesucht werden. Entgegen der landläufigen Meinung verändern Antidepressiva nicht die Persönlichkeit der Patienten und machen nicht abhängig.

Merke: Antidepressiva gehören nicht zu den Substanzen mit der Gefahr einer Abhängigkeitsentwicklung.

Frage: Manchmal kommt es vor, dass sich die depressive Symptomatik trotz Therapie nicht bessert. Wie reagieren Sie?

Antwort: Als Erstes versuche ich zu überprüfen, ob der Patient die Medikation eingenommen hat. Bei einer Reihe von Medikamenten kann man einen **Blutplasmaspiegel** bestimmen. Manche Patienten nehmen aus Angst vor unerwünschten Wirkungen die Medikation nicht, in reduzierter Dosis oder unregelmäßig ein. Ist die Einnahme einer ausreichend hohen Dosierung gewährleistet, werde ich nach vier Wochen Therapie ein **Präparat einer anderen Wirkstoffgruppe** wählen. Als nächsten Schritt erwäge ich – wiederum nach einigen Wochen der sichergestellten Einnahme einer wirksamen Dosis – die zusätzliche Verabreichung unterstützender Substanzen, die so genannte „Augmentation" z.B. durch Lithium oder Carbamazepin. Auch Schilddrüsenhormone (T3, T4) werden bei Bedarf unterstützend eingesetzt.

Frage: Muss ein Patient mit **schwerer Depression** stationär behandelt werden?

Antwort: Es gibt klare Gründe für die **Notwendigkeit einer stationären Behandlung** von depressiven Patienten in einer psychiatrischen Klinik:
- Suizidalität
- Depression mit psychotischen Merkmalen
- Ausgeprägte Antriebshemmung oder Agitiertheit
- Mangelnde häusliche Unterstützung bei Alleinlebenden oder im Falle der Überforderung der Angehörigen
- Keine Möglichkeit ambulant fachärztlicher Versorgung
- Aus der Vorgeschichte bekannter schwerer Verlauf oder Suizidalität

Die stationäre Einweisung ist im Einzelfall Abwägungssache. Deshalb sollte jeder Patient mit einer mittelschweren oder schweren depressiven Symptomatik fachärztlich betreut werden.

Frage: Geben Sie bitte an, wie nach erfolgreicher Akuttherapie einer depressiven Episode die **Weiterbehandlung** erfolgen sollte.

Antwort: Im Verlauf einer erfolgreichen Behandlung kommt es zunächst zu einer deutlichen Symptomreduktion, der **Teilremission.** Beim Rückgang aller Symptome, der remittierten Depression, war die Akutbehandlung erfolgreich. Bis dahin können je nach Krankheits- und Behandlungsverlauf einige Wochen, oder auch mehrere Monate vergangen sein. Mit dem Patienten wird die weitere Behandlung besprochen. Wichtig ist, auch nach der akuten Krankheitsphase regelmäßigen Kontakt zum behandelnden Arzt zu behalten, ggf. kann die Frequenz der Vorstellungstermine im Verlauf reduziert werden. Die antidepressive

Medikation muss wegen der **Gefahr eines Rezidivs** auch über den Zeitpunkt der Vollremission hinweg weitergeführt werden. Die Dauer der Einnahme hängt dabei vom Verlauf der jetzigen Episode und der Krankheitsanamnese des Patienten ab. Meist besteht bei den Patienten der verständliche Wunsch, diese Episode „abzuschließen" und damit die Medikation zusammen mit potentiell vorhandenen unerwünschten Nebenwirkungen so rasch wie möglich abzusetzen. Hier ist es besonders wichtig, dem Patienten die Hintergründe der Rezidivprophylaxe zu vermitteln. Nur wenn der Betroffene die Notwendigkeit einer sog. Erhaltungstherapie nachvollziehen kann, wird er zu einer Zusammenarbeit mit dem Arzt bereit sein. Im Verlauf kann die Medikation dann schrittweise reduziert und bei weiterer Stabilität auch ganz abgesetzt werden.

Merke: Antidepressiva dürfen wegen der Gefahr eines Rezidivs (Reboundphänomen) nicht abrupt abgesetzt werden!

6.1.5 Verlaufsformen

Frage: Geben Sie bitte eine Einschätzung über die **Prognose der unipolaren Depression** ab.

Antwort: Nach Wochen bis Monaten kommt es meist zu einer „Restitutio ad integrum", d.h. der Patient ist symptomfrei. Statistisch gesehen lässt sich die **Prognose** wie folgt unterteilen:
- 75% der depressiven Erkrankungen verlaufen **episodenhaft**
- 10% der Patienten erkranken **nur einmal an einer depressiven Störung**
- Ein Teil der depressiven Erkrankungen **(~15 %)** verläuft **chronisch** oder geht trotz deutlicher Besserung mit einer Restsymptomatik und Beeinträchtigungen im Alltag einher.

Frage: Im Arztbrief, den Sie nach dem stationären Aufenthalt Ihres Patienten bekommen, wird eine **hypomane Nachschwankung** beschrieben. Was kann man sich darunter vorstellen?

Antwort: Einige Patienten, ca. 10%, entwickeln **im Anschluss an eine Depression** ein hypomanes Syndrom. Sie sind gehobener Stimmung, aktiv und gesellig, was meist im Vergleich zum vorhergehenden Stimmungstief besonders auffällig ist. Diese Veränderungen erreichen aber nicht das Ausmaß einer Manie, sonst müsste die Diagnose einer bipolaren Störung gestellt werden.

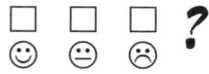

Frage: Bei einem 55-jährigen Patienten besteht die Diagnose einer schweren depressiven Episode. Ist es bei mangelndem Therapieerfolg nach drei Monaten nicht realistischer und für den Patienten erleichternd, einen **Rentenantrag** zu stellen?

Antwort: Nein. Trotz der fachärztlichen Behandlung haben ca. 20 % der Patienten, die an einer schweren Depression leiden, einen komplizierten, d.h. meist langwierigen Verlauf. Es muss die medikamentöse Therapie überprüft werden, d.h. ob unterschiedliche Substanzgruppen in ausreichender Dosierung über mehrere Wochen verabreicht wurden, möglichst mit Kontrollen des Blutplasmaspiegels. Auch die **medikamentöse Compliance** des Patienten sollte geprüft werden. Im Rahmen einer stationären Behandlung kann die medikamentöse Therapie auch mit anderen Verfahren wie Schlafentzugsbehandlung oder EKT kombiniert werden. Bei hartnäckiger Therapieresistenz über Monate sollte die Diagnose „Depression" aber auch überdacht werden.

6.2 Manie

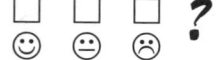

Frage: Bitte charakterisieren Sie die **Symptomatik** einer „**typischen**" **manischen Episode.**

Antwort: Die **Stimmung** ist über Tage bis Wochen durchgängig **gehoben**, euphorisch, ausgelassen, sie kann als zunehmend inadäquat optimistisch, witzelnd und auch gereizt auffallen. Der Betroffene fühlt sich nicht krank. Ein gesteigerter, **zunächst** noch **zielgerichteter Antrieb**, verändert sich zu **ungerichteter und unrealistischer übersteigerter Aktivität.** Dabei meint der Betroffene überdurchschnittlich leistungsfähig und erfolgreich zu sein und entwickelt Größenideen. Treten im Verlauf Wahnideen auf, so ist dies meistens ein **synthymer Größen- oder/und Liebeswahn.** Ein Kardinalsymptom ist das **verminderte Schlafbedürfnis.** Die Patienten berichten, zwei bis drei Stunden Schlaf pro Nacht würden Ihnen ausreichen.

Fallbeispiel: Der 47-jährige Manager wird gegen seinen Willen in der Klinik festgehalten. Er läuft den ganzen Tag auf Station herum, telefoniert mit seinem Mobiltelefon und schläft kaum. Dem Pflegepersonal und den Ärzten begegnet er in noch höflichem, aber leicht gereiztem Ton. Gerade habe er eine „Riesenidee" für seine Firma, die ihn an die Spitze seiner Branche bringe. Die Geldgeber für eine Summe von 2 Mio. Euro habe er schon gefunden. Morgen habe er einen Termin bei seiner Bank.

Dafür habe er sich schon einen Rolls Royce gemietet. Als der Patient noch nicht gerichtlich untergebracht war, hat er mehrmals für die ganze Klinik Essen aus einem Drei-Sterne-Lokal geordert, einmal wurde er von der Polizei in alkoholisiertem Zustand aufgegriffen, als er nachts vor einem Bordell lauthals sang.

Frage: Warum muss diese manische Episode unbedingt behandelt werden, wenn sich der Patient doch „nur" gut und schaffensstark fühlt?

Antwort: Im Verlauf der zunehmend manischen Symptomatik, also des ungewollten Schlafentzugs und bei beginnendem Wahn entwickeln die Patienten sehr häufig **Aktivitäten, mit denen sie sich selbst schädigen:** Z.B. werden unüberlegte Geldgeschäfte, Haus- und Autokäufe getätigt, inadäquate Kontakte zu Organisationen und prominenten Persönlichkeiten aufgenommen oder die Patienten zeigen ausgeprägte sexuelle Aktivitäten mit häufig wechselnden Geschlechtspartnern. Daraus kann dem Patienten ein nachhaltiger finanzieller, sozialer oder gesundheitlicher Schaden entstehen. Im Zuge von Größenideen und -wahn kann es zu akut selbst- und fremdgefährdendem Verhalten kommen (unkontrolliertes Autofahren mit riskant hoher Geschwindigkeit, Aufsuchen von Prostituierten im Ausland mit hohem Infektionsrisiko).

Frage: Was ist hinsichtlich des **Spontanverlaufs** weiterhin zu berücksichtigen?

Antwort: Nur sehr wenige klinisch auffälligen Manien sind reine episodenhaft verlaufende Manien (~ 5 %), alle anderen Patienten leiden auch unter depressiven Episoden. Klingt die manische Episode nach Wochen oder Monaten ab, kann es deshalb im weiteren Verlauf auch zum Auftreten einer Depression kommen.

Frage: Wie würden Sie diesen Patienten behandeln? Schildern Sie mögliche Schwierigkeiten.

Antwort: Die medikamentöse Therapie mit **Carbamazepin** (ggf. alternativ Lithium oder Valproinsäure), einem **Sedativum** (z.B. einem rasch wirksamen Benzodiazepin) und/oder einem **hochpotenten Neuroleptikum** bei Vorliegen von Wahn stellt die einzig effektive Behandlungsmöglichkeit dar. Alle psychotherapeutischen Ansätze inklusive des „talking down" oder einer kognitiven Therapie führen in der Regel nur zu einer sehr kurzfristigen Besserung der Symptomatik. Wie bei anderen psychiatrischen Erkrankungen hat der Patient zumeist keinen oder nur mangelhaften Zugang zu seiner Erkrankung. Entsprechend besteht wenig oder keine Behandlungsbereitschaft. Die medikamentöse Therapie im ambulanten Bereich ist deshalb ausgesprochen schwierig. Bei selbst-/fremdgefährdendem Verhalten ist ggf. eine **vormundschaftsgerichtliche Unterbringung** auf einer geschlossenen Station unumgänglich.

! **Merke:** Eine voll ausgeprägte manische Episode stellt im Unterschied zur laienhaften Einschätzung „gut drauf zu sein", eine sehr schwere psychiatrische Erkrankung mit häufig selbstschädigendem Verhalten und erhöhter Mortalität dar.

6.3 Bipolare Störung

Frage: Was ist hinsichtlich der **Behandlung** eines bipolaren Patienten, der mehrere schwere manische und depressive Episoden erlitten hat, zu berücksichtigen?

Antwort: Die medikamentöse Phasenprophylaxe ist unverzichtbar. Es wird diskutiert, wie lange nach einer oder mehreren depressiven Episoden die Medikation mit einem Antidepressivum oder einem Phasenprophylaktikum fortgeführt werden sollte. Bei gesichertem Vorliegen einer bipolaren Störung ist eine lebenslange Prophylaxe angezeigt. Die Behandlung ist wegen des erheblichen Suizidrisikos indiziert. Mehr als 20 % der betroffenen Patienten versterben durch Selbsttötung.

6.4 Zyklothymie, Dysthymie

Frage: Bitte beschreiben Sie, was in der ICD-10 als **Zyklothymie** klassifiziert wird.

✚ Der Begriff der „Zyklothymie" stand in der klassisch psychopathologisch geprägten Psychiatrie gleichbedeutend für bipolare affektive Störung (mit manischen und depressiven Episoden).

Antwort: In der ICD-10 wird darunter eine **andauernde** oder jeweils mehrere Monate anhaltende **instabile Stimmung** mit mehreren **Perioden leichter depressiver** und **hypomaner Zuständen** verstanden. Die Symptome erreichen jedoch zu keinem Zeitpunkt die Schwere einer depressiven oder manischen Episode (was natürlich retrospektiv aus der Anamnese kaum verlässlich festgestellt werden kann).

Frage: Was bedeutet der Ausdruck „**rapid cycling**"?

Antwort: Das Auftreten mehrerer mehrwöchiger Episoden einer bipolaren Störung (mit entweder manischer oder depressiver Symptomatik innerhalb der einzelnen Episode) schnell hintereinander innerhalb eines Jahres wird als „rapid cycling" bezeichnet. Häufig wird der Begriff allerdings falsch für den raschen Wechsel innerhalb von Stunden von hypomanen, manischen oder depressiven Symptomen innerhalb einer einzigen Episode einer affektiven Störung verwendet (ICD-10 F 38.00: gemischte affektive Episode).

Frage: Bitte versuchen Sie aufzuzeigen, wann die Diagnose „**Dysthymie**" zu stellen ist und wie sich die Behandlung von der einer affektiven Störung unterscheidet?

Antwort: Die **Dysthymie** ist eine **chronisch depressive Verstimmung**. Diese erfüllt jedoch nicht die Kriterien einer leichten oder mittelgradigen rezidivierenden depressiven Störung, weil das Kriterium der **durchgängig** traurigen Verstimmung über mindestens zwei Wochen nicht erfüllt wird. Die „**depressive**" **Stimmung** bei der Dysthymie besteht **über Wochen und Monate,** ist aber immer wieder durch **einzelne Tage guter Stimmung** unterbrochen. Diesen Zustand beschreibt der Patient als anstrengend, ermüdend und lustlos, Anforderungen des täglichen Lebens bewältigt er aber. Die Übergänge von Befindlichkeitsstörungen zur Dysthymie oder zur leichten depressiven Episode nach ICD-10 sind ausgesprochen schwer zu erkennen.

Zur Behandlung der Patienten mit Dysthymie werden unterschiedliche **Psychotherapieverfahren** (verhaltenstherapeutisch und psychodynamisch) eingesetzt. Wegen fehlender verlässlicher Abgrenzungsmöglichkeiten der Dysthymie zur leichten depressiven Störung wird ein Behandlungsversuch mit Antidepressiva noch zu selten unternommen.

7 Angst- und Zwangserkrankung, Belastungs- und somatoforme Störungen

ICD-10 F4: Neurotische Belastungs- und somatoforme Störungen

tipp Die folgenden Erkrankungen wurden früher als Neurosen klassifiziert. Das Neurosenkonzept ist aber in einigen Kliniken immer noch gültig, deshalb sollte man sich vor einer Prüfung nach der geltenden Klassifikation erkundigen. Die Autoren dieses Buches halten sich an die geltende ICD-10, in der der Neurosenbegriff verlassen wurde.

7.1 Angsterkrankungen

7.1.1 Allgemeines

Frage: Wie **häufig** sind **Angsterkrankungen?** Sind Frauen und Männer gleich häufig betroffen?

Antwort: Die Angsterkrankungen gehören neben Depression und Alkoholerkrankung mit zu den häufigsten psychiatrischen Erkrankungen. Die **Lebenszeitprävalenz** liegt bei ca. 15 %, d.h. jeder siebte Mensch leidet mindestens einmal im Leben an einer Angsterkrankung. Einem Allgemeinarzt berichten ungefähr die Hälfte der Patienten über Ängste, in ca. einem Fünftel der Fälle handelt es sich um eine behandlungsbedürftige Angsterkrankung. Der Erkrankungsgipfel liegt bei 30 Jahren, Frauen sind dabei fast doppelt so häufig betroffen wie Männer.

Frage: Wie teilt man die **Angsterkrankungen** ein? Beschreiben Sie die einzelnen Krankheitsbilder kurz mit **Häufigkeit, Symptomatik** und **Therapieansätzen**.

Antwort: Der Begriff **Angsterkrankung** ist der **Oberbegriff** für folgende Erkrankungen:

Erkrankung	Lebenszeitprävalenz	Symptomatik nach ICD-10	Therapie
Panikstörung	ca. 3 %, Beginn im 2. Lebensjahrzehnt	wiederholte anfallsartige Angstattacken mit ausgeprägten vegetativen Symptomen, führt zu Vermeidungsverhalten	VT: Expositionstraining, kognitive Therapie Medikamentös: SSRI
Agoraphobie	ca. 5 %, Beginn zwischen 20.–30. Lj., w>m	„Platzangst", Angstsymptome treten in allen fremden Situationen auf (Reisen, Menschenmenge, leere Plätze), ausgeprägtes Vermeidungsverhalten	VT: Expositionstraining, kognitive Therapie Medikamentös: TZA, SSRI
Generalisierte Angststörung	ca. 7 %, w>m	Unrealistische, übertriebene Befürchtungen an den meisten Tagen über mehrere Wochen, vegetative Symptome und motorische Anspannung	VT: Expositionstraining, kognitive Therapie Medikamentös: TZA
Spezifische Phobien	ca. 11 % Beginn sehr unterschiedlich	Ängste sind auf bestimmte Objekte (Tiere) oder Situationen beschränkt, Leidensdruck geringer da sich die meisten Situationen gut vermeiden lassen	VT: Expositionstraining, kognitive Therapie
Soziale Phobien	ca. 8 % Beginn meist im Jugendalter	Inadäquate Angst vor Situationen, bei denen man im Mittelpunkt der Aufmerksamkeit anderer steht, Vermeidungsverhalten	VT: Expositionstraining, kognitive Therapie Medikamentös: TZA, SSRI, reversible MAO-Hemmer

Tab. 7.1: Formen der Angsterkrankungen (VT = Verhaltenstherapie, TZA = trizyklisches Antidepressivum)

7.1.2 Panikstörung

✚ Die Schilderung der Patientin, die Angst habe sich bis zur Todesangst zu ersticken, gesteigert, ist ein typisches Beispiel für die Symptomatik einer Panikattacke.

Fallbeispiel: Sie sind niedergelassener Arzt und haben eine 22-jährige Sprechstundenhilfe, die trotz der katastrophalen Parkplatznot täglich mit dem Auto zur Arbeit kommt. Auch Dutzende von Strafzetteln und wiederholte Sticheleien der Kollegen ändern dieses Verhalten nicht. Auf ihre Nachfrage berichtet Sie: „Ich kann schon seit Monaten nicht mehr mit der U-Bahn fahren. Angefangen hat alles im letzten Sommer, als es so heiß war. Auf dem Heimweg in der U-Bahn war es wahnsinnig voll. Die Luft war zum Schneiden und dann ist die U-Bahn auch noch im Tunnel stehen geblieben. Plötzlich hab ich keine Luft mehr bekommen, mir lief der Schweiß herunter und mein Herz hat geklopft wie verrückt. Ich hab gedacht – jetzt ist es aus, du musst sterben! Gott sei Dank war die nächste Station die, wo ich eh raus musste. Ich hab es grad noch bis nach Hause geschafft. Zuhause hat mich mein Freund getröstet, da war die Angst aber auch schon weniger. Ich war gleich am nächsten Tag beim Internisten, aus Angst, mit meinem Herz stimmt etwas nicht. Der hat aber nichts gefunden. Ein paar Wochen später hab ich in der U-Bahn wieder so ein Gefühl bekommen – da bin ich sofort ausgestiegen und den restlichen Weg zu Fuß heimgegangen. Seither hab ich diese plötzliche Todesangst auch schon einmal im Kaufhaus bekommen und einmal beim Spazierengehen. Alleine unterwegs bin ich fast nie mehr, weil ich so Angst habe, dass mir das wieder passiert; gerade noch den Weg zur Arbeit schaff ich, wenn ich mit dem eigenen Auto fahre. Ich bin schon ganz fertig."

tipp Erwartungsangst wird auch als Angst vor der Angst bezeichnet.

Frage: Welche Erkrankung vermuten Sie?

Antwort: Die Patientin berichtet von anfallsartig auftretender Angst, die mit starken vegetativen Erscheinungen einhergeht. Diese Angstsituation oder die Vorboten haben sich mehrfach wiederholt, so dass die Patientin die damit verbundenen Situationen meidet, weil sie befürchtet, wieder ähnliche Krankheitszeichen zu erleben. Das Auftreten der **abgrenzbaren Panikattacken,** das **Vermeidungsverhalten** und die geschilderte **Erwartungsangst** legen die Vermutung einer Panikstörung nahe.

Frage: Welches weitere Kriterium ist für die Diagnose einer Panikstörung nach der ICD-10 notwendig?

Antwort: Obligat ist neben der Angstsymptomatik das Zeitkriterium, d.h. es müssen mehrere schwere vegetative Angstanfälle innerhalb eines Zeitraums von einem Monat auftreten.

Frage: Beschreiben Sie bitte die **Charakteristika einer Panikattacke.**

Antwort: Eine **Panikattacke** dauert meist zwischen 10 min und einer halben Stunde. Sie entsteht in Situationen, die objektiv nicht angstauslösend sind. Typischerweise treten die Beschwerden **plötzlich** auf, sie erreichen innerhalb weniger Minuten einen **Höhepunkt**. Die häufigsten Symptome sind: Tachykardie, Hitzewallungen, Beklemmungsgefühle, Zittern, Gefühl der Benommenheit, Übelkeit, Schwitzen, Brustschmerzen und Atemnot. Im Verlauf entsteht fast zwangsläufig die Furcht, die Kontrolle zu verlieren, zu sterben oder „verrückt" zu werden. Die Patienten alarmieren in dieser Situation oft einen Notarzt.

✚ Die so genannte **Herzphobie**, bei der attackenartig kardiale Symptome und starke Angst auftreten, ohne dass eine organische Erkrankung vorliegt, wird heute der Panikstörung zugeordnet.

Frage: Warum kommt es zum so genannten **Vermeidungsverhalten?**

Antwort: Das Vermeidungsverhalten entwickelt sich aus der ausgeprägten Erwartungsangst, unter der die Patienten bereits nach wenigen Angstanfällen leiden. Dadurch werden angstauslösende Situationen vermieden, wie bei der Patientin im Fallbeispiel das U-Bahnfahren. Nach und nach werden auch andere Situationen, die der ursprünglich angstauslösenden ähneln, gemieden.

✚ **Panikstörung auch in Kombination mit Agoraphobie**, also der Angst in unterschiedlichen öffentlichen und gesellschaftlichen Situationen.

Frage: Können Sie diesen Zusammenhang durch das „**Teufelskreis-Modell" der Angst** veranschaulichen?

Antwort: Das „**Teufelskreis-Modell**" beschreibt die Entstehung und das Aufrechterhalten der Panikstörung aus lerntheoretischer Sicht. Die Verknüpfung zwischen psychischen und körperlichen Faktoren führt dabei durch **positive Rückkopplung** zu einem sich selbst aufrechterhaltenden Kreislauf. Obwohl das Auftreten von Panikattacken nicht vorhersehbar ist, befürchten die Patienten einen erneuten Angstanfall, wenn Sie sich wieder in einer Situation befinden, in der sie schon einmal mit dieser Todesangst konfrontiert waren. Körperliche Phänomene wie z.B. der Herzschlag werden verstärkt wahrgenommen und im Sinne einer drohenden Gefahr interpretiert, man spricht hierbei von **kognitiver Fehlattribution.** Diese subjektiv empfundene Gefahr steigert wiederum die Angst, was selbstverstärkend zu einer Zunahme der körperlichen Symptome führt. Diese Eskalation führt sowohl zu einem konstant ansteigenden Angstniveau als auch zu ausgeprägter Angst vor der Angst (Erwartungsangst).

Frage: Wie kann man die **Schwere der Erkrankung** einschätzen?

Der STAI, „State-Trait-Anxiety-Inventory" ist ein häufig eingesetzter Fragebogen.

Antwort: Die Schwere der Erkrankung korreliert mit dem Ausmaß der **Beeinträchtigung des Alltags.** Neben Dauer und Frequenz der Panikattacken helfen hierbei Angaben zum Vermeidungsverhalten. Dieser Aspekt muss oft **aktiv** erfragt werden. Möglicherweise schildert der Patient nur wenige Angstanfälle, der Grund liegt aber darin, dass er kaum noch das Haus verlässt und alle potentiell angstauslösenden Situationen meidet. Auch der genaue diagnostische Zusatz „mit oder ohne Vermeidungsverhalten" trägt der Erkrankungsschwere Rechnung. Die Beurteilung erfolgt zusätzlich mithilfe spezifischer **Fragebögen,** auch ein vom Patienten geführtes Angsttagebuch kann bei der Einschätzung helfen.

Frage: Welche Erkrankungen müssen differentialdiagnostisch abgegrenzt werden?

Antwort: Die Angst gehört sicher zu den **häufigsten psychischen Symptomen** bei einem großen Spektrum unterschiedlicher Erkrankungen, weswegen eine genaue Anamnese und exakte Diagnostik von großer Bedeutung ist.

Internistische Erkrankungen	Myokardinfarkt, Angina pectoris, Herzrhythmusstörungen, Herzinsuffizienz, hypertone Krisen; Hypo-, Hyperglykämien, Hyperthyreose, Phäochromozytom; Asthma bronchiale, Lungenembolie
Neurologische Erkrankungen	Migräne, Epilepsien, Durchblutungsstörungen, M. Parkinson, Multiple Sklerose
Psychiatrische Erkrankungen	Affektive und schizophrene Störungen, Zwangsstörungen, dementielle Erkrankungen, Substanzmissbrauch, Persönlichkeitsstörungen, PTSD (post-traumatic-stress disorder)

Tab. 7.2: Erkrankungen mit Angstsymptomatik

Frage: Welche **diagnostischen Maßnahmen** führen Sie durch, um eine körperliche Erkrankung ausschließen zu können?

Antwort: Zunächst sollte man an die **Basisuntersuchungen** denken. Sie sind ein erster Schritt, um eine somatische Erkrankung als Ursache der Panikattacken auszuschließen:
- Körperliche internistische und neurologische Untersuchung
- Ruhe-EKG

- Routinelabor incl. Blutzucker
- Bestimmung von Schilddrüsenparameter, Vanillin-Mandelsäure und Hydroxyindolessigsäure (Ausschluss von Hyperthyreose, Phäochromozytom bzw. Karzinoidsyndrom)
- CT oder NMR des Kopfes, um eine zerebrale Raumforderung auszuschließen

Nur wenn sich hierbei ein pathologischer Befund ergibt, sollte man weitergehende Untersuchungen durchführen.

Merke: Bei jeder Erstmanifestation einer psychiatrischen Erkrankung sollte zum Ausschluss einer Raumforderung eine zerebrale Bildgebung angefertigt werden.

Frage: Sie haben auch eine Reihe **psychiatrischer Krankheitsbilder** genannt, die eine **ähnliche Symptomatik** aufweisen können. Wie können sie die Panikstörung abgrenzen? Gibt es Überschneidungen?

Antwort: Eine Psychose aus dem schizophrenen Formenkreis, eine Persönlichkeitsstörung und auch die Zwangserkrankung ist durch das Vorliegen zusätzlicher Symptome in den meisten Fällen gut abzugrenzen. Die PTSD muss durch Fragen nach einem zugrunde liegenden Trauma, Flashbacks und Träumen, die meist inhaltlich und zeitlich mit der Angstthematik zusammenhängen, ausgeschlossen werden.

Besondere Aufmerksamkeit sollte man den **depressiven Störungen** und den **Suchterkrankungen** widmen, da diese Erkrankungen nicht selten nebeneinander bestehen können, also eine hohe Komorbiditätsrate existiert.

Frage: Warum ist es besonders wichtig, diese **Komorbidität** festzustellen?

Antwort: Der Zusammenhang hat vor allem Bedeutung für die **Therapie:** Wenn zum Beispiel eine Depression und eine Angsterkrankung gemeinsam auftreten, wird man zunächst versuchen, die Depression adäquat zu behandeln. Möglicherweise verschwinden die Symptome der Angsterkrankung mit zunehmender Remission der depressiven Symptomatik.

Frage: Was verstehen Sie unter **Generalisierung**?

Antwort: Wenn sich die Angst von einer bestimmten Situation auf andere, ähnliche Situation ausweitet, spricht man von Generalisierung. Diese Expansion angstbesetzter Situationen ist ein typisches Merkmal der Angsterkrankung, insbesondere wenn sie nicht behandelt wird.

Frage: Bitte erläutern Sie die **Grundzüge der Behandlung** einer Angsterkrankung.

Antwort: Grundsätzlich steht die Vermittlung eines **adäquaten Krankheitskonzepts** und die umfassende Aufklärung über die Erkrankung an erster Stelle.

Aufbauend zeigen bei einer Panikstörung mit oder ohne Agoraphobie **Verhaltenstherapie** und **pharmakologische Behandlung** mit Antidepressiva vergleichbar gute Erfolge, am besten wirkt eine Kombination beider. Von der Gabe von Benzodiazepinen sollte man, außer eventuell in der Akutbehandlung, Abstand nehmen, da die Gefahr einer körperlichen und psychischen Abhängigkeitsentwicklung besteht. Viele der Patienten haben bei Therapiebeginn aber bereits Erfahrung mit Benzodiazepinen gemacht, die nach wie vor sehr unkritisch rezeptiert werden. Deshalb steht am Anfang einer Behandlung oft ein kontrollierter Benzodiazepinentzug, dessen Absetzphänomene die Angstsymptomatik erst einmal verstärken können.

Merke: Benzodiazepine sind bei der Behandlung einer Angsterkrankung außer in der Akutbehandlung nicht indiziert! Gefahr einer Abhängigkeitsentwicklung!

Frage: Sind alle **Antidepressiva** gleich geeignet? Welchen Wirkstoff wählen Sie?

Antwort: Aus der Gruppe der Antidepressiva werden heute neuere Substanzen, also selektive Serotonin-Wiederaufnahmehemmer, z.B. Paroxetin (Seroxat®) oder Sertralin (Zoloft®) eingesetzt.

Frage: Wie beginnen Sie die pharmakotherapeutische Behandlung? An welchen Kriterien messen Sie einen Therapieerfolg?

Antwort: Die häufigsten Nebenwirkungen von SSRIs sind innere Unruhe und gastrointestinale Beschwerden, ähnlich den Zeichen einer Panikattacke. Sie treten initial am stärksten auf. Die medikamentöse Behandlung muss daher einschleichend begonnen werden um die Compliance des Patienten nicht zu gefährden. Die Paroxetin-Behandlung beginne ich mit einer **Anfangsdosis** von 10 mg/d morgens. Nach einigen Tagen erfolgt eine Dosiserhöhung auf 20 mg/d. Die therapeutische Wirksamkeit wird anhand der Verbesserung der klinischen Symptomatik gemessen, durch die Kontrolle des Plasmaspiegels kann die Compliance mit beurteilt werden. Je nach Ansprechen kann die Dosis bis max. 60 mg/d gesteigert werden.

Frage: Nennen Sie **Charakteristika der verhaltenstherapeutischen Behandlung** von Angsterkrankung.

Antwort: Neben der Aufklärung über die Entstehung der Erkrankung und die aufrecht erhaltenden Mechanismen z.B. mithilfe des Teufelskreismodells steht die **Verhaltensbeobachtung** zunächst im Vordergrund. Dazu führt der Patient selbst ein sog. Angsttagebuch, in dem er Frequenz und Ausprägung seiner Angstanfälle sowie sein Vermeidungsverhalten notiert. Mithilfe **kognitiver Techniken** lernt der Patient, fehlerhafte automatische Gedanken wie „ich atme viel öfter als vorher, also bekomme ich schlecht Luft, ich habe Atemnot" zu erkennen und zu kontrollieren, so können eingefahrene Verhaltensmuster schrittweise verändert werden.

Bei einer ausgeprägten agoraphobischen Komponente wird in **Exposition** geübt. Das Prinzip besteht darin, so lange in einer definierten, angstauslösenden Situationen zu bleiben, bis die Angst nach einer anfänglichen Zunahme wieder auf ein „normales Niveau" abfällt. Diese Entwicklung kennen die Patienten nicht, da sie solche Situationen vermeiden oder aber so schnell wie möglich verlassen. Dabei besteht die falsche Überzeugung, die Angst würde sich unendlich steigern. Die Expositionsübungen werden zunächst mithilfe des Therapeuten, und später überwiegend vom Patienten allein durchgeführt.

Merke: Angsterkrankungen sind **die** Domäne der Verhaltenstherapie!

Frage: Schildern Sie den **Spontanverlauf** einer unbehandelten Panikstörung. Könnte die Behandlung den Verlauf günstig beeinflussen?

Antwort: Die **Panikstörung** kann episodenhaft verlaufen, meist besteht sie aber über Jahre mit wechselnder Intensität. Unbehandelt kommt es lediglich in 20 % der Fälle zu einer Remission. Zunehmender sozialer

Rückzug und Isolation, sekundärer Missbrauch von Benzodiazepinen oder Alkohol können Folge der Chronifizierung sein.

Diese Entwicklung wird durch eine adäquate Behandlung deutlich verbessert: Die Patienten erreichen durch eine Verhaltens- und oder Pharmakotherapie in 60–80 % Beschwerdefreiheit.

7.1.3 Agoraphobie

Frage: Nennen Sie die charakteristischen Zeichen einer **Agoraphobie**.

Antwort: Die Agoraphobie beschreibt die Angst, die durch den **Aufenthalt in fremder Umgebung** ausgelöst wird. Entgegen dem früheren Verständnis (Agora, griechisch = Marktplatz) bezieht sich der Begriff nicht mehr nur auf weite leere Plätze. Kennzeichnend ist die Vorstellung des Patienten, dass er körperliche Beschwerden (Schwindel, Kollapsneigung) bekommen könnte, ohne dass er entweder Hilfe holen kann oder die Möglichkeit hat, die Umgebung zu verlassen. Die ICD-10 beschreibt folgende **typische Situationen:**
- Menschenmengen
- Öffentliche Plätze
- Reisen mit weiter Entfernung von Zuhause
- Reisen alleine

Das Vermeiden dieser phobischen Situationen ist ein entscheidendes Symptom der Agoraphobie.

Frage: Mit welchen anderen psychiatrischen Erkrankungen ist die Agoraphobie vergesellschaftet?

Antwort: Die Agoraphobie tritt häufig mit einer **depressiven Symptomatik** auf. Dabei können sich die beiden Störungen unabhängig voneinander entwickeln oder die Agoraphobie geht mit einem depressiven Syndrom einher. Auch die umgekehrte Konstellation ist vorstellbar. Weitaus wichtiger ist aber die enge Verbindung zur der Panikstörung (s. Kap. 7.1.2).

7.1.4 Soziale Phobie

Fallbeispiel: Ein 27-jähriger Student der Germanistik stellt sich in ihrer Praxis vor und bittet sie um ein Attest, da er sich außerstande fühlt, an der in der nächsten Woche stattfindenden Prüfung teilzunehmen. In diesem Fach sei er schon zweimal vergeblich angetreten, deshalb sei dies seine letzte Chance. In den anderen Fächern habe er gute Leistungen, doch diese Professorin bestehe auf mündlichen Prüfungen. Er habe sich schon in der Apotheke Baldriantropfen geholt, aber davon keine beruhigende Wirkung gespürt.

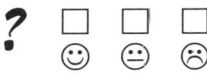

Frage: Woran können sie unterscheiden, ob der Student nur ein „Drückeberger" ist, oder eine behandlungsbedürftige Erkrankung hat? Hat nicht jeder Prüfling Angst oder ein ungutes Gefühl vor einer mündlichen Prüfung? An welche Erkrankung denken Sie?

Antwort: Ich denke an eine **soziale Phobie.** Ein geschickter „Mogler" würde sich primär nicht bei einem Psychiater vorstellen, er würde sich auch sicher bemühen, gleich von vornherein eine hieb- und stichfeste Geschichte zu präsentieren. Zur Einschätzung des Krankheitswerts ist zu fragen, ob diese Situation zum ersten Mal aufgetreten sei oder ob der junge Mann schon früher mit ähnlichen Situationen Schwierigkeiten gehabt habe. Wenn ja, lasse ich mir die dabei auftretenden Symptome näher schildern. Außerdem frage ich ihn natürlich, ob er auf die Prüfung vorbereitet ist.

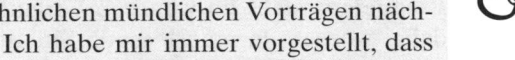 Kennen Sie das Gefühl?

Fallbeispiel: Der Student berichtet weiter: „Schon in der Schule habe ich vor Referaten oder ähnlichen mündlichen Vorträgen nächtelang nicht schlafen können. Ich habe mir immer vorgestellt, dass mich alle anschauen, und ich dann keinen Ton mehr herausbringe. Einmal ist es wirklich so passiert. Ich bin total rot angelaufen und habe auf mein Blatt gestarrt. Mir war ganz schlecht. Die Klasse hat natürlich zu Grölen angefangen, da hat mich der Lehrer auf den Platz zurückgeschickt.
Was die morgige Prüfung angeht: Ich bin ja gut vorbereitet, das ist ja das Lächerliche. Ich habe immer mit meinem Freund gelernt und der hat mich damit aufgezogen, die Panik, die ich mache, sei doch gar nicht nötig. Ich hätte so eine Prüfungssituation auch gern mal in einer Lerngruppe ausprobiert, aber das hab ich nicht geschafft. Wenn da ein paar Leute zusammen sind, die ich nicht gut kenne, geht's schon los..."

Frage: Fassen Sie den Bericht des Studenten zusammen. Von welchen **Symptomen einer sozialen Phobie** berichtet er?

✚ Man muss hier auch eine **Examensangst**, die zur Gruppe der spezifischen Phobien gehört, ausschließen. Die Anamnese, z.B. mit guten schriftlichen Leistungen weist aber auf eine soziale Phobie hin.

Antwort: Der Patient hat die wichtigsten Symptome dargelegt, die die Diagnose einer sozialen Phobie rechtfertigen.
- **Auslösende Situationen:** wie z.B. Sprechen in der Öffentlichkeit, Essen in Gesellschaft, soziale Kontakte, v.a. mit dem anderen Geschlecht. Die Ängste können so weit gehen, dass sämtliche Situationen außerhalb der gewohnten Umgebung betroffen sind.
- **Furcht vor prüfender Beobachtung** durch eine relativ kleine Gruppe (Angst, sich zu exponieren).
- **Vegetative Symptome:** wie z.B. Vermeiden von Blickkontakt, Erröten, Übelkeit, Händezittern, Harndrang.
- Der Patient hat auch berichtet, dass er die **Angst als übertrieben** und **nicht angebracht** empfindet, sich trotzdem aber nicht dagegen „wehren" kann. Das ist ein entscheidendes Merkmal der Störung. Häufig kann sie auch mit Furcht vor geäußerter Kritik und einem geringen Selbstwertgefühl einhergehen. Diesen Aspekt müsste man in einer eingehenden Anamnese noch genauer erfragen.

Frage: Nennen Sie die **Grundzüge der Therapie**.

✚ Auch andere Verfahren wie z.B. autogenes Training oder Hypnotherapie werden bei dieser Erkrankung angewendet.

Antwort: Die soziale Phobie wird verhaltenstherapeutisch behandelt. Neben der ausführlichen Information über die Erkrankung können spezifische **Entspannungsverfahren** als Behandlungsgrundlage dienen. Die Muskelrelaxation nach Jakobson arbeitet z.B. mit der gezielten An- und Entspannung von Muskelgruppen. Geschulte Patienten können dieses Verfahren gut alleine anwenden. Das **Training der sozialen Kompetenz** steht im weiteren Verlauf im Vordergrund der Therapie, dabei werden angstauslösende Situationen in gestuften Expositionstraining durchlaufen (s. Kap. 15).

Frage: Was raten Sie Ihrem Patienten?

Antwort: Zunächst muss man natürlich die Exploration weiter führen. Sollte sich die Verdachtsdiagnose bestätigen, würde ich ihm zu einer verhaltenstherapeutischen Behandlung raten. Das erbetene Attest kann ich in diesem Fall ausstellen, eine alternative Gabe eines Betablockers wäre sinnvoll, wenn die vegetative Symptomatik im Vordergrund steht. Diese Akutmaßnahme stellt aber nur im Zusammenhang mit einer weiterführenden Therapie eine Lösung dar.

7.1.5 Spezifische Phobie

Frage: Was bedeutet der Begriff „spezifische Phobie"?

Antwort: Eine spezifische Phobie bezieht sich nur auf ein **definiertes Objekt** oder **Situation.** Meistens handelt es sich um Tiere wie Mäuse, Spinnen, Insekten oder Schlangen. Zu den spezifischen Phobien gehört auch die Klaustrophobie (Angst vor zu engen Räumen), die Höhenangst, Flugangst oder die Angst vor Spritzen und Verletzungen.

Frage: Wie äußert sich diese Erkrankung? Handelt es sich um eine häufige Erkrankung?

Antwort: Die phobischen Objekte oder Situationen – und nur diese – lösen Angstreaktionen aus, die einer Panikattacke ähneln können. Die Betroffenen wissen meist, dass ihre Furcht nicht angemessen ist. Der Leidensdruck hängt sehr stark davon ab, wie häufig man mit dem Auslöser konfrontiert wird. Deshalb kommen sicher nur ein geringer Anteil der Patienten in psychiatrische Behandlung. Das Phänomen der spezifischen Phobie ist sicher häufig.

Frage: Wie ist die **Prognose** einer spezifische Phobie einzuschätzen?

Antwort: Die Prognose hängt wahrscheinlich davon ab, zu welchem Zeitpunkt die Symptomatik zuerst aufgetreten ist. Phobien, die bereits in der Kindheit begonnen haben, können wieder vollständig remittieren, wohingegen später entstandene Erkrankungen ohne Behandlung oft bestehen bleiben. Verhaltenstherapeutisch, z.B. mit Expositionstraining, kann das Krankheitsbild erfolgreich behandelt werden.

+ Goethe lebte eine zeitlang in Strasbourg und schrieb einen begeisterten Aufsatz über den Erbauer des Münsters, konnte sich aber wegen seiner Höhenangst nicht auf dem Münsterturm aufhalten. Im selbstentworfenen Expositionstraining blieb er immer wieder so lange auf dem Turm, bis die Angstsymptomatik verschwand.

7.1.6 Generalisierte Angststörung

Frage: Wie unterscheidet sich die **generalisierte Angststörung** von den anderen Angsterkrankungen?

Antwort: Wichtiges Unterscheidungsmerkmal ist, dass die Angst nicht wie bei den anderen Krankheitsbildern dieser Störungsgruppe auf eine bestimmte Situation oder ein Objekt bezogen ist, sie ist **„frei flottierend",** man spricht auch von **„kontextunabhängigen" Befürchtungen.** Es bestehen übermäßige, unrealistische Sorgen, die mit motorischer Anspannung und vegetativen Symptomen einhergehen.

Frage: Welche **Inhalte** haben diese Befürchtungen? Wie verläuft die generalisierte Angststörung?

Antwort: Die Patienten berichten über Ängste, die sie mehr oder weniger ausgeprägt **immer** begleiten. Sie leiden unter unbestimmten Ängsten oder befürchten z.B., ein Angehöriger könne ernsthaft erkranken oder verunglücken, sie könnten in unbestimmter Zeit in Geldnöte kommen oder in der Arbeit Schwierigkeiten bekommen. Die Inhalte können sehr individuell und vielgestaltig sein. Wichtig für die Diagnosestellung ist in diesem Fall das **Zeitkriterium,** die ICD-10 fordert z.B. primäre Angstsymptome an den meisten Wochentagen über mehrere Wochen hinweg.

Der Verlauf dieser Erkrankung ist meist sehr schwankend, neigt aber insgesamt zur **Chronifizierung.**

7.2 Zwangserkrankung

Fallbeispiel: Bei der Visite in der Klinik wird dem Oberarzt eine neue Patientin vorgestellt. Sie wirkt ungepflegt, trägt einen Mundschutz und grüßt den Arzt zwar, verweigert aber, ihm die Hand zu reichen.

Frage: Wie interpretieren Sie das Verhalten der Patientin? Auf was achten Sie besonders?

Antwort: Die Patientin scheint Angst vor Verunreinigung zu haben. Dafür spricht der Mundschutz der Patientin und, dass sie das Händeschütteln ablehnt. Eine **Bakteriophobie** kann Ausdruck einer Zwangserkrankung sein, kann aber auch als isolierte spezifische Phobie oder bei schizophrenen Störungen, vor allem bei chronifiziertem Krankheitsverlauf bestehen. Wenn möglich werde ich die Hände der Patientin betrachten. Die so genannten Waschfrauenhände von Zwangspatienten rühren von übermäßigem, ritualisierten Waschen her.

Frage: Welche **psychopathologischen Phänomene** gehören zur Zwangserkrankung?

Antwort: Man unterscheidet:

Symptom	Definition	Beispiel
Zwangsgedanken	Gedanken, die sich immer wieder aufdrängen	Ängste vor Verletzungen anderer; sich durch den Kontakt mit Menschen oder Dingen zu beschmutzen oder Angst vor einer Erkrankung; Nachgrübeln, ob man bestimmte Dinge erledigt hat oder nicht
Zwangsimpulse	Vorstellung, eine Handlung raptusartig zu begehen	Angst, seinem Kind, Angehörigen oder sich selbst etwas anzutun; Angst vor impulsartigen sexuellen Handlungen, die als ichfremd erlebt werden
Zwangshandlungen	Handlungen werden wiederholt zum Abbau innerer Anspannung durchgeführt	Kontrollzwang (Tür geschlossen, Kaffeemaschine ausgeschaltet, Kerze ausgeblasen?); rituelle Waschungen bei Angst vor Krankheitserregern, sich rückversichern, ob alles in Ordnung ist; ob man keinen Fehler gemacht hat; Zählzwang

Tab. 7.3: Typische Symptome der Zwangserkrankung

Den Symptomen gemeinsam ist, dass der Inhalt nie angenehm, sondern immer zumindest **schamhaft besetzt** oder **angsteinflößend** ist. Charakteristischerweise werden diese Empfindungen von den Patienten als lästig und leidverursachend empfunden. Sie drängen sich jedoch wieder und wieder auf, ohne dass sie vermieden werden können.

Frage: Wie können sie **Zwangsgedanken** differentialdiagnostisch von Wahngedanken abgrenzen?

Antwort: Der Patient mit einer psychotischen Symptomatik ist von der Richtigkeit seiner Gedankeninhalte überzeugt, für ihn besteht die so genannte „Wahngewissheit". Patienten mit einer Zwangserkrankung berichten von sich aus über die „**Unsinnigkeit**" ihrer Gedanken, können sich aber trotzdem nicht davon frei machen.

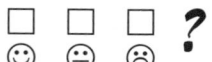

Frage: Bitte gehen Sie näher auf die **Zwangshandlungen** ein.

Antwort: Die **Zwangshandlung** ist eng mit den Zwangsgedanken verknüpft. Sie kann zur **Kontrolle** dienen, **ob ein befürchtetes Ereignis eingetreten ist** (Kontrolle des Küchenherdes) oder nicht. Zwangshandlungen können auch eine **neutralisierende Funktion** haben, d. h. spannungsreduzierend wirken. Beispielsweise fragt ein Patient, der befürchtet, mit dem Messer auf jemanden loszugehen, wiederholt, ob alles in Ordnung ist, ob er nichts Böses angestellt hat. Die Patienten fühlen sich im wahrsten Sinne des Wortes gezwungen, Kontrollhandlungen zu vollziehen, die oft starken **rituellen Charakter** annehmen und **stereotyp** durchgeführt werden. Diese Rituale stehen nicht automatisch in einem logischen Zusammenhang mit den Zwangsgedanken, so kann eine bestimmte Körperhaltung oder -bewegung wie das Stehen bleiben und Drehen um die eigene Achse als Neutralisierung für vorhergehende Gedanken dienen. Kann die Kontrollhandlung nicht durchgeführt werden, entsteht eine große innere Anspannung, die nur durch die Ausführung der Zwangshandlung zumindest vorübergehend nachlässt. Bei den meisten Patienten bestehen verschiedene Handlungsrituale nebeneinander.

Fallbeispiel: Die Patientin mit dem Mundschutz berichtet: „Ich bin 35 Jahre alt und ledig, ich bin gelernte Verwaltungsangestellte und arbeite als Sachbearbeiterin bei einem großen Fußballverein, seit einigen Wochen bin ich aber krank geschrieben. Ich war immer schon ein sehr ordentlicher Mensch, habe meine Wohnung immer in Schuss gehalten, dass heißt ich habe zweimal in der Woche alles geputzt. Irgendwann habe ich in der Zeitung gelesen, dass man von den Bakterien in den Großraumbüros schreckliche Krankheiten bekommen kann. Damals habe ich begonnen, mir nach jedem Kontakt mit einem Kunden oder Kollegen die Hände penibelst zu waschen. Nach der Arbeit habe ich die Kleidung sofort ausgezogen und gewaschen, damit ich die Verschmutzung möglichst nicht in der Wohnung verteile. Dabei fingen in meinem Kopf Befürchtungen über alle möglichen Erkrankungen an zu kreisen, zum Schluss war das nur noch eine Art Gebetsformel: „Du hast dich angesteckt, jetzt geht's schon los." Zu Beginn habe ich versucht, mit mir selbst zu argumentieren, es war mir doch klar, dass ich gesund war und die Angst vor den Bakterien unbegründet! Mit der Zeit bin ich dazu nicht mehr gekommen, ich war immer mehr mit dem Vermeiden von Kontakten zu Fremden und mit Putzen meiner Wohnung beschäftigt.

Zum Schluss konnte ich nicht mal mehr aus dem Haus gehen, weil ich schon vorher so oft Händewaschen musste oder mich aus lauter Angst vor möglicherweise infizierten Kleidungsstücken gar nicht für etwas zum Anziehen entscheiden konnte. Eine Freundin hat mich dann mit sanfter Gewalt hierher gebracht. Obwohl ich weiß, dass meine Angst unbegründet ist, kann ich meinen Mundschutz noch nicht ablegen, nicht einmal die Hand kann ich Ihnen reichen!"

Frage: Welche typischen **Zwangssymptome** kamen in dem Bericht zur Sprache?

Antwort: Die Patientin beschreibt ihre lange Krankheitsgeschichte mit **Zwangsgedanken** und **Zwangshandlungen**. Deutlich kommt zum Ausdruck, wie sehr sie durch diese allmählich generalisierende Symptomatik und den Versuch des Vermeidens in ihrem täglichen Leben eingeschränkt wurde. An dieser Stelle wird der Unterschied zum gesunden Menschen deutlich. Zwangsgedanken und -handlungen können sporadisch auch beim Gesunden auftreten, sie führen jedoch nicht zur Beeinträchtigung des Alltags.

> **tipp** Jeder kennt das ungewisse Gefühl, die Kaffeemaschine nicht ausgeschaltet zu haben. Die Sorge darum beschäftigt den Gesunden aber nach EINER Kontrolle nicht länger

> **tipp** Für die meisten psychiatrischen Erkrankungen gibt es spezifische Fragebögen, die Symptomatik, Schweregrad und auch Verlauf der Behandlung gut abbilden können. Im Fall der Zwangserkrankung gibt es z. B. die Y-BOCS, die Yale-Brown-Obsessive-Compulsive-Rating-Scale.

Frage: Berichten Sie, was Sie über die **Epidemiologie** der Zwangsstörung wissen.

Antwort: Es handelt sich um eine häufige Erkrankung, die Lebenszeitprävalenz wird mit 1–2 % angegeben. Männer und Frauen sind gleich häufig betroffen. Meist beginnt die Erkrankung im frühen Erwachsenenalter. Unbehandelt verläuft die Zwangserkrankung fast immer chronisch. Wie auch aus dem Patientenbericht zu sehen war, **generalisiert** die Symptomatik, sodass alle Bereiche des Lebens nach und nach von den Zwangssymptomen betroffen und bestimmt werden.

☐ ☐ ☐ **?**
☺ 😐 ☹

✚ Bei ca. einem Fünftel der Betroffenen besteht komorbid eine selbstunsichere (ängstlich vermeidende) Persönlichkeit, in ca. 10 % der Fälle ist eine dependente (abhängige) Persönlichkeitsstörung zu diagnostizieren.

Frage: Welche Krankheiten müssen Sie **differentialdiagnostisch** abgrenzen?

Antwort: Bezüglich der Differentialdiagnosen sind, wie vorhin schon erwähnt, **schizophrene Psychosen**, aber auch andere Erkrankungen abzugrenzen, die zwanghafte Phänomene aufweisen können wie z.B. Essstörungen, Suchterkrankungen oder Störungen des Sexualverhaltens. Hinsichtlich der Depression muss ich beachten, dass es eine Depressionsform gibt, die mit ausgeprägten Zwangssymptomen einhergeht (früher: anankastische Depression). Eine Depression kann aber auch im Rahmen einer Zwangserkrankung sekundär auftreten.

☐ ☐ ☐ **?**
☺ 😐 ☹

Frage: Welche **Therapieverfahren** sind zur Behandlung einer Zwangserkrankung geeignet?

Antwort: Meist wird eine zweigleisige Therapie mit Medikamenten und Verhaltenstherapie angestrebt. Von den untersuchten Psychopharmaka haben die **SSRI** (z.B. Citalopram) die beste Wirksamkeit gezeigt. Wichtig ist, dass im Vergleich zur Behandlung einer Depression die Dosierung oft höher gewählt werden muss, auch zeigt sich ein Therapieerfolg meist erst nach einer längeren Latenz. Die Verhaltenstherapie arbeitet mit **Entspannungsverfahren, kognitiven Techniken** und **Expositionsbehandlung** (s. Kap. 12). Ziel ist die Habituation, also die Abschwächung der Angst durch die Konfrontation. Während der Behandlung führt der Patient ein Symptomtagebuch, indem er Anzahl und Zeit der Zwangshandlungen notiert. Dies fördert die Eigenverantwortlichkeit des Patienten in der Therapie.

7.3 Posttraumatische Belastungsstörung (PTSD: post traumatic-stress-disorder)

☐ ☐ ☐ **?**
☺ 😐 ☹

tipp Natürlich entwickeln nicht alle Beteiligten in solchen Extremsituationen eine PTSD.

Frage: Wie erklären Sie den Begriff der **posttraumatischen Belastungsstörung.** An welche zeitgeschichtlichen Beispiele denken Sie?

Antwort: Diese Erkrankung betrifft Menschen, die eine **katastrophale Lebenssituation,** Krieg, Bedrohung des eigenen Lebens, Zeuge eines gewaltsamen Todes, Vergewaltigung, Terror selbst miterleben mussten. Bei Ihnen kann sich mit einiger zeitlicher Verzögerung (Wochen bis einige Monate) eine schwere Belastungsreaktion ausbilden. Hauptsymptom sind so genannte **Flashbacks,** d.h. plötzlich sich aufdrängende Erinnerungen an das Erlebte im Wachzustand oder Albträumen. Dazu kommt eine **vegetative Übersensibilität,** die sich in Schlaflosigkeit, übermäßiger Schreckhaftigkeit und Wachsamkeit äußert. Die Betroffe-

7.3 Posttraumatische Belastungsstörung

nen ziehen sich zurück, wirken abgestumpft und teilnahmslos. Situationen und Aktivitäten, die Erinnerungen an das traumatische Ereignis hervorrufen können, werden vermieden. An Beispielen fallen mir die Feuerwehrleute ein, die bei dem Anschlag auf das World Trade Center 2001 im Einsatz waren, Schüler des Erfurter Gymnasiums, die 2002 den Tod von Mitschülern miterlebt haben.

Merke: Typisch für eine PTSD ist das Vermeiden von Situationen, die an das Trauma erinnern könnten.

Frage: Wodurch sind diese Patienten besonders gefährdet? Welche Erkrankungen müssen Sie als **Differentialdiagnosen** ausschließen?

Antwort: Im Verlauf können sich **Suizidgedanken** entwickeln, viele Patienten greifen als „Selbstmedikation" zu Alkohol oder sedierenden Substanzen. Angst- und depressive Syndrome können sich auf dem Boden einer PTSD entwickeln, können aber auch schon vorher bestanden haben. **Depressionen** und **Angststörungen** müssen durch eine sorgfältige Anamnese abgegrenzt werden. Wichtig sind vor allem Fragen nach dem Zeitpunkt des Auftretens einzelner Symptome und dem Zusammenhang mit der Traumatisierung.

✚ Neben der posttraumatischen Belastungsstörung existiert auch eine akute Belastungsstörung, die Minuten nach dem traumatischen Ereignis beginnt und meist nach einigen Stunden bis Tagen remittiert. Hauptsymptom ist die anfängliche „Betäubung" gefolgt von Zeichen der Angst, Verzweiflung, Niedergeschlagenheit und Rückzug.

Frage: Berichten Sie über die therapeutischen Möglichkeiten zur **Behandlung** einer **PTSD**.

Antwort: Bei Suizidalität, Angst oder Depression ist eine **psychopharmakologische** Behandlung mit Antidepressiva (SSRI) wichtig. Darüber hinaus ist eine oft längere **psychotherapeutische** Betreuung vonnöten. Wesentliche Elemente sind: Information über die Erkrankung, Entspannungsverfahren, Bearbeitung der Vermeidungsstrategien bis hin zur Exposition mit dem traumatischen Erlebnis. Selbsthilfeeinrichtungen leisten bei dieser Bewältigung eine wertvolle Hilfe.

7.4 Anpassungsstörung

Frage: Charakterisieren Sie kurz die **Anpassungsstörung**. Wie ist sie gegen eine Depression abzugrenzen?

> **tipp** Abgrenzung zur PTSD: Keine Flashbacks oder Albträume.

Antwort: Die Anpassungsstörung ist, ähnlich wie die PTSD, eine Reaktion auf eine einschneidende Lebensveränderung, z.B. Trennung in der Partnerschaft oder Verlust des Arbeitsplatzes. Krankheitszeichen zeigen sich hier innerhalb weniger Wochen nach dem Ereignis. Die Symptome können sehr vielfältig sein, im Vordergrund stehen depressive oder Angst-Symptome, auch somatoforme Beschwerden oder eine Mischung der Genannten können vorgebracht werden. Im klinischen Alltag kann es schwer fallen, eine Depression oder auch Angsterkrankung auszuschließen. Kennzeichen der Anpassungsstörung ist eigentlich, dass keine der berichteten Krankheitszeichen so ausgeprägt sind, dass eine spezifische Diagnose gerechtfertigt wäre.

7.5 Somatoforme Störungen

Frage: Welche **somatoformen Störungen** kennen Sie?

> **tipp** Molière „der eingebildete Kranke" ist ein literarisches Musterbeispiel der hypochondrischen Angst.

> **tipp** Zur Gruppe der hypochondrischen Erkrankungen gehört auch die **Dysmorphophobie**, bei der sich die Betroffenen übermäßig mit einem vermuteten subjektiven Schönheitsfehler (zu große Nase, zu kleiner Kopf) auseinandersetzen, was zu erheblichem Leidensdruck führen kann.

Antwort: Allen somatoformen Störungen ist gemein, dass körperliche Beschwerden oder die Befürchtung, an einer körperlichen Erkrankung zu leiden, im Vordergrund stehen, ohne dass dafür eine körperliche Ursache gefunden werden kann. Die wichtigsten sind:

- **Somatisierungsstörung:** Hier stehen mannigfaltige und wechselnde körperliche Beschwerden im Vordergrund. So genanntes „Ärzteshopping", also wechselnde, häufige Arztbesuche meist über Jahre, gehören zu dem Krankheitsbild. Die ärztliche Erklärung, keine Ursache zu finden, wird nicht akzeptiert. Zur genaueren Diagnose wird die vorwiegende Symptomatik, z.B. gastrointestinale Symptome, angegeben.
- **Anhaltende somatoforme Schmerzstörung:** Hauptsymptom sind hier quälende, vielfältige, rezidivierend auftretende Schmerzen für die kein ausreichend erklärendes körperliches Korrelat gefunden wurde. Die Schmerzsymptomatik tritt bei emotionalen Konflikten oder psychosozialen Schwierigkeiten verstärkt auf.
- **Hypochondrische Störung:** Die Patienten leiden unter der Befürchtung, an einer schweren körperlichen Erkrankung zu leiden, ohne dass spezifische Anzeichen oder Befunde erhoben werden können. Im Unterschied zu den beiden anderen Erkrankungsbildern steht die **Angst,** nicht die körperlichen Beschwerden, im Vordergrund.

Frage: Als Nervenarzt werden Sie von den meisten Patienten auch mit vielerlei körperlichen Beschwerden konfrontiert, ohne dass ein organisches Korrelat gefunden wird. Welche anderen psychischen Störungen außer der somatoformen Störung können sich dahinter verbergen?

Antwort: Die Abgrenzung zur depressiven Episode ist nicht einfach, da somatoforme Beschwerden das Bild einer **Depression** prägen können. Somatoforme Beschwerden auf dem Boden einer Depression bessern sich aber mit der Behandlung, wohingegen sie bei einer somatoformen Störung bestehen bleiben. Auch eine Panikattacke kann körperliche Beschwerden hervorbringen, sie ist durch eine zeitlich begrenzte Dauer definiert. Nähe besteht weiterhin zu **zönästhetischen Halluzinationen** und dissoziativen Bewegungsstörungen.

Frage: Wie werden somatoforme Störungen behandelt?

Antwort: Die Vermittlung eines rationalen Krankheitskonzepts steht an zentraler Stelle. In der **Verhaltenstherapie** werden kognitive Verfahren eingesetzt. Eine definiert wirksame medikamentöse Therapie existiert bislang nicht; bei der chronischen Schmerzstörung werden zuweilen niedrig dosierte Trizyklika (z.B. Amitriptylin) eingesetzt.

7.6 Dissoziative Störungen

Frage: Was versteht man unter einer **dissoziativen Störung**?

Antwort: Die Gruppe der **dissoziativen Störungen** fasst eine Reihe seltene, z.T. recht unterschiedliche Krankheitsbilder zusammen. Gemeinsames Kennzeichen ist eine Störung oder Änderung der normalerweise integrativen Funktion von Identität, Gedächtnis oder Bewusstsein. Weiterhin kann es zum Verlust der Kontrolle über Körperbewegungen kommen. Die Dissoziation beschreibt den Vorgang der **Trennung von körperlichen und seelischen Bereichen.** Ein weiteres gemeinsames Merkmal ist, dass es sich um **psychogene Störungen** handelt, also keine körperliche Störung vorliegt. Trotzdem ist der Ausschluss einer körperlichen Ursache zwingend. Die Symptomatik kann stark fluktuieren, sie kann abrupt oder schleichend beginnen. Meist kann man in der Biografie ein auslösendes Ereignis, Belastungen, Beziehungsprobleme finden, die aber vom Betroffenen nicht unbedingt in einem Zusammenhang mit den Beschwerden gesehen werden.

✛ Frühere Bezeichnung: Hysterie, hysterische Neurose, Konversionsneurose.

> **Merke:** Bei den **dissoziativen Störungen** handelt es sich um **psychogene Störungen,** es liegen keine Störungen im körperlichen Bereich vor.

Frage: Können Sie bitte einige Krankheitsnamen mit ihren Charakteristika nennen?

Antwort: Die Gruppe der dissoziativen Störungen umfasst u. a.:
- **Dissoziative Amnesie:** Hauptmerkmal ist der Erinnerungsverlust für wichtige aktuelle Ereignisse.
- **Dissoziative Fugue:** Hier kommt es zu einer zielgerichteten Ortsveränderung von zuhause, d. h. die Patienten „verschwinden" aus ihrer gewohnten Umgebung, nehmen meist eine „neue" Identität an. Dabei verhalten sich die Patienten an ihrem Aufenthaltsort recht unauffällig. Zusätzlich besteht für den Zeitraum der Fugue eine dissoziative Amnesie, die Patienten erinnern sich nicht an ihre ursprüngliche Identität.
- **Dissoziative Störung der Bewegung:** Verlust oder Veränderung von Bewegungsfunktionen, meist sind die Beine betroffen (Unfähigkeit zu Stehen, Gehen). Auch Krampfanfälle können Ausdruck eines dissoziativen Geschehens sein, hier ist eine differentialdiagnostische Abgrenzung oft sehr schwierig.
- Die **multiple Persönlichkeitsstörung** ist eine dissoziative Identifikationsstörung. Der Patient erlebt zwei oder mehrere Persönlichkeiten oder -zustände nebeneinander, wobei zu jedem Zeitpunkt immer nur eine Persönlichkeit „agiert". Diese Störung ist vor allem wegen ihrer medienwirksamen Dramatik bekannt, ihre Existenz wird angezweifelt.

> **Merke:** Die multiple Persönlichkeitsstörung hat nichts zu tun mit der Wahrnehmung verschiedener Realitätsebenen bei Patienten mit einer schizophrenen Psychose!

Frage: Beschreiben Sie den Begriff **Konversion**. In welchem Zusammenhang steht er mit der dissoziativen Störung?

Antwort: Der Ausdruck **Konversion** stammt aus der Psychodynamik und beschreibt die Vorstellung, dass ein innerer „Seelenkonflikt" in körperliche Symptome umgesetzt (konvertiert) wird. Dabei spricht man von einem **„unbewussten Ausdruckscharakter"**, der den Konflikt symbolisch darstellt, ohne dass darüber hinaus eine Auseinandersetzung stattfindet. Man vermutet, dass der Patient eine seelische Entlastung erfährt. Die dissoziativen Störungen der Bewegung und der Sinnesempfindung werden daher oft unter dem Begriff **Konversionsstörungen** subsumiert.

Fallbeispiel: Sie sehen auf der allgemeinneurologischen Station eine 28-jährige Patientin. Es handelt sich um eine Chinesin, sie lebt seit zwei Jahren in Deutschland und ist mit einem Deutschen verheiratet. Die Verständigung mit ihr ist schwierig. Der Mann erklärt, sie habe kaum soziale Kontakte. Seit geraumer Zeit klage sie über Niedergeschlagenheit, ein kribbelndes Gefühl in den Beinen und Lähmungserscheinungen. Als sie gestern in der Wohnung plötzlich zusammengebrochen sei, weil ihr die Beine versagten, sei sie in die Neurologie eingewiesen worden. Die neurologische Untersuchung war unauffällig.

Frage: An welche **Diagnose** denken Sie? Wie gehen Sie weiter vor?

Antwort: Bei der Patientin besteht eine **neurologische Symptomatik** bei unauffälligem neurologischen Status. Als erstes müssen weitere körperliche Erkrankungen, Infektionen, Tumorgeschehen oder eine degenerative Erkrankungen durch entsprechende Diagnostik ausgeschlossen werden. Hinweisend für eine psychogene Lähmung kann sein, dass sich die Symptomatik nicht genau an funktionelle oder morphologische Gegebenheiten hält. Die Diagnose Konversionsstörung (dissoziative Bewegungsstörung) darf nicht aufgrund fehlender körperlicher Ursachen gestellt werden; eine intensive psychiatrische Exploration ist selbstverständlich. Da sich die dissoziative Störung hinter körperlichen Symptomen „verbirgt", wird die Diagnose oft erst nach langwierigen, somatischen Behandlungsversuchen gestellt.

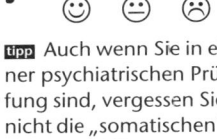
tipp Auch wenn Sie in einer psychiatrischen Prüfung sind, vergessen Sie nicht die „somatischen" Differentialdiagnosen. Am besten gehen Sie epidemiologisch vor – Ausschluss der häufigsten Erkrankung zuerst.

Frage: Wie lässt sich die dissoziative Störung behandeln?

Antwort: Bei der Behandlung der dissoziativen Erkrankungen stehen **psychotherapeutische Verfahren** im Vordergrund. Man muss großen Wert auf eine gute Arzt-Patient-Beziehung legen, da die Vermittlung eines adäquaten Krankheitskonzepts viel Einfühlungsvermögen erfordert. Die Patienten können es, ähnlich wie bei einer somatoformen Erkrankung, als sehr kränkend empfinden, wenn man ihnen ihre körperliche Krankheit in gewissem Maß „wegnimmt". Sie fühlen sich nicht ernst genommen oder als psychisch krank stigmatisiert. Sowohl verhaltenstherapeutische als auch psychodynamische Methoden werden eingesetzt, die medikamentöse Therapie spielt eine untergeordnete Rolle.

8 Essstörungen und Schlafstörungen

ICD-10 F.5: Verhaltensauffälligkeiten mit körperlichen Störungen und Faktoren

8.1 Essstörungen

Frage: Welche **Essstörungen** sind Ihnen bekannt?

Antwort: Grundsätzlich können bei allen psychiatrischen Erkrankungen Störungen des Essverhaltens auftreten. Z.B. ist der Appetitverlust, meist kombiniert mit Gewichtsabnahme, ein häufiges Symptom von Depressionen, aber auch schizophrener Psychosen. Auch die Adipositas kann ein Symptom eines psychischen Konflikts sein. Die wichtigsten Essstörungen sind die **Anorexia nervosa** (Magersucht) und die **Bulimie**, Ess-Brech-Sucht genannt.

Frage: Können Sie die **Gemeinsamkeiten von Anorexie und Bulimie** aufzeigen?

+ Insgesamt sind die Essstörungen seltene Erkrankungen. Für Frauen zwischen 15 und 25 Jahren wird aber eine Häufigkeit von ca. 1 % angegeben. 90 % der Erkrankten sind Frauen.

Antwort: Bei beiden Erkrankungen ist die Wahrnehmung des eigenen Körperbildes gestört. Es besteht eine **Körperschemastörung,** d.h. der Körperumfang und das Gewicht werden falsch eingeschätzt, die Patientinnen halten sich für zu dick. Weiter befürchten die Patientinnen, weiter zuzunehmen, das Gewicht wird in kurzen Abständen kontrolliert und überwacht. Dies kann durch „hungern" oder exzessiven Sport erreicht werden. Betroffene einer Bulimie versuchen, durch selbstinduziertes Erbrechen die „überflüssigen Kalorien" loszuwerden. Die objektive Einschätzung des eigenen „Untergewichts" wird häufig negiert. Beide Erkrankungen können gemischt auftreten.

! **Merke:** Bei Anorexia nervosa und Bulimie besteht eine **Körperschemastörung.**

Fallbeispiel: In der psychiatrischen Ambulanz stellt sich eine Mutter mit ihrer 16-jährigen Tochter vor: Sie mache sich Sorgen, weil die Tochter immer weniger esse und auch so schweigsam sei. Da die Schwester der Mutter an Depressionen leide und auch so abgemagert sei, habe Sie die Tochter überredet, gleich mit zu einem „Facharzt" zu gehen.

Frage: Woran denken Sie bei der Schilderung der Mutter?

Antwort: Die Mutter hat eine **Verhaltensauffälligkeit** geschildert, die zunächst einmal keinen eindeutigen Rückschluss auf eine mögliche Erkrankung zulässt. Ein Zusammenhang mit einer depressiven Erkrankung ist möglich, bei dem Alter der Tochter muss ich in der weiteren Exploration, die ich möglichst mit der Tochter alleine durchführe, nach Symptomen einer Essstörung, aber auch nach Zeichen einer schizophrenen Psychose fragen.

Fallbeispiel: (Fortsetzung): Die Patientin gibt an, bei einer Größe von 179 cm 52 kg zu wiegen. Sie berichtet, vor einem halben Jahr im Fernsehen regelmäßig „Big Brother" gesehen zu haben. Eine der Mitbewohnerinnen habe immer wieder über ihre Figur geklagt. Sie habe dann begonnen, täglich Fitnessübungen zu machen. Außerdem habe sie immer weniger gegessen. Am Ende der Fernsehstaffel habe sie „toll" ausgesehen. Da sie selbst sich auch immer als zu „schwabbelig" empfunden habe, habe sie die Diät des Vorbilds sofort übernommen und auch begonnen, jeden Tag vor der Schule zu Joggen. So habe sie in den letzten drei Monaten 11 Pfund abgenommen. Sie sei aber mit ihrer Figur immer noch nicht zufrieden. Manchmal stehe sie stundenlang vor dem Spiegel und betrachte sich selbst. Aus Angst, wieder zuzunehmen, esse sie fast nur noch Gemüse, Sachen mit viel Kalorien lasse sie grundsätzlich weg, am liebsten gehe sie, statt abends zu essen, noch einmal zum Laufen oder ins Fitnessstudio. Inzwischen habe ihre Mutter aber gemerkt, wie viel sie abgenommen habe und „nerve jetzt rum".

Frage: Nun hat die junge Frau einiges von sich berichtet. An welche Verdachtsdiagnose denken Sie?

Antwort: Ich vermute eine Essstörung, genauer gesagt eine **anorektische Störung**.

☐ ☐ ☐ ❓
☺ 😐 ☹

Frage: Nennen Sie die wichtigsten **Symptome** der **Anorexia nervosa.**

tipp Wenn Ihnen die Symptome nicht einfallen, lassen sie sich nicht aus der Ruhe bringen. Denken Sie noch einmal an das Fallbeispiel. Meist lassen sich die meisten Symptome daraus herleiten.

✚ Die genauere Einschätzung des Körpergewichts wird anhand des **Body-Mass-Index** vorgenommen: BMI = Körpergewicht (kg) 1/Quadrat der Körpergröße (m²). BMI < 17,5 kg/ m² spricht bei Vorliegen der übrigen Symptome für eine Anorexie.

Antwort: Die Patientin hat schon die meisten Symptome genannt:
- Angst vor einer Gewichtszunahme
- Selbstverursachte Gewichtsabnahme
- Körpergewicht mehr als 15 % unter dem Normalgewicht (Brocaregel: Normalgewicht = Körpergröße – 100)
- Vermeidung hochkalorischer Speisen
- Körperschemastörung: Gefühl „zu dick zu sein"
- Übertriebene körperliche Aktivitäten

Weiterhin benutzen manche Patientinnen Abführmittel zur Gewichtsreduktion, auch Einnahme von Diuretika wird berichtet. Wenn die Erkrankung länger besteht, kommt es **sekundär** zu **endokrinen Störungen** wie z.B. zu einer sekundären Amenorrhoe. Viele Patienten sind oft sehr leistungsorientiert, haben sehr hohe Ansprüche an sich selbst. Die Krankheitseinsicht fehlt in den meisten Fällen.

☐ ☐ ☐ ❓
☺ 😐 ☹

Frage: Wie müssen Sie diagnostisch weiter vorgehen? Welche **Differentialdiagnosen** müssen ausgeschlossen werden?

Antwort: Ich muss die Patientin noch genauer nach den oben erwähnten Punkten befragen. Bei der vorliegenden deutlichen Gewichtsabnahme ist eine ausführliche körperliche Diagnostik zum **Ausschluss** von **konsumierenden Tumorerkrankungen** oder **endokrinen Störungen** sowie **Magen-Darm-Erkrankungen** notwendig. An psychiatrischen Erkrankungen kommen, wie bereits erwähnt, **affektive** oder **schizophrene Störungen** in Frage. Auch bei **Zwangsstörungen** kann es zu auffälligem Essverhalten kommen. Die Körperschemastörung ist aber ein richtungweisendes Indiz. Sie kommt bei den anderen Erkrankungen meist nicht oder zumindest nicht so ausgeprägt vor.

☐ ☐ ☐ ❓
☺ 😐 ☹

Frage: Welche **Komplikationen** können im Verlauf der Erkrankung entstehen?

Antwort: Die **massive Gewichtsabnahme** (Kachexie) kann lebensbedrohliche Formen annehmen. Neben **Suizidalität** ist die Kachexie und die Gefahr schwerer **Infektionskrankheiten** für die relativ hohe **Mortalität** von **10 %** mit verantwortlich.

Frage: Beschreiben Sie die charakteristischen **Symptome** einer **Bulimie.**

Antwort: Bei einer Bulimie steht das Auftreten so genannter **Fressattacken** im Vordergrund. Dabei schlingen die Patienten große Mengen meist hochkalorischer Lebensmittel attackenartig, d.h. wahllos und in kurzer Zeit hinunter. Charakteristischerweise berichten die Patienten über ein Gefühl des **Kontrollverlusts** während dieser Essanfälle. Danach versuchen sie zumeist, **Erbrechen** hervorzurufen, um der gefürchteten Gewichtszunahme entgegen zu steuern. **Laxanzienabusus** ist bei diesem Krankheitsbild häufig zu finden. Das Gewicht kann unauffällig und konstant sein, kann aber auch stark schwanken. Im Verlauf entwickelt sich oft ein depressives Syndrom.

✚ Patienten mit Bulimie leiden häufig an den Folgen des selbstinduzierten Erbrechens wie z.B. Karies aufgrund der Magensäure oder Hypokaliämie.

Merke: Leitsymptom der Bulimie sind wiederholte Fress-Brech-Anfälle.

Frage: Nennen Sie die Grundzüge der **Behandlung von Essstörungen.**

Antwort: Die Behandlung von Essstörungen hat zum einen das Ziel, den **Gewichtsverlust** und damit einhergehende Komplikationen zu stoppen und ein Normalgewicht anzusteuern. Weiterhin steht das (Wieder-)Erlernen eines **normalen Essverhaltens** im Vordergrund. Als dritte Säule würde ich die Auseinandersetzung mit dem verzerrten **Selbstbild** nennen. Neben verhaltenstherapeutischen Programmen kommen nach verschiedenen Konzepten auch tiefenpsychologische Elemente zum Einsatz. Auch Familientherapie oder Paartherapie kann eine wichtige Rolle spielen. Limitierend ist nicht selten die mangelnde Krankheitseinsicht der Betroffenen, die auch zum Abbruch der Therapie führen kann.

Frage: Wann müssen Sie eine Patientin mit einer Essstörung **stationär** behandeln?

Antwort: Die **kachektische Patientin** befindet sich in einem lebensbedrohlichen Zustand und muss stationär behandelt werden. Dabei kann eine Zwangsernährung mit einer Magensonde auch gegen den Willen der Patientin notwendig werden, dazu muss natürlich eine richterliche Unterbringung vorliegen. Die **psychotherapeutische Behandlung,** die sich an die internistische Basisversorgung anschließt, kann **ambulant oder stationär** durchgeführt werden. Es gibt eine Reihe von stationären Therapieangeboten, die auf den Effekt einer Gruppentherapie Wert legen. Die Patientinnen wohnen und essen gemeinsam, auch gemeinsame Essensvorbereitung und Kochen gehören mit zum Alltag. Im Verlauf erhalten die Patientinnen immer mehr Freiraum, um die gewonnenen Kompetenzen auch „draußen" anwenden und ausprobieren zu können.

! Merke: Die massive Gewichtsabnahme kann zu einem lebensbedrohlichen Zustand führen!

8.2 Schlafstörungen

Frage: Was versteht man unter **Pavor nocturnus**?

Antwort: Pavor nocturnus bezeichnet eine Schlafstörung, die hauptsächlich im Kindesalter auftritt. Die Kinder wachen im **ersten Nachtdrittel** unvermittelt auf, beginnen in **Panik** zu **schreien**. Sie sind **vegetativ erregt** und zeigen teils heftige **körperliche Bewegung,** laufen aber nicht im Haus umher, wie es für das Schlafwandeln typisch wäre. Am nächsten Morgen besteht meist eine teil- oder vollständige **Amnesie**.

Frage: Wie werden **Schlafstörungen** eingeteilt?

tipp Der Begriff primäre Schlafstörung wird synonym mit dem Begriff psychische Schlafstörung verwandt.

Antwort: Zunächst müssen **organische Schlafstörungen** von **nicht-organischen, primären Schlafstörungen** unterschieden werden. Die primären Schlafstörungen wiederum lassen sich wie folgt einteilen: Bei **Dyssomnien** sind Dauer, Qualität und Zeitpunkt des Schlafs gestört. **Parasomnien** zeichnen sich durch abnorme Vorkommnisse während des Schlafs aus.

Dyssomnien	**Insomnie** (Schlaflosigkeit): z.B. bei Depressionen, schizophrenen Psychosen
	Hypersomnie (übermäßige Schläfrigkeit): z.B. Schlafapnoe-Syndrom, Narkolepsie
	Störungen des Schlaf-Wach-Rhythmus: z.B. bei Schichtarbeitern
Parasomnien	**Somnambulismus** (Schlafwandeln)
	Pavor nocturnus
	Albträume (Angstträume)

Tab. 8.1: Einteilung der Schlafstörungen

8.2 Schlafstörungen

Frage: Sind Schlafstörungen ein **spezifisches Symptom**?

Antwort: Nein. Schlafstörungen bestehen bei sehr vielen organischen und psychiatrischen Erkrankungen. V.a. bei affektiven Erkrankungen und bei schizophrenen Psychosen aber auch bei Angststörungen kann der Schlaf wesentlich gestört sein. Nicht selten sind es die Schlafsstörungen, die den Patienten erstmals in ärztliche Behandlung führen.

Frage: Warum ist es so wichtig, herauszufinden, woher die Schlafstörungen stammen?

Antwort: Nur eine **spezifische Therapie der Grunderkrankung** kann dem Patienten helfen. Wird nur die Schlafstörung behandelt, wird die übrige Symptomatik verschleiert und die Grunderkrankung kann sich verschlechtern. Leidet der Patient beispielsweise unter einer Depression, kann sich trotz verbessertem Schlaf die depressive Stimmung verschlechtern und gegebenenfalls Suizidalität auftreten. Hier kann nur eine genaue Exploration klären, ob der Patient unter einer primären Insomnie oder unter einer anderen psychiatrischen Erkrankung mit dem Symptom Schlafstörung leidet.

Merke: 90 % der Patienten mit affektiven Erkrankungen leiden unter Schlafstörungen.

Frage: Sie haben schon einige psychiatrische Differentialdiagnosen genannt. Fassen Sie die wichtigsten **Differentialdiagnosen** noch einmal zusammen.

Antwort: Folgende Erkrankungen müssen ausgeschlossen werden:
- **Internistische Ursachen:** z.B. Angina pectoris, Herzrhythmusstörungen, Asthma bronchiale, Schlafapnoe, Inkontinenz
- **Neuropsychiatrische Ursachen:** z.B. Narkolepsie, Restless-Legs-Syndrom, Epilepsie, Suchterkrankungen, Depressionen und Manien, schizophrene Psychosen, Angsterkrankungen, Demenz
- **Pharmaka und psychotrope Substanzen:** z.B. Alkohol, Drogen, Nikotin, Koffein, Asthmamedikamente, Antihypertensiva und Nootropika

tipp Beim Lernen empfiehlt es sich, sich parallel zu den Differentialdiagnosen die notwendigen diagnostischen Maßnahmen zu überlegen. Vielleicht möchte der Prüfer es genauer wissen. Die Randspalte bietet Platz für Notizen.

Merke: Alkoholkonsum ist der häufigste Grund für Durchschlafstörungen.

Fallbeispiel: In die psychiatrische Ambulanz kommt eine 37-jährige Geologin. Sie berichtet, die Kontaktadresse der Klinik über eine Internetseite bekommen zu haben. Ihr Problem: Sie könne seit Monaten nur noch sehr schlecht schlafen. Sie erinnere sich, dass um die Zeit, als die Schlafstörungen begannen, das Institut, bei dem sie arbeite, einen neuen Chef bekommen habe. Überraschend für die Mitarbeiter habe er verkündet, wegen der schlechten wirtschaftlichen Lage einigen Mitarbeitern kündigen zu müssen. Seit dieser Zeit herrsche im Institut sehr gedrückte Stimmung, da die Mitarbeiter seither über keine weiteren Schritte informiert worden seien. Der schlechte Schlaf habe auch Auswirkungen am Tage, sie fühle sich angespannt und durch die Arbeit mehr angestrengt als früher. Sie gehe abends auch nicht mehr weg, um am nächsten Tag fit zu sein.

Frage: Fassen Sie den Bericht der Patientin zusammen. Was ist für die weitere Exploration wichtig?

✚ Eine depressive Symptomatik mit klarem Auslöser könnte zu einer Depression, aber auch zu einer Anpassungsstörung (s. Kap. 7.4) führen. Das ist zum jetzigen Zeitpunkt aber nicht zu differenzieren. In der Antwort benennt der Student allgemein das depressive Syndrom.

Antwort: Die Patientin berichtet über **Schlafstörungen**. Sie erwähnt außerdem ein Ereignis, das möglicherweise als Auslöser in Frage kommt. Am wichtigsten ist es, herauszufinden, welcher Art die Schlafstörungen sind. Danach werde ich nach Symptomen anderer psychiatrischer Erkrankungen fragen, in diesem Fall speziell nach einem depressiven Syndrom.

Frage: Welche **Fragen** stellen Sie der Patientin, um die Art der Schlafstörung genauer zu bestimmen?

Antwort: Ich frage nach folgenden Variablen:
- **Ein-** oder **Durchschlafstörungen**, **Frühwachen** ohne nochmaliges Wiedereinschlafen?
- **Tagesmüdigkeit**, imperative **Schlafattacken** tagsüber?
- Was passiert während der **Wachphasen** nachts: z.B. Angstträume? Gedankenkreisen? Bewegungsunruhe in den Beinen?
- Medikamentöse Behandlung?
- **Selbstbehandlung**, z.B. mit Alkohol?
- **Schlafverhalten:** Wie viel Zeit wird im Bett verbracht? Was macht die Patientin, wenn Sie nicht schlafen kann? Was bezeichnet die Patientin als ihr normales Schlafbedürfnis?

Fallbeispiel: (Fortsetzung) Die Geologin berichtet, dass sie meist schlecht einschlafen könne und sich im Bett herumwälze, bis sie nach ca. zwei Stunden eingeschlafen sei. Oft wache Sie gegen Mitternacht auf und liege dann wieder wach. Sie lese meist, schlafe dann auch wieder ein, grübeln oder herumlaufen müsse sie nicht. Wenn morgens um sieben Uhr der Wecker klingle, sei sie vollkommen zerschlagen. Von einem Bekannten habe Sie einmal ein Baldrianpräparat bekommen, das habe aber nicht geholfen. Sie habe aber festgestellt, dass sie nach ein oder zwei Gläsern Rotwein wenigstens rasch einschlafen könne. Sie wache aber trotzdem nachts auf. Um richtig ausgeschlafen zu sein, brauche sie ungefähr acht Stunden Schlaf. Am Wochenende verbringe sie, wenn sie nichts unternehme, viel Zeit im Bett zum Lesen und Fernsehen. Hinweise auf eine Depression oder eine andere psychiatrische Symptomatik finden sich im Gespräch nicht.

Frage: Welche **Verdachtsdiagnose** haben Sie?

Antwort: Ich vermute eine **primäre Insomnie.** Diese Diagnose darf ich allerdings nur stellen, wenn die somatischen Untersuchungen keine andere Diagnose ergeben. Bis zur nächsten Wiedervorstellung bitte ich die Patientin, ein so genanntes **Schlaftagebuch** zu führen. Hier werden die oben genannten Parameter noch einmal erfasst und können so objektiviert werden.

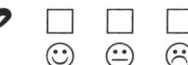

+ Diagnostische Kriterien einer primären Insomnie: Ein- und Durchschlafstörungen > 1 Monat die auf keine andere Erkrankung zurückgeführt werden können. Die Schlafstörungen führen zu sorgenvoller Beschäftigung mit der Schlaflosigkeit, weiterhin auch zu subjektivem Leiden oder sozialen oder beruflicher Beeinträchtigung.

Frage: Was wissen Sie über die **Behandlung der primären Insomnie?**

Antwort: An erster Stelle steht die Vermittlung von **Informationen über den „normalen Schlaf".** Zu den häufigsten falschen Annahmen gehört, dass man erst ab einer Schlafdauer von 8–9 Stunden ausgeschlafen sei. Weiterhin versuchen viele Patienten, den vermeintlich fehlenden Schlaf tagsüber nachzuholen, was höchstens zu einer Zunahme des nächtlichen Wachliegens und in einen Teufelskreis führt. Neben diesen Informationen gibt es die so genannte **Schlafhygiene,** die dem Patienten Regeln an die Hand gibt, um wieder zu einem normalen Schlaf zu finden.

Merke: Ein Erwachsener benötigt in der Regel nicht mehr als 6–7 Stunden Schlaf. (Also: Weiterlernen!) **!**

Frage: Schildern Sie bitte kurz die **wichtigsten schlafhygienischen Regeln.**

Antwort: Die wichtigsten **Regeln für einen gesunden Schlaf** lauten:
- Das Bett nur zum Schlafen benutzen
- Nicht im Bett wachliegen, lieber Aufstehen und sich beschäftigen
- Vermeiden von Koffein, Alkohol und Nikotin vor dem Zu-Bett-Gehen
- „Einschlafritual": Das Zu-Bett-Gehen immer gleich gestalten, damit es zur Routine wird

Fallbeispiel: Ein 68-jähriger Patient stellt sich in Ihrer Praxis vor. Er berichtet über Lustlosigkeit und große Tagesmüdigkeit, obwohl er regelmäßig von 24 Uhr bis 7 Uhr schlafe. Seinen Freizeitaktivitäten mit Freunden gehe er weiterhin mit Freude nach, dabei fühle er sich aber müde und schlapp. Seine Frau beschwere sich schon seit einigen Jahren, dass er zunehmend schnarche. Da sie in der letzten Zeit nachts in seiner Atmung „Aussetzer" beobachtet habe, mache sie sich große Sorgen und habe ihn zum Arzt geschickt.

Frage: Auf welche **Diagnose** weist die Schilderung des Patienten hin? Wie wird die Diagnose gesichert? Wie sieht die **Therapie** aus?

✚ CPAP: continous positive airways pressure.

Antwort: Es handelt sich um eine typische Anamnese eines Patienten mit einem **Schlaf-Apnoe-Syndrom:** Schnarchen in Kombination mit nächtlichen Apnoe-Phasen und erhöhter Tagesmüdigkeit. Die Diagnose wird im **Schlaflabor** gesichert. Die Behandlung mit einem **CPAP-Gerät** hat sich gegenüber einer Operation des Gaumensegels durchgesetzt. Der Patient trägt dabei nachts eine Maske, die ihn bei der Atmung unterstützt und für einen immerwährenden positiven Druck in den Atemwegen sorgt.

Frage: Was wissen Sie zum Krankheitsbild der **Narkolepsie?**

Antwort: Charakteristikum der Narkolepsie sind Einschlafattacken tagsüber. Das Stichwort dazu heißt **imperativer Schlafdrang,** d.h. kurzzeitiges Einschlafen für Sekunden bis wenige Minuten, ohne dass der Patient sich dagegen wehren kann. Weiter gehören **Kataplexien** dazu, Sekunden andauernder Tonusverlust bei besonderen Gefühlslagen, d.h. bei Witzen, Freude oder auch bei Ärger. Auch **hypnagoge Halluzinationen,** also optische oder akustische Halluzinationen, die beim Einschlafen (im Halbschlaf) auftreten, können erfragt werden.

Frage: Wie wirken sich diese Symptome im Alltag aus?

Antwort: Die Kataplexie wird von den Patienten oft noch bemerkt, so dass sie sich meist hinsetzen können und nicht stürzen. Besonders gefährlich sind aber die Einschlafattacken, vor allem in Situationen, die eine hohes Maß an Aufmerksamkeit erfordern, z.B. das Bedienen von Maschinen, Autofahren oder auch beim Operieren.

✚ Die Diagnose der Narkolepsie wird durch die meist typische Anamnese und Untersuchungsbefunde aus dem Schlaflabor gestellt.

9 Persönlichkeitsstörungen, sexuelle Störungen

ICD-10 F60: Persönlichkeits- und Verhaltensstörungen

ICD-10 F52: Nichtorganische sexuelle Funktionsstörungen

ICD-10 F64–66: Störungen der Geschlechtsidentität, der Sexualpräferenz und der sexuellen Entwicklung

9.1 Persönlichkeitsstörungen

Frage: Erklären Sie bitte, was man unter einer **Persönlichkeitsstörung** versteht.

✚ Von **akzentuierten Persönlichkeitszügen** spricht man, wenn der Ausprägungsgrad die oben genannten Kriterien, d.h. Leidensdruck und soziale Beeinträchtigung, nicht erfüllt.

Antwort: Jeder Mensch hat unterschiedliche Persönlichkeitsmerkmale. Wenn diese Wesenszüge so akzentuiert sind, dass sie **subjektiven Leidensdruck** hervorrufen und mit **sozialen Beeinträchtigungen** einhergehen, spricht man von einer Persönlichkeitsstörung. Charakteristisch ist dabei, dass oft **mehrere Persönlichkeitsanteile** betroffen sind und die Wesenszüge meist bereits in der Kindheit oder Adoleszenz auffällig werden. Daraus entwickeln sich starre Verhaltensweisen, die die Zeit überdauern.

! **Merke:** Der subjektive Leidensdruck bei Persönlichkeitsstörungen kann so ausgeprägt sein, dass der Patient suizidal wird.

Frage: Welche Persönlichkeitsstörungen kennen Sie?

Antwort: Man unterscheidet folgende Persönlichkeitsstörungen:
- schizoide Persönlichkeitsstörung
- paranoide Persönlichkeitsstörung
- dissoziale Persönlichkeitsstörung
- emotional instabile Persönlichkeitsstörung
- histrionische Persönlichkeitsstörung
- anankastische Persönlichkeitsstörung
- ängstliche und abhängige Persönlichkeitsstörung

9.1 Persönlichkeitsstörungen

Frage: Wodurch ist eine **paranoide Persönlichkeitsstörung** gekennzeichnet?

Antwort: Der Patient mit einer paranoiden Persönlichkeitsstörung leidet unter seinem ständig **misstrauischen, grollenden Verhalten**. Er erkennt, dass seine Erklärungen für Geschehnisse der Umwelt unsinnige Verschwörungstheorien sind, kann sich jedoch von ihnen nicht freimachen. In seiner **Selbstbezogenheit** ist der Patient mit einer Persönlichkeitsstörung leicht kränkbar, mutmaßt bei Mitmenschen schlechte Absichten, ihm schaden zu wollen. Fanatisch kämpft er für überwertige Ideen oder querulatorisch für „sein Recht".

Frage: Nennen Sie die charakteristischen Merkmale einer **schizoiden Persönlichkeitsstörung**.

Antwort: Die **schizoide Persönlichkeitsstörung** ist charakterisiert durch:
- Schwache Reaktion auf Lob oder Kritik
- emotionale Kühle mit flacher Affektivität
- Unvermögen zum Erleben von Freude
- wenig sexuelles Interesse
- Vorliebe für Fantasie und einzelgängerisches Verhalten
- Mangel an engen, vertrauensvollen Beziehungen
- Defizite im Erkennen und Befolgen gesellschaftlicher Regeln, exzentrisches Verhalten

✚ Die Abgrenzung der schizoiden Persönlichkeitsstörung von der Schizophrenie ist schwierig. Anhaltspunkt kann jedoch das Ausmaß des Realitätsverlusts sein, der bei der Schizophrenie deutlicher ausgeprägt ist.

Fallbeispiel: In eine psychiatrische Klinik wird eine Patientin Ende 30 wegen eines mutistischen, verhaltensauffälligen Zustandsbildes zur Aufnahme gebracht. Sie hatte sich zu kalter Jahreszeit in einem Stadtpark auf eine Bank gelegt, bei Ansprache nicht geantwortet, so dass Passanten den Notarzt riefen. Die Patientin war entgegen der Annahme des Rettungspersonals nicht alkoholisiert. In der Klinik antwortete sie zunächst zögerlich, dann aber klar und deutlich, war nicht mehr mutistisch. Die sehr schlanke, gepflegte, altmodisch gekleidete Frau berichtete, dass sie sich nach stundenlangem Spazierengehen auf die Bank gelegt habe, um zu sterben. Sie sei allein stehend, nach dem Tod ihrer Eltern habe sie keinerlei Verwandte oder Freunde. Ihre Arbeitsstelle in der Universitätsbibliothek habe sie vor einem halben Jahr verloren, nachdem dort ein elektronisches Datenverarbeitungssystem eingeführt worden sei. Freude habe sie in ihrem Leben nie empfunden, sie habe immer alleine gelebt.

Neben Bibliothekswissenschaften habe sie Anglistik studiert, eine Diplomarbeit über Jane Austen geschrieben. In ihrer Freizeit beschäftige sie sich ausschließlich mit englischer Literatur.
Der hinzugezogene Oberarzt diagnostiziert eine schizoide Persönlichkeitsstörung.

Frage: Können Sie nachvollziehen, warum der Oberarzt keine **Schizophrenie,** sondern eine **schizoide Persönlichkeitsstörung** diagnostiziert?

Antwort: Es ergeben sich **keine** Hinweise auf Konzentrations- oder Gedächtnisstörungen, formale Denkstörungen (Gedankenabriss oder Weitschweifigkeit), Ich-Störungen (Gedankeneingabe oder Fremdbeeinflussungserleben), Wahrnehmungsstörungen (akustische Halluzinationen) oder inhaltliche Denkstörungen (Beeinträchtigungsideen oder Wahn), die für eine Schizophrenie sprechen würden.

Frage: Welche **psychiatrischen Differentialdiagnosen** muss man bei dieser Patientin ausschließen?

✚ Die schizotype Störung ist in der ICD-10 den schizophrenen Krankheitsbildern zugeordnet (s. Kap. 5).

Antwort: Es muss geprüft werden, ob die Symptomatik im Rahmen einer depressiven Störung aufgetreten ist oder ob die Kriterien einer anderen Persönlichkeitsstörung erfüllt sind.

Frage: Bitte geben Sie Charakteristika der **dissozialen Persönlichkeitsstörung** an.

✚ Bei Straftätern sollte das Vorliegen einer dissozialen Persönlichkeitsstörung erwogen werden.

Antwort: Menschen mit dieser Persönlichkeitsstörung werden auch als antisoziale Persönlichkeiten bezeichnet. Sie sind sehr **reizbar** und beschuldigen andere, für ihr Verhalten verantwortlich zu sein. Sie sind **unfähig, auf die Gefühle anderer Menschen einzugehen** und haben eine niedrige Schwelle für **aggressives** und **gewalttätiges Verhalten**. Häufig kommt es zu tätlichen Auseinandersetzungen; soziale Normen, Regeln und Verpflichtungen werden missachtet. Ein häufiger Beziehungswechsel, Arbeits- und Wohnungslosigkeit können die Folge sein. Die Einsichtsfähigkeit in das eigene Verhalten ist eingeschränkt, aus Erfahrungen wird nicht gelernt. Wegen der **deutlichen sozialen Beeinträchtigungen** besteht ein **Leidensdruck,** der allerdings nur selten mit dem eigenen Verhalten in Zusammenhang gebracht wird.

Fallbeispiel: In die chirurgische Ambulanz wird eine 27-jährige Patientin mit einem Pulsaderschnitt eingeliefert. Nach Angaben der Rettungssanitäter habe sie versucht, sich das Leben zu nehmen. Bei der Wundversorgung stellen Sie fest, dass es nicht zu einer lebensbedrohlichen Verletzung eines Gefäßes kam. Auf Unter- und Oberarm finden sich unzählige quer verlaufende grobe Narben. Die Patientin ist erstaunlich gefasst, betont sofort, sie habe sich nicht umbringen wollen und sei auch freiwillig zur Wundversorgung gekommen.

Frage: Lassen Sie die Patientin nach Wundversorgung wieder nach Hause gehen?

Antwort: Nein. Ich muss von einem Suizidversuch ausgehen, weil auch aus einer primär nicht lebensgefährlichen Verletzung aus suizidaler Absicht herbeigeführt worden sein kann. Die Patientin muss einem Psychiater vorgestellt werden und kann deshalb die Ambulanz nicht sofort wieder verlassen. Im Zweifelsfall muss ich sie auch gegen ihren Willen da behalten, da eine akute Selbstgefährdung nicht ausgeschlossen werden kann.

Merke: Ein Suizidversuch darf nie bagatellisiert werden!

Fallbeispiel: (Fortsetzung): Der psychiatrische Konsiliarius bittet zwar darum, sich mit der Patientin alleine unterhalten zu können, die räumliche Situation lässt dies aber nicht zu, sodass Sie aus einem ungenügend abgegrenzten Nachbarraum die Exploration verfolgen. Die Patientin berichtet auf gezielte Nachfragen, dass sie generell schnell wechselnde Stimmungsschwankungen erlebe. Sie sei nicht ständig traurig oder depressiv, sondern wechselnd optimistisch-euphorisch, dann wiederum sei sie sehr verzweifelt und habe Suizidgedanken. Sie führt das auf ihre rasch wechselnden, immer sehr intensiven zwischenmenschlichen Beziehungen zurück. Ihr Leben sei durch berufliche Schwierigkeiten, Stellenwechsel sowie häufige private Krisen geprägt. Wenn sie mal wieder mit einem neuen Freund oder in der Arbeit nicht zurecht komme, werde der „Druck" sehr groß. In den Zeiten trinke sie mehr und „kiffe". Um sich zu spüren und der Anspannung zu entgehen, ritze sie sich an den Armen. Damit habe sie schon im Gymnasium begonnen.

Frage: An welches Krankheitsbild denken Sie?

Antwort: Es könnte sich um eine **emotional instabile Persönlichkeitsstörung** vom Borderline-Typ handeln, weil die Patientin über folgende Symptome berichtete:
- Rasch wechselnde Stimmung
- Wiederkehrende Verzweiflung mit Suizidgedanken („chronische Suizidalität")
- Intensive aber unbeständige Beziehungen (beruflich, privat, sexuell)
- Selbstverletzende Handlungen (Schnittverletzungen, Drogenkonsum, Promiskuität)
- Unbeständigkeit des eigenen Selbstbilds, Unklarheit über Ziele (beruflich, privat)

Frage: Was verstehen Sie unter dem Begriff „**Borderline**"?

✚ **Hinweis:** Die emotional instabile Persönlichkeitsstörung wird in einen Impulsiven und eine Borderline-Typ unterteilt.

Antwort: Der Begriff „**Borderline-Störung**" geht auf die Abgrenzungsversuche zwischen „Neurose" und „Psychose" zurück. Danach befinden sich die Patienten auf der „Grenzlinie" zwischen diesen beiden Krankheitsentitäten mit dissoziativen Zuständen, wahnhaftem Beziehungserleben und Depersonalisationserleben.

Frage: Gibt es einen **Unterschied** zwischen der **histrionischen und der hysterischen Persönlichkeitsstörung**?

Antwort: Nein, die „hysterische Persönlichkeitsstörung" der klassischen psychopathologischen Terminologie ist in der „histrionischen Persönlichkeitsstörung" des ICD-10 aufgegangen. Diese ist weniger umgangssprachlich und weniger stigmatisierend. Sie beschreibt Persönlichkeitseigenschaften mit Krankheitswert, die mit deutlichem Leidensdruck einhergehen: theatralisches Verhalten mit übertriebenem Ausdruck von Affekten (Freude, Trauer, Ausgelassensein, Langeweile, Ekel) und dem Verlangen im Mittelpunkt der Aufmerksamkeit zu stehen. Hinzu kommen ausgeprägte Selbstbezogenheit und Egozentrik, leichte Beeinflussbarkeit durch andere (Suggestibilität) und manipulatives Verhalten.

Frage: Ist eigentlich eine **anankastische (zwanghafte) Persönlichkeitsstörung** die **Vorstufe** zu einer **Zwangsstörung**?

Antwort: Nein, die Persönlichkeitsstörungen stellen keine Vorstufe oder abgemilderte Erscheinungsform anderer psychiatrischer Erkrankungen dar. Sie bilden eine eigene Krankheitskategorie, die von anderen psychiatrischen Störungen abgegrenzt werden müssen. Eine Persönlichkeitsstörung wird nur dann diagnostiziert, wenn die Symptome keine andere Diagnose rechtfertigen. Sie beinhalten eine Reihe von

Persönlichkeitsmerkmalen und Verhaltensmustern, die sich auf alle Lebensbereiche auswirken können. Ein Patient mit einer zwanghaften **Persönlichkeitsstörung** zeigt sich **in all seinen Handlungen und Entscheidungen** z.B. perfektionistisch, pedantisch, rigide vorausplanend und eigensinnig. Im Unterschied dazu zeigt ein Patient mit einer **Zwangsstörung eindeutige Symptome** wie z.B. Zwangsgedanken und Zwangshandlungen (s. Kap. 7).

Frage: Die **narzisstische Persönlichkeitsstörung** hat in der ICD-10 keine eigene Diagnoseziffer mehr, sondern wird unter „andere Persönlichkeitsstörungen" verschlüsselt. Klinisch hat sie nach wie vor Bedeutung. Beschreiben Sie die narzisstische Störung.

Antwort: Typisch für die **narzisstische Persönlichkeitsstörung** ist das **überzogene Gefühl der eigenen Wichtigkeit.** Die eigenen Leistungen werden überbewertet und als etwas „Besonderes" empfunden. Von der Umgebung wird die gleiche Hingabe erwartet. Dabei ist das **Selbstwertgefühl häufig instabil** und schwankt zwischen Glorifizierung der eigenen Person und dem Gefühl der totalen Bedeutungslosigkeit. Die **Bestätigung** der eigenen Wichtigkeit muss wieder und wieder **von außen** erfolgen. Der Patient ist ganz auf sich selbst bezogen, seine zwischenmenschlichen Kontakte sind davon geprägt. Fehlende Aufmerksamkeit seiner Umgebung wird sehr schnell als Kränkung erlebt und treibt den Betroffenen leicht in eine **„narzisstische Krise",** die von depressiven Symptomen bis hin zur Suizidalität reichen kann.

Frage: Welche **Behandlungsmöglichkeiten** kommen bei einer Persönlichkeitsstörung in Frage?

Antwort: Die Behandlung von Persönlichkeitsstörung beruht – wie die anderer primär psychischer Erkrankungen auch – auf den drei „Säulen" **pharmakologische, psychotherapeutische und sozialtherapeutische Maßnahmen.** Therapieziel ist dabei eine Stabilisierung des Gesundheitszustandes, eine vollständige „Heilung" wird meist nicht erreicht. Die Behandlung ist in der Regel schwierig und sollte nur von erfahrenen Therapeuten durchgeführt werden. In der Zwischenzeit wurden für einzelne Persönlichkeitsstörungen spezifische psychotherapeutische Behandlungskonzepte entwickelt. Voraussetzung für eine psychotherapeutischen Behandlung ist die Motivation des Patienten, an seiner Situation etwas zu ändern, und der Aufbau einer tragfähigen therapeutischen Beziehung.

> **Merke:** Die Behandlung von emotional instabile Persönlichkeitsstörung sollte heute nur noch nach speziellen Behandlungskonzepten erfolgen, z.B. Verhaltenstherapie nach Linnehan, psychoanalytisches Konzept nach Kernberg.

Frage: Nennen Sie Beispiele der **pharmakologischen Therapie** von Persönlichkeitsstörungen.

Antwort: Psychopharmaka werden bei diesen Krankheitsbildern nur **adjuvant** und **symptomorientiert** angewandt. So werden z.B. bei depressiven Syndromen Antidepressiva eingesetzt, Neuroleptika können bei Anspannung und psychotischem Erleben sinnvoll sein. Der medikamentösen Behandlung sind aber Grenzen gesetzt, erfahrungsgemäß ist der Therapieerfolg hier geringer als bei den primären Indikationsgebieten.

Frage: Wie sind die **Behandlungserfolge** einer Persönlichkeitsstörung einzuschätzen?

Antwort: Der Erfolg einer Behandlung ist eher begrenzt. Folgende Faktoren tragen dazu bei:
- Beginn einer Therapie erst bei drohenden Konsequenzen (Verlust des Arbeitsplatzes, Scheidung)
- Mangelnde Therapiemotivation der Patienten
- Krankheitsbedingte Unfähigkeit, (auch therapeutische) Beziehungen aufrecht zu erhalten
- Missbrauch psychotroper Substanzen
- Hohe Suizidalität
- Therapieabbruch

9.2 Impulskontrollstörungen

Frage: Welche Krankheitsbilder werden unter **Impulskontrollstörungen** subsumiert?

✚ Die „Internetsucht" gewinnt zunehmend an Bedeutung. Dabei werden sowohl Symptome der Impulskontrollstörung wie auch der Abhängigkeitserkrankung berichtet.

Antwort: Das **pathologische Spielen, Stehlen (Kleptomanie), Brandstiften (Pyromanie)** und **Haare ausreißen (Trichotillomanie)** werden als Störungen der Impulskontrolle bezeichnet. Wiederholt werden die genannten Handlungen ausgeführt, ohne dass eine vernünftige Motivation vorliegt. Da es sich um Verhaltensweisen handelt, die die betroffene Person oder andere Menschen schädigen, kommt es in der Folge zu **sozialen Sanktionen** und bei den Betroffenen zu **Leidensdruck**, den unkontrollierbaren Impulsen nicht entgegentreten zu können.

Frage: Besteht ein **Zusammenhang** zwischen der **Kleptomanie** und einer „**Manie**" im Rahmen einer affektiven Störung?

Antwort: Nein, die Kleptomanie ist grundsätzlich eine eigenständiges Krankheitsbild. Störungen der Impulskontrolle können aber auch als Symptom primär psychiatrischer Erkrankungen vorkommen. Trotz der ähnlichen Bezeichnung ist der Wortteil „-manie" hier irreführend. Manische Patienten geben typischerweise übermäßig viel Geld aus, stehlen aber meist nicht.

✚ Konzept der so genannten **Monomanien** (Psychiatrie d. 18. Jhd.): Historisch wurden über 100 Formen der Monomanien, darunter Pyro- und Kleptomanie, unterschieden. Prinzip der Monomanie: Ausschließliche Störung der Impulskontrolle, Affektivität und Urteilsvermögen sind nicht betroffen.

Frage: Wie kann man Impulskontrollstörungen behandeln?

Antwort: Therapieziel ist, die Kontrolle über das impulsive Verhalten zu erreichen. Dies wird primär mit psychotherapeutischen Interventionen versucht. Grundsätzlich kann ein Behandlungsversuch mit Phasenprophylaktika oder serotonerg wirksamen Antidepressiva unternommen werden, denen antiimpulsive Wirksamkeit zugeschrieben wird. Der Therapieerfolg ist allerdings bisher nur durch Fallberichte dokumentiert.

9.3 Artifizielle Störung

Merke: Artifizielle Störungen sind Störungen, bei denen der Patient körperliche Symptome oder Behinderungen absichtlich erzeugt oder vortäuscht.

Frage: Was verbinden Sie mit dem Begriff „**Münchhausen-Syndrom**".

Antwort: Es handelt sich um eine **artifizielle Störung**. Der Patient täuscht wiederholt und beständig Symptome vor oder er erzeugt durch selbstverletzendes Verhalten behandlungsbedürftige Zustände. Vorgetragene Schmerzen oder Berichte über Blutungen o. Ä. sind so überzeugend, dass wiederholt verschiedene Ärzte zu invasiven Untersuchungsmethoden oder operativen Behandlungsversuchen „verführt" werden. Die Patienten begeben sich von Arzt zu Arzt oder von einem Krankenhaus ins nächste, sobald sie „überführt" worden sind (**„hospital-hop-**

✚ Das Münchhausen-Syndrom (krankhaft „lügenerzählende" Patienten) sollte wegen der Schwere jedem angehenden Arzt bekannt sein. Diese seltene Erkrankung darf aber niemals voreilig diagnostiziert werden.

per"). Bei körperlicher Manipulation können Schnittverletzungen verunreinigt, Schmutzinjektionen in Körperhöhlen und Gelenkkapseln vorgenommen oder Medikamente zum Erzeugen unerwünschter Wirkungen gezielt eingenommen werden. Es handelt sich um eine **seltene, schwere psychische Erkrankung,** bei der die Betroffenen in der Regel erst nach jahrelangen ärztlichen Interventionen mit teilweise weitreichenden Konsequenzen (z.B. Amputation) einer psychiatrischen Behandlung zugeführt werden.

> **Merke:** Das Münchhausen-Syndrom hat nichts mit „Simulation" zu tun, bei der vorsätzlich zum eigenen Gewinn psychische oder körperliche Beschwerden vorgegeben werden.

9.4 Sexualstörungen

Frage: Bitte zählen Sie auf, welche **sexuellen Orientierungsstörungen** und **Störungen der Sexualpräferenz** unterschieden werden.

✚ Die Störungen der sexuellen Präferenz wurden früher als sexuelle Deviation oder Perversionen bezeichnet.

Antwort: Die sexuellen Orientierungsstörungen beinhalten Störungen, die sich mit der Unzufriedenheit mit dem eigenen Geschlecht und dem unterschiedlich ausgeprägten Wunsch nach der gegengeschlechtlichen Rolle befassen. Bei Störungen der Sexualpräferenz geht es um besondere Situationen und Objekte, die mit sexueller Stimulation und Befriedigung verknüpft sind.

Sexuelle Orientierungsstörung	Störung der Sexualpräferenz
• Transsexualität (Transsexualismus) • Transvestitismus unter Beibehaltung beider Geschlechterrollen (kein Wunsch nach Geschlechterumwandlung)	• Fetischismus • Fetischistischer Transvestitismus (Bekleidung des anderen Geschlechts wird nur zur sexuellen Erregung angezogen) • Exhibitionismus / Voyeurismus • Pädophilie / Sodomie • Sadomasochismus

Tab. 9.1: Beispiele für sexuelle Orientierungsstörungen und Störungen der Sexualpräferenz

Homosexualität findet im ICD-10 noch Erwähnung, ist allerdings allgemein international keine psychische Störung mehr.

9.4 Sexualstörungen

Fallbeispiel: Ein 25-jähriger Patienten bittet um stationäre Aufnahme. Er berichtet, immer wieder Damenunterwäsche und Seidenstrümpfe aus Waschkellern großer Mietshäuser an sich zu nehmen. Nach Erreichen sexueller Befriedigung lasse er diese dort liegen. Er äußert die Befürchtung, er könnte eines Tages, falls er überrascht würde, eine Frau vergewaltigen.

Frage: Welche Erkrankung vermuten Sie bei dem Patienten? Nehmen Sie ihn stationär auf?

Antwort: Es handelt sich um **Fetischismus.** Sie gehört zur Gruppe der Störungen der sexuellen Präferenz, bei der sexuelle Befriedigung nur mit Hilfe „unbelebter Objekte" erreicht werden kann. Menschen, die an einer Störung der Sexualpräferenz leiden, können unter erheblichen psychischen Druck geraten. Ich nehme deshalb seine Bitte um Aufnahme entsprechend ernst. Die stationäre Behandlung sollte in einem geeigneten Rahmen stattfinden (z.B. reine Männerstation), am besten in einer spezialisierten therapeutischen Einrichtung.

Frage: Was versteht man unter dem Begriff **temporäre Kastration**?

Antwort: Neben der verhaltenstherapeutischen Behandlung gibt es bei sexuellen Störungen, die mit hoher Aggressivität oder selbstschädigendem Verhalten einhergehen, die Möglichkeit einer hormonellen Behandlung mit Cyproteronacetat (Androcur®). Es handelt sich dabei um einen **kompetitiven Testosteronhemmstoff**, der während der Einnahme eine **reversible Hemmung der Spermiogenese** und eine **Abnahme der sexuellen Appetenz**, der **Erektions-** und z.T. der **Ejakulationsfähigkeit** bewirkt.

Frage: Welche Voraussetzungen müssen erfüllt sein, damit eine **Geschlechtsumwandlung** stattfinden darf?

Antwort: Obwohl in Deutschland inzwischen der Wunsch nach Geschlechtsumwandlung akzeptiert wird, muss eine Reihe von therapeutischen Maßnahmen und Gutachten nachgewiesen werden, bevor eine Operation erfolgen darf.
- **Regelmäßige Psychotherapie** (mind. 2 Jahre) mit dem Ziel, die Unzufriedenheit mit dem eigenen biologischen Geschlecht zu verringern um gegebenenfalls eine Akzeptanz des eigenen Geschlechts zu erreichen. Besteht der Wunsch nach Geschlechtsumwandlung nach der Psychotherapie weiter, folgt eine

- **Begutachtung von zwei unabhängigen Psychiatern/Psychotherapeuten**, die u.a. eine (zusätzliche) psychiatrische Störung ausschließen müssen
- **mehrmonatige Hormontherapie**, die in der Regel mit einer „Realitätserprobung" einhergeht, d.h. die Rolle des erwünschten Geschlechts wird voll gelebt

Ca. ein Jahr nach Beginn der Hochdosishormontherapie kann die **standesamtliche Namensänderung** erfolgen und die **geschlechtsumwandelnde Operation** geplant werden.

Frage: Von den sexuellen Orientierungsstörungen und den Störungen der Sexualpräferenz wird eine Gruppe der **nicht-organischen sexuellen Funktionsstörungen** unterschieden. Welche kennen Sie?

Antwort: Zu den sexuellen Funktionsstörungen gehören die
- **Störungen der sexuellen Appetenz:** Mangel oder Verlust an sexuellem Verlangen, Alibidinie
- **Störungen der sexuellen Erregung:** Bei Männern sind das Erektionsstörungen, bei der Frau handelt es sich meist um Probleme durch mangelnde Lubrikation
- **Orgasmusstörungen:** Dazu gehören die Begriffe Anorgasmie und die Ejakulationsstörungen
- **Sexuell bedingte Schmerzen:** Wie z.B. Dyspareunie (Schmerzen beim Geschlechtsverkehr) und Vaginismus, ein schmerzhafter Krampf der Beckenbodenmuskulatur, der den Geschlechtsverkehr behindert oder unmöglich macht.

Frage: Welche Prinzipien liegen der **Therapie sexueller Funktionsstörungen** zugrunde?

> **tipp** Die Namen von **Masters und Johnson** sind mit einer Reihe von paartherapeutischen Therapiekonzepten bei sexuellen Funktionsstörungen verknüpft.
>
> ✚ Sindenafil **(Viagra®)** ist ein Phosphodiesterasehemmer zur oralen Behandlung der erektilen Dysfunktion. Voraussetzung ist eine adäquate sexuelle Stimulation.

Antwort: Die verschiedenen Behandlungsmöglichkeiten beinhalten hauptsächlich verhaltenstherapeutische und psychodynamische, daneben aber auch medikamentöse oder mechanische Möglichkeiten. Das Grundprinzip ist dabei, dass eine sexuelle Funktionsstörung nicht isoliert betrachtet und behandelt werden kann, da sie meist im Rahmen einer Partnerschaft auftritt und z.T. auch Ausdruck eines partnerschaftlichen Konflikts sein kann. Diese Zusammenhänge müssen vor einer Therapie erhoben und mit in das Behandlungskonzept, z.B. als Paartherapie, mit integriert werden.

10 Kinder- und Jugendpsychiatrie

ICD-10 F7 Intelligenzminderung

ICD-10 F8 Entwicklungsstörungen

ICD-10 F9 Verhaltens- und emotionale Störungen mit Beginn in der Kindheit und Jugend

tipp Kinder- und Jugendpsychiatrie wird von vielen Prüfern bereits vor der Prüfung vollständig oder teilweise ausgeklammert. Es lohnt sich, dies also bei der Vorstellungsrunde zu fragen. Wer auf Lücke lernt, kann vielleicht diese Themen weglassen.

10.1 Intelligenzminderung

Frage: Erläutern Sie bitte den Begriff der **Intelligenzminderung**.

Antwort: Eine Intelligenzminderung ist **angeboren** oder **während der Geburt erworben.** Gehen bereits ausgebildete intellektuelle Fähigkeiten verloren, spricht man von einer Demenz, z.B. bei einem erworbenen Hydrozephalus. Bei einer Intelligenzminderung liegt der **Intelligenzquotient (IQ) unter 70**. Die Ätiologie ist sehr unterschiedlich. Die Intelligenzminderung an sich ist keine psychiatrische Erkrankung, aber das Risiko, an einer psychischen Störung zu erkranken, ist drei- bis viermal erhöht. Bei ca. 5 % der Bevölkerung besteht eine Intelligenzminderung, schwere Formen finden sich in weniger als 1 % der Fälle.

Merke:
- Lernbehinderung IQ 90–70,
- Intelligenzminderung: leicht IQ 69–50, mittelgradig IQ 35–49, schwer IQ 20–34, schwerst IQ <20.

Frage: Der Anteil der idiopathischen **Intelligenzminderung** liegt bei 30–40 %. Was wissen Sie über andere **Ursachen?**

Antwort: Sehr oft liegt die **Störung in der Embryonalentwicklung,** z.B. toxische Schädigungen durch Alkohol- oder Substanzmissbrauch der Mutter; Infektionen des Gehirns vor oder nach der Geburt, wie Röteln, Toxoplasmose, Zytomegalie, HIV. Auch **hypoxische Schäden** während der Geburt oder Komplikationen bei Frühgeburten können verursachend sein. Eine Reihe von **genetischen Erkrankungen** führt zu intellektueller Minderbegabung, die häufigste darunter ist die **Trisomie 21**

(Down-Syndrom). Eine kausale Therapie ist nur in wenigen Fällen, z.B. bei der genetischen Stoffwechselerkrankung Phenylketonurie, möglich.

Frage: Wie kann sich eine Intelligenzminderung äußern?

Antwort: Bei geringem Ausprägungsgrad und der Fähigkeit, im Alltag gut zurechtzukommen, muss sich eine leichte Intelligenzminderung nicht unbedingt zeigen. Schwere Formen dagegen machen sich schon im Vorschulalter als **Entwicklungsverzögerung** bemerkbar. Leichte Intelligenzminderungen zeigen sich erst im jugendlichen Alter, wobei die Symptome sehr unspezifisch sein können und sich deswegen von der normalen pubertären Entwicklung schwer abgrenzen lassen.

Fallbeispiel: In ihrer Praxis stellen sich Eltern mit ihrem 4-jährigen Buben vor. Es ist ihr erstes Kind. Sie haben den Verdacht, dass er etwas „in der Entwicklung zurückgeblieben" ist. Sie erbitten von Ihnen eine diagnostische Einschätzung.

Frage: Welchen **diagnostischen Möglichkeiten** haben Sie?

Antwort: Mithilfe der Eltern erhebe ich eine genaue **Anamnese der Schwangerschaft** und der **Geburt** des Kindes, außerdem sind **motorische und sprachliche Entwicklungsschritte** des Kindes wichtig. Den kleinen Patienten werde ich hinsichtlich seines Verhaltens genau beobachten. Darüber hinaus ist eine gründliche körperliche Untersuchung selbstverständlich, ggf. können ein EEG und eine zerebrale Bildgebung sinnvoll sein. Zur weiteren diagnostischen Abklärung ermöglichen **testpsychologische Verfahren** eine Einschätzung des Intelligenzgrades auch bei Kindern im Vorschulalter, den Hamburg-Wechsler-Intelligenztest gibt es beispielsweise auch in einer Form für Kinder, die noch nicht Lesen und Schreiben können. Dazu überweise ich den Patienten zum Kinder- und Jugendpsychiater.

Frage: Nennen Sie mir die wichtigsten **Differentialdiagnosen** der Intelligenzminderung.

Antwort: Neben einer dementiellen Erkrankung muss ein **Deprivationssyndrom** (psychischer Hospitalismus), eine **autistische Störung** sowie eine **Teilleistungsstörung** ausgeschlossen werden.

> **tipp** Salonschwachsinn: veralteter (?) Begriff aus dem 19. Jahrhundert, der die Diskrepanz zwischen äußerem Habitus, gesellschaftlicher Stellung, gewählter Kleidung und vorhandenem Intelligenzniveau beschreibt.

10.2 Autistische Störungen

Frage: Bitte beschreiben Sie die charakteristischen Merkmale des **frühkindlichen Autismus (Kanner-Syndrom)**.

Antwort: Beim frühkindlichen Autismus sind wesentliche Entwicklungsbereiche schwer gestört:
- extreme **Selbstbezogenheit** und Abkapselung
- **verminderte Kontaktaufnahme** und Bedürfnis nach emotionaler Zuwendung, z.B. kaum Blickkontakt
- **verzögerte Sprachentwicklung** mit meist unmodulierter, unproduktiver Sprache, Neologismen, Echolalie und pronominaler Umkehr (Kinder sagen „ich" statt „du" und umgekehrt), ein Teil der Kinder spricht nicht
- auffällig **stereotype**, ritualisierte **Verhaltensmuster**
- Angst vor Veränderungen der bekannten Umgebung, neue Verhaltensweisen werden nur schwer erlernt
- 2/3 der Kinder weisen eine Intelligenzminderung auf

Frage: Handelt es sich um ein **häufiges Krankheitsbild**?

Antwort: Mit 2-4 kranken Kindern von 10 000 Einwohnern ist diese Erkrankung selten. Die Geschlechterverteilung von Mädchen zu Buben ist 1:3-4; man geht von einer ausgewogenen sozialen Verteilung aus.

Frage: Neben dem Kanner-Syndrom ist eine zweite Form der autistischen Störung, das **Asperger-Syndrom** beschrieben. Können Sie die beiden Formen voneinander abgrenzen?

Antwort: Insgesamt ist das Krankheitsbild der **autistischen Psychopathie (Asperger-Syndrom)** schwächer ausgebildet und hat darum eine günstigere Prognose. Folgende Unterscheidungen finden sich im Einzelnen:

	Asperger-Autismus	Kanner-Autismus
Geschlechterverhältnis	Mädchen 1: Buben 9	Mädchen 1: Buben 3
Beginn der Symptomatik	Zwischen 2.–5. Lj.	1.–3. Lj.
Entwicklung	Das Kind spricht bevor es läuft, macht einen retardierten Eindruck	Die Kinder laufen bevor sie sprechen, wirken eher frühreif
Intelligenz	normal-, hochbegabt	Bei 2/3 vermindert
Kontakt zur Umwelt	Als störend empfunden	Wird nicht wahrgenommen

Tab. 10.1: Asperger- und Kanner-Autismus im Vergleich

10.3 Teilleistungsstörungen

Frage: Was verstehen Sie unter einer **Teilleistungsstörung?**

Antwort: Kennzeichen einer Teilleistungsstörung ist eine **Schwäche isolierter Leistungsbereiche** bei insgesamt **normaler Intelligenz,** d.h. in diesen Bereichen ist die Leistungsfähigkeit des Kindes deutlich niedriger als in anderen. Ein anderer Begriff für die Teilleistungsstörung ist die umschriebene Entwicklungsstörung.

Merke: Vor der Diagnose einer Teilleistungsstörung ist der differentialdiagnostische Ausschluss einer Intelligenzminderung zwingend!

Frage: Welche Teilleistungsstörungen kennen Sie?

tipp Sprachstörungen müssen im Kontext der individuellen Sprachentwicklung (hohe Streubreite!) gesehen werden. Dazu einige Eckdaten: Beginn mit dem Zweimonats-Lallen, erstes Sprachverständnis ab dem achten Monat, Objektbenennung im zweiten Lebensjahr und Zweiwortsätze bis zum dritten Jahr. Bei Vierjährigen geht man von einem vollständigen Spracherwerb aus.

Antwort: Man unterscheidet zwei Untergruppen:
- **Störungen des Sprechens und der Sprache:**
Artikulationsstörungen (Dyslalie), Stottern und Poltern, weiterhin expressive Sprachstörungen (Störung der Ausdrucksfähigkeit) oder rezeptive Sprachstörungen (Störung des Sprachverständnisses). Da die Sprech- und Sprachstörungen häufig vermischt auftreten, ist eine diagnostische Trennung schwierig. Diese Phänomene gehören in geringer Ausprägung auch zur individuellen Sprache, haben also keinen Krankheitswert.
Das seltene Klippel-Landau-Syndrom gehört auch in diese Gruppe, krankheitstypisch sind zerebrale Krampfanfälle ab dem Vorschulalter in Kombination mit zunehmendem Sprachverlust.

- **Störungen schulischer Fertigkeiten:**
  Hierzu gehört die Lese- und Rechtschreibschwäche und die isolierte Rechenschwäche.

Frage: Sie haben die **Artikulationsstörungen** genannt. Können Sie dazu bitte Genaueres berichten?

Antwort: Die Artikulationsstörung (Stammeln) zeichnet sich durch eine **Sprachverzerrung** aus, die durch Auslassungen oder Ersetzen einzelner Laute entsteht. Es handelt sich um ein relativ häufiges Phänomen (2–3 % der 6–7-jährigen), Buben sind häufiger betroffen als Mädchen. Nicht vergessen darf man, dass es ein **physiologisches Stammeln** gibt, das zwischen dem zweiten bis vierten Lebensjahr auftritt. Das bekannteste Störungsbild ist der **Sigmatismus** (Lispeln), hier kann der Laut „s" nicht gebildet werden.

Frage: Kommen wir zum **Stottern.** Wodurch zeichnet sich diese Sprechstörung aus?

Antwort: Beim Stottern wird der rhythmische Redefluss durch Wiederholungen, Dehnungen von Silben und Wörtern oder Verzögerung der Wortbildung unterbrochen, ohne dass der „Sprechapparat" eine Funktionsstörung aufweist. Typischerweise kommt es zu einer Zunahme der Symptomatik bei Aufregung. Zu beachten ist, dass Stottern beim Erwerb der Sprache vorübergehend auftritt. Man trennt theoretisch zwei Formen, meist liegt aber eine kombinierte Störung vor:
- **Klonisches Stottern:** typische Wiederholungen von Buchstaben, Silben und Worten.
- **Tonisches Stottern:** Neben dem Dehnen von Silben und Lauten kommt es zum auffälligen „Pressen" am Satz- oder Wortanfang und Verspannung meist der Gesichts- und Halsmuskulatur oder Mitbewegungen.

Frage: Erklären Sie bitte kurz, wie das **Poltern** vom Stottern abzugrenzen ist.

Antwort: Auch beim Poltern ist der Redefluss gestört, allerdings liegt hier eine **zu hohe Sprechgeschwindigkeit** vor. Die Sprache ist durch Verschlucken und Umstellen von Lauten und Wortteilen unverständlich.

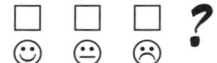 **Frage:** Bitte fassen Sie die **therapeutischen Grundsätze** zur Behandlung von Sprach- und Sprechstörungen zusammen.

Antwort: Für Patienten gibt es eine Vielzahl störungsspezifischer logopädischer Übungsprogramme. Besonders muss man beachten, dass die geschilderten Sprachstörungen zu sozialen Spannungen mit Spielkameraden führen können, die wiederum Rückzug, Ängste und Verhaltensauffälligkeiten verursachen können. Diese sekundären Störungen müssen erkannt und entsprechend behandelt werden. Einige Sprach- und Sprechstörungen, wie zum Beispiel das Stottern, zeichnen sich durch eine hohe Spontanremissionsrate aus.

 Fallbeispiel: Eine 35-jährige Mutter kommt mit ihrem 8-jährigen Sohn zu Ihnen in die Praxis. Sie erzählt, sie sei mit ihrem Sohn bereits beim Schulpsychologen gewesen, welcher sie dann an einen Facharzt für Kinder- und Jugendpsychiatrie verwiesen habe. Ihr Sohn Kevin gehe in die zweite Klasse. Seit einiger Zeit sei er „so aggressiv", komme mit den Mitschülern nicht mehr zurecht. Zuhause sei er aufsässig, wolle nicht mehr in die Schule gehen. Die Lehrerin habe sie in der Sprechstunde darauf aufmerksam gemacht, dass die Leistungen ihres Sohnes deutlich schlechter seien, er sei unkonzentriert, lese stockend und mache im Diktat viele Fehler. Daraufhin sei ein Termin beim Schulpsychologen vereinbart worden.

 **Frage:** Welches Krankheitsbild vermuten Sie? Welche diagnostischen Untersuchungen helfen Ihnen weiter?

Antwort: Die Anamnese lässt eine **Lese-** und **Rechtschreib-Störung** (früher: Legasthenie) vermuten. Dies ist die häufigste Teilleistungsstörung und tritt bei ungefähr 6 % der Kinder auf, wobei Buben 3–4-mal häufiger betroffen sind. Sie manifestiert sich meist im 1.–2. Schuljahr und ist durch:
- Auslassen, Ersetzen, Verdrehen oder Hinzufügen von Worten oder Wortteilen
- niedrige Lesegeschwindigkeit, zögerndes Vorlesen
- Verminderte Rechtschreibleistung, Grammatik und Interpunktionsfehler charakterisiert. Aufgrund der entstehenden Überforderung kann es reaktiv u. a. zu Störungen des Sozialverhaltens, psychomotorischer Unruhe, Ängstlichkeit und Konzentrationsstörungen kommen. Neben der Anamnese steht eine Dokumentation des Intelligenzniveaus an erster Stelle, da eine Teilleistungsschwäche definitionsgemäß nur bei normaler Intelligenz diagnostiziert werden darf. Eine Reihe weiterer neuropsychologischer Tests wie spezifische Rechtschreib- und Lesetests stehen zur Diagnosefindung zur Verfügung.

Frage: Können Sie etwas zur **Ätiologie** der Lese- und Rechtschreibschwäche sagen?

Antwort: Wie bei den anderen Entwicklungsstörungen ist die Ätiologie nicht genau geklärt. Man vermutet, dass den Störungsbildern unterschiedliche Ursachen zugrunde liegen können. Bei der Lese- und Rechtschreib-Störung vermutet man genetische Faktoren oder eine frühkindliche Hirnschädigung.

Frage: Was können Sie zu **Behandlung** und **Prognose** sagen?

Antwort: Für die Behandlung einer Lese- und Rechtschreib-Störung stehen inzwischen gute **ergo- und logopädische Therapieansätze** zur Verfügung. In sensomotorischen Übungsbehandlungen wird die Fähigkeit zur visuellen und akustischen Formerfassung spielerisch trainiert, die Kombination mit körperlicher Bewegung macht diese Therapieform für Kinder sehr attraktiv. Die **Prognose** hängt vom Ausprägungsgrad ab, d. h. bei leichteren Formen verschwinden die Schwierigkeiten vollständig, in jedem Fall ist aber eine Besserung zu erreichen. Wichtig ist, wie schon vorher erwähnt, der Entwicklung sekundärer Störungen vorzubeugen bzw. sie zu behandeln.

10.4 Hyperkinetisches Syndrom

Fallbeispiel: Leserbrief in einer Elternzeitschrift: Ich (37) bin die Mutter eines 11-Jährigen und – ich komme mit meinem Sohn nicht mehr zurecht. Schon im Kindergarten hatte er einen ungemeinen Bewegungsdrang, da konnte er aber noch herumsausen. Wenn er nicht genug Bewegung hatte, war er unausstehlich. Seit er in der Schule ist, geht das natürlich nicht mehr. Regelmäßig werde ich in die Schule zitiert, die Lehrer beklagen sich bei mir, er sei so ein Zappelphilipp, immer unruhig, ein Klassenkasperl. Wenigstens waren in der Grundschule seine Leistungen noch gut! Aber jetzt! Er ist in der sechsten Klasse der Realschule und ich verbringe den ganzen Nachmittag damit, ihm zu erklären, was er eigentlich in der Schule hätte mitkriegen sollen. Was dabei zuhause für Stimmung herrscht, kann man sich ja vorstellen. Er hampelt in einer Tour herum, wie beim Zappelphilipp im Struwelpeterbuch. Wir „zoffen" uns jeden Tag, wenn ihm etwas nicht passt, schreit er mich an und wirft das Nächstbeste durch die Gegend. Danach ist dann erst mal Sendepause. Zuletzt ist er meinem Mann davongelaufen, als es mal wieder nicht nach seiner Nase ging. Wissen Sie Rat?

tipp Das „Zappelphilipp-Syndrom".

Frage: Schildert die Mutter ein Krankheitsbild oder ist nicht eher von einem Erziehungsfehler auszugehen?

Antwort: Ich gehe nach der Beschreibung nicht von einem erzieherischen Problem aus. Die Mutter schildert die Hauptsymptome eines **hyperaktiven oder hyperkinetischen Syndroms** (attentional deficit hyperactivity syndrome, ADHS). Dazu gehören:
- **Störung der Aufmerksamkeit** mit Konzentrationsstörungen und Schwierigkeiten beim Lernen durch erhöhte Ablenkbarkeit
- **Impulsivität**
- **Störungen des Affekts,** gekennzeichnet durch gering ausgeprägte Impulskontrolle, schnelle Erregbarkeit und herabgesetzte Frustrationsschwelle
- **Überaktivität,** d.h. Ruhe- und Rastlosigkeit, unruhiges Spielverhalten, ungerichtete Aktivität

Die Überaktivität ist kein obligates Symptom, sie tritt bei Jungen häufiger auf als bei Mädchen.

Frage: Was raten sie der Mutter?

Antwort: Der Mutter rate ich, dringend einen **Facharzt** aufzusuchen. Ich erkläre der Mutter, dass diese Erkrankung bei 3–5 % aller Schulkinder diagnostiziert wird und somit zu den häufigsten kinder- und jugendpsychiatrischen Erkrankungen zählt. Die Kinder werden meist im Vorschulalter erstmals auffällig. Wichtig ist es, der Mutter zu vermitteln, dass es eine adäquate Behandlung gibt. Die **Informationsvermittlung** ist wie immer ein essentieller Faktor der Behandlung. Man kann sich sicherlich vorstellen, wie groß die Verunsicherung bei den Eltern ist. Den Vorwurf, den Sohn nur nicht „richtig erzogen" zu haben, hat diese Mutter sicher auch schon gehört. Gerade in diesem Punkt sind Selbsthilfegruppen oft sehr hilfreich.

Merke: Das Hyperaktivitäts-Syndrom gehört zu den häufigsten psychiatrischen Störungen des Kindes- und Jugendalters, Häufigkeit ca. 3–5 %, Mädchen < Jungen. Literatur-Beispiel: der Zappelphilipp.

Frage: Auf welche **Untersuchungen** stützt sich die Diagnose einer ADHS?

Antwort: Die Anamnese liefert meist schon ein „typisches Bild". Ca. 20 % der Patienten zeigen EEG-Veränderungen, die von epilesietypischen Veränderungen abgegrenzt werden müssen. Organische Ursachen können durch eine körperliche und neurologische Untersuchung und eine Blutuntersuchung ausgeschlossen werden.

Frage: Sie haben die Epilepsie als mögliche **Differentialdiagnose** erwähnt. Bitte nennen Sie weitere.

Antwort: Natürlich muss an eine **Intelligenzminderung** und eine Lese- und Rechtschreibstörung gedacht werden. Auch eine **organische Genese**, z.B. eine Schilddrüsenerkrankung oder Neoplasie, muss ausgeschlossen werden. Nicht zuletzt können auch während einer normalen Entwicklung und Reifung vorübergehend ähnliche Symptome auftreten (Cave: Pathologisierung des Alltags!). Hyperkinetische Symptome findet man weiterhin bei **Epilepsien, Psychosen, neurologischen Erkrankungen** wie Chorea minor.

Frage: Sie halten einen Erziehungsfehler für ausgeschlossen. Ist die **Ätiologie** dieser Erkrankung geklärt?

Antwort: Die Wissenschaft geht von einem **multikausalen Krankheitsmodell** aus, Sicherheit über die Faktoren und der Beteiligung besteht aber derzeit noch nicht. Genetische Zusammenhänge sind aufgrund der familiären Häufung (Verwandte ersten Grades: 5–8fach erhöhtes Risiko) und der Geschlechterverteilung wahrscheinlich. Darüber hinaus bestehen eine Vielzahl von Vermutungen hinsichtlich diskreter Hirnleistungsstörungen, toxischer Komponenten und allergischem Geschehen.

Frage: Wie kann man das ADHS behandeln?

Antwort: Es handelt sich um einen mehrdimensionalen Therapieansatz. Die intensive Information und Beratung von Kindern, Eltern und z.B. Lehrern habe ich bereits genannt. Daneben spielen psychotherapeutische und medikamentöse Maßnahmen eine wesentliche Rolle.
- **Medikation:** Hier steht die Behandlung mit Methylphenidat (Ritalin®) an erster Stelle. Es ist ein Amphetamin-Abkömmling, gehört zu den **Stimulanzien** und unterliegt damit dem Betäubungsmittel-Gesetz. Verständlicherweise sind an diesem Punkt viele Eltern verunsichert, da Amphetamine zu den Substanzen mit einem hohen Abhängigkeitspotential gehören, bei Kindern ist aber noch nie eine Abhängigkeit beobachtet worden. Durch eine Dosis von 0,2–1,0 mg/kg/KG kommt es zu einer Besserung von motorischer Unruhe, Konzentrationsvermögen und gezielter Aufmerksamkeit. An Nebenwirkungen treten selten Appetit- und Schlafstörungen, Kreislaufschwäche oder Wachstumsstörungen auf.

- **Psychotherapie:** Da das Krankheitsbild belastende Auswirkungen auf die ganze Familie hat, ist das Miteinbeziehen von Eltern und Geschwistern (Familientherapie) wichtig. Daneben kommen spezifische kognitive verhaltenstherapeutische Verfahren zum Einsatz, in denen Strategien zur Selbststrukturierung und zur Spannungsreduktion erlernt werden.

Frage: Fassen Sie bitte kurz das Wichtigste zum Krankheitsverlauf zusammen.

Antwort: Von der kompletten Remission im Jugendalter bis zur Symptompersistenz sind alle Verlaufsformen möglich. Besteht eine ADHS noch im Erwachsenenalter, ist die Komorbiditätsrate z.B. für affektive Erkrankungen, Angst- und Suchterkrankungen hoch.

10.5 Ticstörungen

Frage: Bitte definieren Sie den Begriff **Tic**.

Antwort: Tics sind nach ICD-10 **unwillkürliche, wiederholte, nichtrhythmische motorische Bewegungen umschriebener Muskelgruppen oder Lautäußerungen.** Typisch ist das unregelmäßige, plötzliche Einsetzen der Bewegungen, die Verstärkung durch emotionale Belastung und die Möglichkeit, sie für einen gewissen Zeitraum willkürlich zu unterdrücken, obwohl sie als unwillkürlich empfunden werden. Sie sind im Schlaf meistens nicht vorhanden.

Frage: Man unterscheidet verschiedene Ticformen. Erläutern Sie diese Einteilung.

Antwort: Sowohl **motorische** als auch **vokale** Tics können einfach oder komplex auftreten. Motorische Tics betreffen überwiegend die Muskeln von Gesicht und Schultern. Ein Lokalisationswechsel ist möglich.

10.5 Ticstörungen

Einteilung	einfach	komplex
Motorische Tics	Blinzeln, Grimassieren, Schulterzucken, Kopfschütteln	Hüpfen, Springen, Sich-selbst-Schlagen
Vokale Tics	Räuspern, Schnalzen	Wiederholen bestimmter Wörter oder ganzer Sätze
Besondere vokale Tics	Echolalie: zwanghaftes Nachsprechen Koprolalie: Ausstoßen fäkaler oder obszöner Begriffe	

Tab. 10.2: Einteilung der Tics

Frage: Schildern Sie bitte kurz die **Erscheinungsformen** der Ticerkrankung.

Antwort: Die Ticstörungen werden nach Dauer und dem Auftreten von motorischen und/oder vokalen Tics unterschieden:
- **Vorübergehende Ticstörung:** Auftreten von motorischen Tics, meist im vierten bis fünften Lebensjahr, Dauer nicht länger als ein Jahr.
- **Chronische motorische oder vokale Ticstörung:** Auch hier bestehen nur motorische oder vokale Tics über den Zeitraum von über einem Jahr.
- **Gilles-de-la-Tourette-Syndrom:** Seltene chronische Form, bei der motorische und vokale Tics gleichzeitig oder zeitlich versetzt bestehen. Pathognomonisch ist die Koprolalie, das zwanghafte Ausstoßen von Fäkalausdrücken und obszönen Begriffen.

Frage: Kann man die Tics therapeutisch beeinflussen?

Antwort: Zunächst kann man bei neu auftretenden milden Tics sicherlich abwarten, da Spontanremissionen häufig sind. Bei auffälliger Symptomatik ist es wichtig, die Familien und das weitere Umfeld der Patienten, z.B. Lehrer, zu informieren, um die Betroffenen vor Hänseleien zu schützen. Zu den allgemeinen therapeutischen Maßnahmen gehören auch Entspannungsverfahren. Bei schwerer Ausprägung ist eine medikamentöse Behandlung indiziert, derzeit ist Tiaprid Mittel der Wahl, an zweiter Stelle werden Neuroleptika eingesetzt. Komorbide Störungen wie Zwangserkrankungen oder eine ADHS werden unabhängig davon behandelt.

Frage: Wie sieht der **Erkrankungsverlauf** aus?

Antwort: Die einfachen Tics haben insgesamt eine günstige Prognose. Bei chronischen Ticstörungen kommt es im Verlauf meist zu einem Abnehmen der Tic-Intensität. Vor allem die Aufklärung der Betroffenen und des Umfelds ist von Bedeutung, da die Patienten oft „schief" angeschaut oder für „nicht ganz normal" gehalten werden.
Das Gilles-de-la-Tourette-Syndrom hat eine vergleichsweise schlechte Prognose, da die Erkrankung meist chronifiziert und die Patienten durch die auffälligen vokalen Tics wie Grunzen, Stöhnen und das Ausstoßen von Schimpfwörtern sozial stigmatisiert sind.

11 Psychopharmakotherapie

11.1 Antidepressiva (AD)

11.1.1 Indikation

Frage: Bei welchen Erkrankungen werden **Antidepressiva** hauptsächlich eingesetzt?

Antwort: Antidepressiva werden in erster Linie zur **Behandlung von depressiven Syndromen** verordnet. Es spielt dabei keine Rolle, um welches der folgenden Krankheitsbilder es sich handelt:
- schwere depressive Episode
- Suizidalität
- Depression im Wochenbett
- behandlungsbedürftige Dysthymie
- Anpassungsstörung mit trauriger Verstimmung
- depressive Symptomatik im Verlauf einer anderen psychiatrischen Erkrankung wie z.B. einer Schizophrenie

tipp Antidepressiva sind krankheitsübergreifend wirksam.

Frage: Wonach wird ein Antidepressivum **ausgewählt?**

Antwort: Die Substanz wird ausgewählt nach:
- **Indikation,** z.B. bei gehemmter Depression eine antriebssteigernde Substanz, bei agitierter Depression oder im Vordergrund stehenden Schlafstörungen ein eher beruhigender Wirkstoff
- **Nebenwirkungsprofil,** z.B. keine Trizyklika bei Überleitungsstörungen am Herzen, keine Serotonin-Wiederaufnahme-Hemmer bei Magenschleimhautentzündung, bei sehr alten Patienten AD mit möglichst wenig anticholinergen Eigenschaften (Gefahr der Miktionsstörung, Obstipation, Hypotonie)
- **Vormedikation,** welche Substanzen bisher eingenommen und vertragen wurden und welches AD gut wirksam war
- **Medikamenteninteraktion,** die je nach zusätzlicher Behandlung und gewählter AD-Gruppe sehr unterschiedlich sein können

☐ ☐ ☐ **?**
☺ 😐 ☹

Frage: Machen AD **abhängig?**

Antwort: Nein, AD machen nicht abhängig und verändern auch nicht die Persönlichkeit des Patienten. Sie müssen allerdings zum Absetzen langsam reduziert werden (ebenso wie sie in der Regel langsam aufdosiert werden), damit es nicht zu Absetzeffekten wie z.B. Schwindel, Übelkeit, Zittern und Schlafstörungen (serotonerges System) kommt.

☐ ☐ ☐ **?**
☺ 😐 ☹

Frage: Bei welchen Krankheitsbildern neben der Depression im eigentlichen Sinn werden AD noch eingesetzt?

Antwort: AD werden auch
- bei Angst- und Zwangsstörungen, Schlafstörungen, Essstörungen, Somatisierungsstörungen, Schmerzstörungen sowie manchen Persönlichkeitsstörungen und Behandlung von Entzugssymptomen verordnet.
- zur Behandlung depressiver Symptome bei organisch bedingten psychischen Störungen und chronischen somatischen Erkrankungen, z.B. Tumorleiden oder Niereninsuffizienz, eingesetzt.

Fallbeispiel: Eine 58-jährige Patientin leidet unter einer agitierten Depression. Sie läuft, nur mit dem Bademantel bekleidet, klagsam, weinerlich, rastlos über den Flur einer allgemeininternistischen Station. Das Pflegepersonal berichtet, dass sie auch nachts sehr unruhig und ab ca. drei Uhr schlaflos sei.

☐ ☐ ☐ **?**
☺ 😐 ☹

Frage: Wie behandeln Sie diese Patientin?

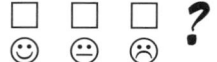 Natürlich können Sie auch andere sedierende AD vorschlagen, z.B. Amitriptylin (Saroten®), Mirtazapin (Remergil®), Doxepin (Aponal®) und Mianserin (Tolvin®).

Antwort: Wegen der **agitierten Symptomatik** würde ich ein **sedierendes AD** wählen. Es könnte z.B. ein **trizyklisches Antidepressivum** wie Amitriptylinoxid (Equilibrin®, einschleichend bis zu 300 mg/die) in Kombination mit einem schlafförderndem Präparat, z.B. Chloralhydrat (Chloraldurat®, bis zu 1000 mg zur Nacht über maximal zwei Wochen) verabreicht werden. Mit Chloralhydrat kann man auf ein Benzodiazepin verzichten, welches ein sehr hohes Risiko der Abhängigkeitsentwicklung in sich birgt.

Fallbeispiel: Ein Ende 40-jähriger Forst- und Waldarbeiter wird wegen folgender Symptomatik behandelt: Er klagt über körperliche Schwäche, ist überzeugt, seine Tätigkeit nie wieder aufnehmen zu können. Er gibt an, eine schwere körperliche Erkrankung mit Appetitverlust zu haben, die zwar nicht diagnostiziert sei oder ihm, um ihn zu schonen, nicht mitgeteilt worden sei, die aber mit körperlichem Verfall und Gedächtnisschwund einhergehe. Deshalb sei er traurig, liege viel, könne aber nicht schlafen. Sicher werde seine Krankenkasse die Behandlung nicht mehr lange zahlen.

Frage: An **welches Antidepressivum** denken Sie für die Behandlung? Wie gehen Sie generell bei der medikamentösen **Behandlung einer schweren Depression mit wahnhaften Merkmalen** vor?

Antwort: Die allgemeine Behandlung einer wahnhaften Depression sieht eine „**Zweizügelbehandlung**" aus **Antidepressivum** und **hochpotentem Neuroleptikum** vor. Im Beispiel könnte das antriebssteigernde Paroxetin (Seroxat®, 20–40 mg/die als Dauermedikation) mit Haloperidol (Haldol®, 5–10 mg/die bei Besserung der Wahnsymptome zu reduzieren und einige Tage später abzusetzen) kombiniert werden. Sollte der Patient zu sehr wahnhaft-negativistisch gequält sein, vielleicht auch Suizidgedanken auftreten, ist die vorübergehende Gabe eines kurz wirksamen und gut steuerbaren **Benzodiazepins**, z.B. Lorazepam (Tavor®, 1 mg bei Bedarf bis maximal 5 mg/die, nicht länger als zwei Wochen, dann wieder zu reduzieren und abzusetzen) möglich.

✚ Bei einer wahnhaften Depression kann man statt einer Zweizügeltherapie den Einsatz von Trimipramin (Stangyl®) erwägen. Es kann im Einzelfall klinisch ausprobiert werden, ob der antidopaminerge Effekt dieser Substanz der wahnhaften Symptomatik ausreichend entgegenwirkt. Trimipramin kann zu Beginn der Behandlung mit einem Benzodiazepin kombiniert werden. Das Medikament ist zum Einsatz bei Patienten mit wahnhafter Depression zu empfehlen, die bereits extrapyramidalmotorische Nebenwirkungen hochpotenter Neuroleptika erlitten haben. Man kann so „Neuroleptika sparen".

Frage: Ist die Anwendung von **AD** auf ein **bestimmtes Alter** begrenzt?

tipp Häufig möchte der Prüfer hier die Stichworte: First-pass-Effekt und Einfluss des Zytochrom P450 auf die Metabolisierung hören.

Antwort: Wie die Mehrzahl aller Pharmaka-Zulassungsstudien werden auch die klinischen Prüfungen für AD an jungen gesunden männlichen Probanden und an vielen Patienten zwischen 18 und 60 Jahren mit typischen psychiatrischen Erkrankungen durchgeführt. Dennoch ist die Anwendung natürlich nicht auf eine definierte Altersgruppe beschränkt. Bei der Applikation im Kinder- und Jugendalter und im Senium muss allerdings an Besonderheiten der Pharmakokinetik und -dynamik gedacht werden.

Merke: Es ist richtig, dass die meisten Psychopharmaka betagten Patienten eher in niedrigeren Dosen verabreicht werden als jungen Erwachsenen. Die unkritische Dosisreduktion von AD bei älteren Patienten kann aber häufig unwirksame Serumspiegel nach sich ziehen. Der daraus resultierende unzureichende Therapieeffekt kann zu einer Fehleinschätzung im Sinne einer „medikamentösen Therapieresistenz" führen.

Frage: Wie ist der **Einsatz eines Antidepressivums** zu beurteilen, wenn der Patient bereits seit mehreren Wochen in **psychotherapeutischer Behandlung** ist. Kann dadurch der Therapieerfolg der Psychotherapie beeinträchtigt werden?

Antwort: Die fachgerechte **Kombination** aus richtig dosiertem **Antidepressivum** und **Verhaltenstherapie** zeigt häufig die **besten Therapieerfolge,** sie ist deshalb der alleinigen Psychotherapie überlegen und schmälert nicht deren Wirksamkeit. Es ist sogar ein ärztlicher Kunstfehler, einem Patienten mit einem schweren depressiven Syndrom ein Antidepressivum vorzuenthalten, unabhängig davon, ob er sich in Psychotherapie befindet oder nicht.

11.1.2 Substanzgruppen und Wirkmechanismen

Frage: Bitte nennen Sie die wichtigen Gruppen von Antidepressiva mit Zieldosis, Wirkmechanismus und Wirkungsprofil.

Substanzgruppe	Beispiele und Zieldosis	Kennzeichen
Trizyklika (unspezifische Noradrenalin- und Serotonin-Wiederaufnahme-Hemmer)	Amitriptylin (Saroten®) bis 300 mg/die	Akut sedierend, anticholinerg
	Doxepin (Aponal®) 150–225 mg/die	Sedierend, auch bei Entzug
	Trimipramin (Stangyl®) 150–300 mg/die	Sedierend, auch bei Wahn oder zum Schlafen (25–50 mg ↓)
	Clomipramin (Anafranil®) 100–200 mg/die	Antriebssteigernd, auch bei Angst- und Zwangsstörungen
Tetrazyklika	Maprotilin (Ludiomil®) 150 mg/die	Sedierend, mäßig anticholinerg
Selektive Serotonin-Wiederaufnahme-Hemmer (SSRI)	Fluoxetin (Fluctin®) 20 (bis 80) mg/die Paroxetin (Seroxat®) 20–40 mg/die Fluvoxamin (Fevarin®) 100–200 mg/die Citalopram (Cipramil®) 20–40 mg/die Sertralin (Gladem®) 50 mg/die Reboxetin (Edronax®) 4–10 mg/die Venlafaxin (Trevilor®) 75–375 mg/die	Antriebssteigernd, auch bei Zwangs- und Panikstörung, prämenstruellem Syndrom, Bulimie
Spezifische Noradrenalin- (und Serotonin-)Wiederaufnahme-Hemmer	Mirtazapin (Remergil®) 30–45 mg/die	sedierend, auch zum Schlafen
	Nefazodon (Nefadar®) 400 mg/die	sedierend
Monoaminooxidase-Hemmer (MAO-Hemmer)	Tranylcypromin (Jatrosom®) 20 mg/die irreversibler MAO-Hemmer	stark antriebssteigernd, auch bei Therapieresistenz, tyraminarme Diät notwendig!
	Moclobemid (Aurorix®) 300–600 mg/die reversibler MAO-Hemmer	Antriebssteigernd Einsatz auch bei sozialer Phobie
Phytopharmaka	Johanniskrautextrakt, Hyperikum, (Jarsin®) 900 mg/die	bei leichter und mittelschwerer Depression

Tab. 11.1: Substanzgruppen der Antidepressiva

Frage: Wie wirken Antidepressiva?

Antwort: Der eigentliche Mechanismus ist noch unbekannt. Die meisten heute bekannten AD nehmen pharmakologisch auf eines oder mehrere der **Neurotransmittersysteme im ZNS Einfluss**. Die **Serotonin-, Noradrenalin- und Dopamin-Systeme** im ZNS scheinen wesentlich für die Pathophysiologie depressiver Syndrome und den Wirkmechanismus der AD zu sein. Auch die **cholinergen und histaminergen Transmittersysteme** spielen eine Rolle, sie sind auch für manche unerwünschte Wirkungen der AD verantwortlich.

Frage: Erklären Sie in wenigen Worten, was **Serotonin-Wiederaufnahme-Hemmung** bedeutet?

✚ Die Wirksamkeit der AD im ZNS hängt vermutlich mit der Wirkung am synaptischen Spalt zusammen, kann aber nicht als ausschließliche Erklärung gelten.

Antwort: Das Pharmakon verhindert, dass der Neurotransmitter Serotonin nach der Freisetzung wieder in das präsynaptische Axon aufgenommen wird. Dadurch **erhöht** sich die **Konzentration des Botenstoffs im synaptischen Spalt** derjenigen neuronalen Netze, die u.a. auch für die Regulation der Affekte, des Antriebs, des Schlafs zuständig sind.

Frage: Wie lange sollte ein AD bei einer schweren depressiven Episode gegeben werden, bevor wegen mangelnder Wirksamkeit zu einer anderen Substanz gewechselt wird?

Antwort: Von Unwirksamkeit sollte man ausgehen, wenn die Symptomatik nach **vierwöchiger Einnahme** einer **ausreichenden Dosis** (möglichst unter laborchemischen **Plasmaspiegelkontrollen**) persistiert oder lediglich partial gebessert ist. Dann sollte eine Umstellung auf ein Präparat aus einer anderen Substanzgruppe vorgenommen werden.

Merke: Viel zu häufig werden AD schon nach einigen Tagen vermeidlicher „Unwirksamkeit" trotz geringer Anfangsdosierungen umgesetzt oder gleichzeitig mehrere niedrig dosierte AD verabreicht.

11.1 Antidepressiva (AD)

Fallbeispiel: Ein 48-jähriger Bankangestellter mit der Erstmanifestation einer Depression hat auch nach der Remission der Symptome regelmäßig das Antidepressivum Paroxetin (Seroxat®), morgens 40 mg/die, eingenommen. Es sind nun seit dem Ansetzen acht Monate vergangen. Er kommt in die Sprechstunde und möchte das Medikament absetzen. Er gibt Ihnen auf gezielte Nachfrage auch einen Grund an: Er habe zwar wieder Libido, leide jedoch unter verzögerten Ejakulationen.

Frage: Kann der Patient das Paroxetin absetzen? Worauf müssen Sie als behandelnder Arzt achten? **Wie lange** sollte **nach Abklingen der Symptomatik** und „Remission" der Krankheitsepisode ein **Antidepressivum eingenommen** werden?

Antwort: Nach einer depressiven Störung, egal welcher Schwere oder vermuteter Genese, sollte die antidepressive Medikation **mindestens ein halbes Jahr, besser ein Jahr, unverändert** weiter eingenommen werden. Dann kann die Dosis in kleinen Schritten über mehrere Monate reduziert werden. Insbesondere sollte das Medikament bei guter Verträglichkeit nicht aus „psychologischen" Gründen, die Krankheit sei jetzt psychisch überwunden, der Patient „brauche" nun keine chemische Unterstützung mehr, abgesetzt werden. Im vorliegenden Fall ist bei guter Compliance des Patienten dem Absetzen wegen der unerwünschten Wirkung zuzustimmen. In diesem Zeitraum der Dosisreduktion muss der Patient wiederholt einbestellt werden und er muss genau nach möglichen wieder auftretenden Symptomen einer Depression befragt werden.

Frage: Und wie ist das, wenn es sich nicht um die erste Episode handelte?

Antwort: Bei einer **schweren rezidivierenden Depression** muss ein Antidepressivum über einen deutlich **längeren Zeitraum**, evtl. lebenslang eingenommen werden, um erneute Krankheitsepisoden zu vermeiden, oder sie in ihrer Ausprägung gering zu halten. **Alternativ** kann ein **Phasenprophylaktikum** (Lithium, Carbamazepin, Valproinsäure) eingesetzt werden.

✚ Ein früher favorisiertes Schema teilte die AD in stark sedierende (Amitriptylintyp), weniger sedierende (Imipramintyp) und antriebssteigernde (Ciomipramintyp) Substanzen ein. Es bot eine Entscheidungshilfe bei der Auswahl des richtigen Antidepressivums (gehemmt depressiv – antriebssteigernde Medikation, agitiert oder suizidal – sedierende Medikation), ist jedoch heute verlassen worden.

11.1.3 Wirkung, unerwünschte Wirkung, Kontraindikation

Frage: Welche **Untersuchungen** müssen Sie durchführen, bevor Sie mit einer antidepressiven Therapie beginnen können, und warum?

Antwort: Es müssen eine **Blutuntersuchung**, ein **EKG**, ein **EEG**, und eine **Blutdruckmessung** durchgeführt werden. Die Blutuntersuchung sollte ein Differentialblutbild, Leberenzyme GOT, GPT und γ-GT, Harnstoff und Kreatinin enthalten. AD werden in der Leber metabolisiert oder über die Niere ausgeschieden. Sie können die Blutneubildung beeinträchtigen, die Erregungsüberleitung des Herzens verlängern und die zerebrale Krampfschwelle senken. Deshalb müssen vor Beginn der Medikation Ausgangswerte dieser Parameter erhoben werden.

Frage: Was bedeutet therapeutisches „**drug monitoring**", wofür ist es gut? Können Sie für AD Beispiele geben?

Antwort: Es geht um die **Optimierung des Therapieerfolgs**. Dabei werden die Plasmaspiegel des verabreichten Antidepressivums nicht nur zur Kontrolle und Verbesserung der Compliance, sondern auch zur Kontrolle unerwünschter Wirkungen und Medikamenteninteraktionen durchgeführt. Bei Kombination mehrerer Psychopharmaka kommt es häufig zu Enzyminduktion mit Absinken oder Ansteigen der Wirkstoffspiegel, auf die eine Dosisanpassung erfolgen muss. Fast alle klassischen und einige neue AD lassen sich routinemäßig im Plasma bestimmen.

Frage: Was versteht man unter dem „**therapeutischen Fenster**"?

Antwort: Für Nortriptylin, Amitriptylin, Imipramin, Desipramin und Clomipramin sind Richtwerte der Ziel-Plasmakonzentration angegeben. Innerhalb dieser Rahmenwerte kann man von optimaler Wirksamkeit bei geringst möglichen unerwünschten Wirkungen ausgehen. Der therapeutische Bereich wird also nach unten durch eine nicht ausreichend wirksame geringe Dosis und nach oben durch Nebenwirkungen und Intoxikation einer zu hohen Dosis begrenzt.

Frage: Beschreiben Sie die wichtigsten **unerwünschten Wirkungen** und **Kontraindikationen** der **Trizyklika (TZA)** und **SSRI**.

11.1 Antidepressiva (AD)

Antwort:

	TZA	SSRI
Unerwünschte Wirkung bei Beginn der Behandlung	Orthostatische Dysregulation, Mundtrockenheit, Sedierung Akkommodationsstörungen, Müdigkeit	Appetitminderung, Übelkeit, Zittern, Schwitzen, Kopfschmerzen
Unerwünschte Wirkung im Verlauf der Behandlung	Miktionsstörungen, Obstipation, Delir, Tremor, Gewichtszunahme, Prolaktinanstieg, Senkung der Krampfschwelle	Sexuelle Funktionsstörungen
Kontraindikation	Prostatahypertrophie, Engwinkelglaukom, Anfallsleiden, Antiarrhythmikaeinnahme, MAO-Hemmereinnahme	MAO-Hemmer-Einnahme

Tab. 11.2: Unerwünschte Wirkungen und Kontraindikationen von TZA und SSRI

Frage: Sie behandeln einen **Patienten mit einer schweren depressiven Episode** stationär. Woran müssen sie denken, wenn sie eine **antidepressive Therapie** anordnen?

Antwort: Zu **Beginn der Behandlung** mit einem **antriebssteigernden Medikament** kann diese Wirkkomponente schneller einsetzen als die Stimmungsaufhellung. Es besteht die Gefahr, dass dann **bestehende Suizidgedanken umgesetzt** werden und es zu einem Suizidversuch kommt. Deshalb müssen Patienten, für die man ein antriebssteigerndes AD gewählt hat, unbedingt ein Benzodiazepin zur Sedierung erhalten.

✚ Früher galt es als Kunstfehler, Patienten mit Suizidalität mit einem antriebssteigernden Antidepressivum zu behandeln. Diese Vorstellung ist – bei entsprechender Zusatzmedikation – heute überholt.

Frage: Ein Patient soll das Präparat **Mirtazapin** (Remergil®) bekommen. Über welche **unerwünschten Wirkungen** klären sie den Patienten auf?

Antwort: Es kann insbesondere zu Beginn der Behandlung zu **Sedierung** und **orthostatischer Hypotonie** kommen. Im Verlauf ist eine **Gewichtszunahme** nicht selten.

Frage: Eine **69-jährige Patienten mit der dritten Episode einer schweren Depression** soll nach bisher zwei erfolglosen antidepressiven Behandlungsversuchen auf einen **irreversiblen MAO-Hemmer** eingestellt werden, da eine Substanz dieser Gruppe bei einer vorherigen Episode nach einem monatelangen schweren Verlauf innerhalb von drei Wochen die Remission herbeigeführt hatte. Worüber klären Sie die Patientin auf?

✚ Wegen der Gefahr einer katecholaminergen Bluthochdruckkrise bei tyraminhaltiger Kost und möglicher Interaktionen mit anderen Medikamenten gelten irreversible MAO-Hemmer als AD zweiter Wahl.

Antwort: Vor Beginn des irreversiblen MAO-Hemmers sollte eine **mehrtägige Karenz von anderen Antidepressiva** eingehalten werden. Dann muss konsequent eine Diät ohne getrocknete Wurst-, Obst- und Gemüsewaren, Schokolade, Joghurt, Rotwein, Hartkäse, getrocknete oder fermentierte Lebensmittel befolgt werden.

Merke: Wird bei der Umstellung von SSRI auf einen irreversiblen MAO-Hemmer der vorgeschriebene zeitliche Abstand nicht eingehalten, besteht die Gefahr eines potenziell tödlichen serotonergen Syndroms.

Frage: Was ist der wichtige Unterschied zwischen den beiden in der Tab. 11.1 genannten **MAO-Hemmern, Tranylcypromin (Jatrosom®) und Moclobemid (Aurorix®)**? Bitte erklären Sie deren **Wirkmechanismus**?

Antwort: Die Monoaminoxidase (MAO) baut im synaptischen Spalt Serotonin, Noradrenalin (MAO-A) sowie Dopamin (MAO-B) ab. Wird sie gehemmt, kommt es zu einer Anreicherung der Neurotransmitter, womit die Wirksamkeit des Medikaments erklärt wird. **Tranylcypromin** ist ein irreversibler und nicht selektiver MAO-Hemmer. Als gravierende, potenziell lebensgefährliche **unerwünschte Wirkung** kann es **bei tyraminreicher Kost** zu einem Überschuss an Dopamin mit **krisenhaften Blutdruckspitzen** kommen. Moclobemid dagegen ist ein reversibler, selektiver MAO-A-Hemmer, der nicht dieses Risiko des Blutdruckanstiegs in sich birgt, aber leider keine vergleichbare antidepressive Wirksamkeit wie Tranylcypromin hat.

Frage: Bitte erklären Sie den Begriff „therapeutische Breite". Warum ist er in der Psychiatrie so wichtig? Welche Konsequenzen leiten sie daraus für die Therapie ab?

Antwort: Es gibt **Medikamente**, bei denen die **geringste wirksame Dosis** und die **Dosis, bei der die ersten Anzeichen einer Intoxikation auftreten, sehr nahe beieinander liegen.** Diese Substanzen haben eine **geringe therapeutische Breite**. Von anderen Substanzen dagegen kann ein Vielfaches der wirksamen Dosis eingenommen werden, ohne dass es zu einer Intoxikation kommt, sie haben also eine große therapeutische Breite. Bei der medikamentösen Behandlung von Patienten, die schon einen oder mehrere ernsthafte Suizidversuche unternommen haben, sollten möglichst Substanzen mit großer therapeutischer Breite eingesetzt werden. Es ist außerdem bei den Rezeptverschreibungen auf die Relation von verordneter und einzunehmender Menge des Präparats zu achten, da manche Patienten zu Hause Tabletten horten. Nach Möglichkeit sollte hin und wieder der Wirkstoffspiegel im Blut bestimmt werden, um zu sehen, ob die Medikation noch eingenommen wird.

Frage: Wie sind **AD** im Vergleich zu anderen Psychopharmaka bezüglich des Risikos einer **Tablettenintoxikation** einzuschätzen?

Antwort:
- **Geringe therapeutische Breite** haben **Lithium, Carbamazepin, Chloralhydrat**: hohe Intoxikationsgefahr!
- **Mittlere therapeutische Breite: TZA, irreversible MAO-Hemmer,** auch **SSRI.** Die Intoxikation ist sehr gefährlich und kann tödlich verlaufen.
- **Größere therapeutische Breite** haben **Benzodiazepine** und **Neuroleptika.** Trotzdem ist die Vergiftung mit diesen sedierenden Substanzen, insbesondere in Verbindung mit Alkohol, lebensgefährlich, da zwar nicht die zentralen Intoxikationserscheinungen, sehr wohl aber die Aspiration mit Atemstillstand oder die Unterkühlung bei anhaltender Bewusstlosigkeit den Tod herbeiführen können.

11.2 Neuroleptika

11.2.1 Indikation

Frage: Bei welchen **Krankheitsbildern** werden **Neuroleptika (NL)** eingesetzt?

Antwort: Die primäre Indikation mit gesicherter Wirksamkeit ist ausgerichtet am **Zielsymptom „Wahn" oder „Halluzination".** NL werden zur Behandlung von **schizophrenen** und **schizoaffektiven Psychosen,** bei **Manie** oder **psychotischer Depression** angewandt. Entsprechend dieser Hauptindikation sollten sie besser Antipsychotika genannt werden.

Frage: Nennen Sie bitte noch **andere Einsatzbereiche** von NL?

Antwort: Als Begleittherapie in niedriger Dosierung sind NL möglicherweise wirksam bei:
- Zwangsstörungen
- Angststörungen

- Anorexia nervosa
- Borderline-Persönlichkeitsstörungen

Sie werden auch zur Sedierung eingesetzt bei:
- Demenz
- organischen Psychosen
- Schmerzsyndromen

Frage: Was ist bei der Gabe von NL generell zu bedenken?

Antwort: Die Indikation muss immer sehr gewissenhaft geprüft werden wegen der Gefahr von **irreversiblen motorischen Nebenwirkungen,** die schon nach wenigen Einnahmen auftreten können.

11.2.2 Substanzgruppen und Wirkmechanismus

Frage: Nennen Sie bitte die **wichtigsten Gruppen der NL,** die unterschiedliche chemische Strukturen aufweisen, und erklären Sie den Begriff „neuroleptische Potenz".

Antwort:

Gruppe	Substanz	Name	Dosierung
Butyrophenone	Benperidol Haloperidol	Glianimon® Haldol®	3–6 mg/die 5–15 mg/die
Phenothiazine	Levomepromazin Perazin	Neurocil® Taxilan®	Bis zu 200 mg täglich 75–600 mg/die
Thioxanthene	Chlorprotixen Clopenthixol	Truxal® Ciatyl®	150–200 mg/die 20–50 mg/die
Benzamide	Amisulprid Sulpirid	Solian® Dogmatil®	400–800 mg/die 300–1200 mg/die
Dibenzodiazepin	Clozapin Olanzapin	Leponex® Zyprexa®	100–400 mg/die 5–20 mg/die
Benzisoxazol	Risperidon	Risperdal®	4–12 mg/die

Tab. 11.3: Substanzgruppen der Neuroleptika

Man kann ihre antipsychotische und sedierende Wirksamkeit bezogen auf die verwendete NL-Dosis als **neuroleptische Potenz** bezeichnen:

- **Hochpotent:** in niedriger bis mittlerer Dosierung gute antipsychotische Wirksamkeit ohne deutliche Sedierung, z. B. Haloperidol
- **Mittelpotent:** gute antipsychotische Wirksamkeit mit mittlerer Sedierung, z. B. Perazin
- **Niederpotent:** in niedriger bis mittlerer Dosis geringe antipsychotische Wirkung bei ausgeprägter Sedierung, z. B. Levopromazin

Frage: Wieso ist das **Wissen über die Substanzgruppen** wichtig?

Antwort: Es sind viele verschiedene NL im Handel. Will man eine **Vorhersage** auf die zu erwartende **individuelle Wirksamkeit** und **Verträglichkeit** treffen, ist es wichtig zu wissen, auf welche Substanzgruppe der Patient bisher gut angesprochen hat, auf welche er ausgeprägte unerwünschte Wirkungen entwickelte, oder auf welche er nicht ansprach. Auch bei einer medikamentösen Umstellung wegen ungenügender Wirksamkeit ist das Wissen über die Substanzgruppen wichtig. Es ist nicht anzuraten, einen Patienten von einem ungenügend wirksamen Neuroleptikum auf ein nahe verwandtes umzustellen.

Frage: Was charakterisiert ein „atypisches Neuroleptikum"? Nennen Sie bitte Beispiele.

Antwort: Die **klassischen Neuroleptika („Typika")** zeichnen sich durch das häufige Auftreten **extrapyramidalmotorischer Nebenwirkungen** aus. **Clozapin** war das erste einer Reihe von NL, bei denen diese Nebenwirkungen fehlte – die **Atypika.** Zwischenzeitlich sind mehrere Atypika auf dem Markt, die für sich in Anspruch nehmen, neben guter antipsychotischer Wirksamkeit eine überlegene Wirkung bei Negativsymptomatik oder Therapieresistenz zu haben.

Frage: Mit welchem **Neuroleptikum** werden die **akut-psychotischen Symptome** (Wahn, akustische Halluzinationen) der **Erstmanifestation** einer akuten schizophrenen Psychose eines 25-jährigen Patienten behandelt?

Antwort: Es kommt darauf an, die psychotische Symptomatik rasch und zuverlässig zu behandeln. Folglich sollte ein **hochpotentes Neuroleptikum** eingesetzt werden. Je nach Situation und individueller Symptomatik stehen Typika wie Haloperidol oder Clopenthixol oder Atypika wie Olanzapin oder Risperidon zu Verfügung. Die Entscheidung für eine bestimmte Substanz fällt nach Einschätzung der Gesamtsituation.

Frage: Wenn Sie sich für Haloperidol entscheiden, wie dosieren Sie das Medikament?

Antwort: Diesem Patienten würde ich 10 mg/die, 5 mg morgens und 5 mg abends, verordnen.

Frage: Warum sollte der Patient nicht zur effektiveren Behandlung der paranoid-halluzinatorischen Symptomatik z.B. 50 mg/die bekommen?

Antwort: Es ist nachgewiesen, dass sich die antipsychotische Wirksamkeit bei täglichen Dosen über **15 mg** nicht steigern lässt. Das hängt vermutlich damit zusammen, dass bereits bei dieser Dosierung praktisch **alle Dopaminrezeptoren** mit der Substanz **besetzt** sind. Bei höherer Dosierung nimmt neben den unerwünschten Wirkungen die Sedierung zu, die jedoch heutzutage eher mit kurzwirksamen und besser steuerbaren Benzodiazepinen wie z.B. Lorazepam erzielt wird.

Frage: Sie nannten die Dopaminrezeptoren. Bitte beschreiben Sie den **Wirkmechanismus einer antipsychotischen Substanz.**

Antwort: Für alle Typika und Atypika sind die Bindungsprofile an die unterschiedlichen Rezeptoren der Neurotransmitter im Zentralnervensystem gut bekannt. Wesentlich für die antipsychotische Wirksamkeit ist wohl die **Dopaminrezeptoren-Blockade.** Man unterscheidet D1 bis D5 Dopaminrezeptor-Subtypen, die NL haben jeweils unterschiedliche Affinitätsprofile. Daneben spielt die Bindung an **serotonerge Rezeptoren,** von denen es mindestens sieben Subtypen gibt, eine wichtige Rolle. Die Affinität zu **Alpharezeptoren, Acetylcholinrezeptoren** und **H1-Rezeptoren** ist mit unerwünschten Wirkungen wie Schwindel, Hypotension, Mundtrockenheit, Obstipation, Sedierung und Gewichtszunahme assoziiert.

11.2.3 Wirkung und unerwünschte Wirkung

Frage: Was ist bei einer Patientin mit einer **akuten paranoid-halluzinatorischen Psychose** als **erwünschte Wirkung** der **neuroleptischen Behandlung** zu erwarten?

Antwort: Innerhalb weniger Stunden nach der ersten Einnahme ist ein **sedierender Effekt** zu beobachten. Er verringert sich über Tage und Wochen der Einnahme. Innerhalb weniger Tage, manchmal auch langsam über mehrere Wochen nach dem Erreichen der gewünschten Maximaldosis kommt es zu einer **Verringerung der Wahnüberzeugungen** und der Wahnwahrnehmungen. Auch **kognitive Beeinträchtigungen** und **formale Denkstörungen** bessern sich.

Frage: Mit welchen **Nebenwirkungen** muss bei einem Patienten, der **6 mg Glianimon** pro Tag einnimmt, gerechnet werden?

Antwort: Eine Nebenwirkung, die in jedem Fall für den Patienten sehr unangenehm ist und unbehandelt sogar bedrohlich werden kann, ist die **Frühdyskinesie**. Sie gehört zu den **extrapyramidalmotorischen** unerwünschten Wirkungen (EPMS). Es kommt zu Verkrampfungen der Augen-, Zungen- oder Schlundmuskeln, die nicht mehr willkürlich gelöst werden können. Blick- oder Zungenstarre im Rahmen einer Frühdyskinesie werden manchmal mit epileptischem Krampfgeschehen verwechselt, obwohl sie mit diesen überhaupt nichts zu tun haben. Die Ursache ist die **antidopaminerge Wirkung der NL** im nigrostriatalen/motorischen System.

Frage: Wie können Sie gegen diese unerwünschte Wirkung vorgehen?

Antwort: Es gibt die Möglichkeit, die Frühdyskinesien mit **Biperiden** (Akineton®) aufzuheben. Im Fall eines Zungen- oder Augenmuskelkrampfs wird es intravenös verabreicht, wirkt innerhalb weniger Sekunden und erlaubt dem Patienten wieder, sich willkürlich zu bewegen.

Frage: Was muss man bei der **Behandlung mit Biperiden** beachten?

Antwort: Die Substanz behebt nicht nur sehr wirksam Frühdyskinesien sondern sie hat auch auf andere NL-antagonistische Eigenschaften und macht kurzzeitig „high". Deshalb wird Biperiden von Patienten gerne eingenommen, es besteht sogar ein Missbrauchspotential. Wird Biperiden auch gegen andere Nebenwirkungen am motorischen System eingesetzt, dann sollte die Medikation als morgendliche Tabletteneinnahme fest angesetzt und nicht als Bedarfsmedikation ausgegeben werden.

✚ Biperiden (Akineton retard®) sollte als morgendliche Tabletteneinnahme fest angesetzt und nicht als Bedarfsmedikation ausgegeben werden. Die Substanz wird bei einem Patienten, der NL erhält, nicht prophylaktisch sondern nur zur Behandlung der Nebenwirkungen eingesetzt.

☐ ☐ ☐ ?
☺ 😐 ☹

Frage: Welche andere **unerwünschten Wirkungen von NL am motorischen System** kennen Sie?

✚ Parkinsonoid hat nichts mit M. Parkinson zu tun! Beim Parkinsonoid handelt es sich um einen vorübergehenden funktionellen Dopaminmangel und nicht um eine strukturelle Veränderung der Substantia nigra.

Antwort: Häufig sind unter der Einnahme von typischen NL **Parkinsonoid** mit Hypomimie, Tremor und Rigor und **Akathisie**, also eine generelle Sitz- und Stehunruhe, zu beobachten. Das Parkinsonoid kann durch Biperiden gebessert werden, die Akathisie nicht. Beide unerwünschten Wirkungen sind reversibel, sobald das typische Neuroleptikum ab- oder umgesetzt, oder durch eine atypische Substanz ersetzt wird. Neben Frühdyskinesien gibt es auch **Spätdyskinesien**, die im Verlauf nach längerer Einnahme einer neuroleptischen Medikation auftreten können. Es handelt sich dabei häufig um choreatisch anmutende Dyskinesien der Hals- und Gesichtsmuskulatur, die willkürlich nicht zu kontrollierendes Grimassieren hervorrufen. Sie sind für den Patienten ausgesprochen sozial stigmatisierend. Die **Spätdyskinesien** sind zwar medikamentös zu bessern, aber in bis zur Hälfte der Fälle **irreversibel**.

! **Merke: Parkinsonoid:** Tremor, Rigor, Hypomimie.

Frage: Wie viel Prozent der mit NL behandelten Patienten bekommen Spätdyskinesien?

Antwort: Diese Frage ist deshalb schwierig zu beantworten, da Patienten, die z.B. an einer Schizophrenie mit Erkrankungsepisoden über viele Jahre bis Jahrzehnte leiden, in ihrem Leben immer wieder mit NL über einige Wochen, Monate oder Jahre behandelt werden müssen. Anscheinend gibt es eine Art kumulative Gesamtneuroleptikadosis, die mit der Spätdyskinesierate korrespondiert. Es wird angegeben, dass ca. 20 % der Patienten, die über „längere Zeit" (typische) NL einnahmen, Spätdyskinesien bekommen. Es sind aber auch Kasuistiken berichtet, in denen bereits nach einmaliger (depot-)neuroleptischer Medikation irreversible Spätdyskinesien auftraten.

! **Merke:** Bei 5 % der über 65-Jährigen werden spontane Dyskinesien beschrieben, ohne dass NL eingenommen wurden.

Frage: Welche Möglichkeiten gibt es, um gegen Spätdyskinesien vorzugehen?

Antwort: Zunächst beobachtet man, ob sich die Spätdyskinesien unter einer Dosisreduktion der NL zurückbilden. Sollte dies nicht der Fall sein, muss man die Umstellung auf ein atypisches NL erwägen.

Fallbeispiel: Sie möchten einen 23-jährigen Patienten mit einer Schizophrenie auf das atypische Neuroleptikum Clozapin umstellen. Der Patient hatte das initial verabreichte klassische Neuroleptikum nicht gut vertragen, zwar war eine Remission des desorganisierten Verhaltens und der formalen Denkstörungen zu verzeichnen, aber er fühlte sich wie in seinem Körper eingemauert, starr, unbeweglich, und psychomotorisch unruhig. Welche Untersuchungen sind vor der Umstellen durchzuführen und was besprechen Sie mit dem Patienten?

Antwort: Für das **atypische Neuroleptikum Clozapin** bestehen kontrollierte Anwendungsvorschriften, weil es mit einem **Agranulozytose-Risiko** einhergeht. Entsprechend darf vor der Verabreichung die Kontrolle des **Differentialblutbilds** nicht länger als 10 Tage zurückliegen, das Blutbild muss unauffällig sein und es dürfen keine hämatologischen Vorerkrankungen bekannt sein. Außerdem sollte das **EEG** unauffällig und keine Epilepsie aus der Vorgeschichte bekannt sein, da Clozapin die zerebrale Krampfschwelle senkt. Ich bespreche mit dem Patienten, dass er dieses besser verträgliche Neuroleptikum auf jeden Fall noch 6 Monate in der Erhaltungsdosis (100 bis 400 mg/die) und danach ein weiteres halbes Jahr in reduzierter Dosis einnehmen sollte, um das Wiederauftreten seiner Krankheitssymptomatik zu verhindern. Dazu muss er sich **regelmäßig vorgeschriebenen Blutbildkontrollen** unterziehen. Anfängliche Tagesmüdigkeit und orthostatische Dysregulation können zu Beginn der Behandlung auftreten, im Verlauf sind als unerwünschte Wirkungen nächtlicher Speichelfluss und Gewichtszunahme nicht selten.

Frage: Nach 8 Behandlungswochen klagt der junge Mann über Symptome eines grippalen Infekts. Was müssen Sie bedenken?

Antwort: Erneut denke ich an die Gefahr eines möglichen Abfalls der weißen Blutkörperchen. Das **Agranulozytoserisiko** hat zwischen der 6. und der 14. Behandlungswoche einen Häufigkeitsgipfel!

☐ ☐ ☐ **?**
☺ 😐 ☹

Frage: Welche psychiatrische Erkrankung verursacht am meisten Kosten? Welche Rolle spielen dabei die Kosten für Medikation?

Antwort: Die **Schizophrenie** verursacht am meisten Kosten. Allerdings sind die sekundären Krankheitskosten durch Arbeitsunfähigkeit, Arbeitslosigkeit und frühzeitige Berentung für die Volkswirtschaft weitaus gravierender als die direkten Kosten, die zur Behandlung aufgewandt werden. Von den so genannten direkten Behandlungskosten machen die NL-Kosten nur einen geringen Anteil aus, während die Krankenhausbehandlungskosten den größten Posten ausmachen. Von den im Vergleich zu den Typika teureren Atypika wird angenommen, dass sie über ihre bessere Verträglichkeit und die dadurch bessere Compliance die direkten Krankheitskosten der Krankenhausbehandlung und auch die indirekten volkswirtschaftlichen Kosten mittel- bis langfristig sogar senken.

☐ ☐ ☐ **?**
☺ 😐 ☹

Frage: Mit einer adäquaten medikamentösen Therapie lässt sich das Rezidivrisiko schizophren Erkrankter auf bis zu 15 % reduzieren, wie wissenschaftliche Untersuchungen gezeigt haben. Warum kann man dieses Ziel in der Versorgungspraxis selten erreichen?

Antwort: Alle NL haben auch unerwünschte Wirkungen und ihre Einnahme ruft bei den Betroffenen eine ablehnende Haltung hervor. Es bedarf also einer sehr guten Aufklärung über die Notwendigkeit der Fortführung der Medikation trotz Symptomfreiheit, um Patienten zur andauernden selbständigen Einnahme zu bewegen. Die meisten Menschen zweifeln, wenn sie einige Zeit symptomfrei waren, an der Notwendigkeit der Medikamenteneinnahme: „Ich brauche jetzt keine Tabletten mehr, ich schaffe es allein".

☐ ☐ ☐ **?**
☺ 😐 ☹

✚ Die Psychosen bei Parkinsonpatienten sprechen gut auf Clozapin in niedrigen Dosierungen an, dem einzigen Neuroleptikum, das ganz sicher seinerseits keine extrapyramidalmotorische unerwünschte Wirkung hat.

Frage: Welche **Medikamente** machen **psychotische Zustandsbilder**?

Antwort: Verwirrtheitszustände, formale Denkstörungen, Halluzinosen oder auch Wahn können grundsätzlich bei ganz unterschiedlichen Medikamentengruppen auftreten. Es ist z.B. bekannt, dass manche **Antibiotika** (Penicillin, Streptomycin, Tuberkulostatika) oder **Anti-Malariamittel** psychosenahe Zustände auslösen können, und dass es bei zu raschen Dosisänderungen von **Steroiden** zu „Steroidpsychosen" kommen kann. Einleuchtend ist der Mechanismus bei Dopaminagonisten oder **Antiparkinsonmedikamenten** anderer Substanzgruppen: Durch die Erhöhung der Dopaminkonzentration im synaptischen Spalt kommt es bei Menschen mit Disposition zu Psychosen.

11.3 Phasenprophylaktika

Frage: Welche Substanzen gehören zu den **Phasenprophylaktika**?

Antwort: Lithium und die antikonvulsiven Substanzen Carbamazepin, Valproinsäure und Lamotrigin sind Phasenprophylaktika.

Frage: Bei welchen Krankheitsbildern ist der Einsatz von Phasenprophylaktika zu erwägen?

Antwort: Sie werden sowohl zur **Behandlung akuter Manien** als auch zur **Rezidivprophylaxe affektiver Störungen** eingesetzt. Bei **bipolaren Störungen** können sie nachweislich die Anzahl, aber auch die Ausprägung von weiteren depressiven oder manischen Episoden verringern. Zur Phasenprophylaxe rezidivierender unipolarer Depressionen werden in der Regel Antidepressiva eingesetzt. Ein zusätzlicher Indikationsbereich der Phasenprophylaktika ist die so genannte **Augmentation**, die additive Gabe zu Antidepressiva oder Neuroleptika, zu deren Wirkungsverstärkung.

Fallbeispiel: Eine 64-jährige Patientin, die an einer schizoaffektiven Störung leidet, ist seit ca. zehn Jahren problemlos auf Lithium eingestellt. Sie hat darunter lediglich eine hypomane und zwei kurze depressive Krankheitsepisoden erlitten. Sie kommt jetzt in Ihre Sprechstunde wegen eines gastrointestinalen Infekts mit Erbrechen und Diarrhoe. Außerdem werden Schwindel und Zittern berichtet. An was denken Sie? Was machen Sie?

Antwort: Es könnte sich um eine **Lithiumintoxikation** handeln. Flüssigkeitsverluste bei Durchfällen, Diuretikagabe, Glomerulonephritis, Gabe nichtsteroidaler Antiphlogistika und Narkosen sind die häufigsten Gründe für derartige Intoxikation mit Lithiumkonzentrationen über 1,6 mmol/l. Manchmal wird Lithium auch in suizidaler Absicht eingenommen, es hat eine **geringe therapeutische Breite**. In dem beschriebenen Fallbeispiel würde ich zunächst die Lithiumkonzentration im Blut bestimmen, den Wasser- und Elektrolythaushalt normalisieren und die Lithiumeinnahme ein oder zwei Tage aussetzen.

Merke: Eine Lithiumintoxikation kann sich zu einem lebensbedrohlichen Zustand entwickeln.

☐ ☐ ☐ ?
☺ ☺ ☹

Frage: Warum sollte das **Lithium** nach diesem Zwischenfall **nicht einfach abgesetzt** werden?

Antwort: Bei plötzlichem Absetzen treten vermehrt manische Syndrome, aber auch Depressionen auf. Die Lithiummedikation sollte deswegen grundsätzlich **langsam ausgeschlichen** werden, wenn die Patientin nicht mehr von der Notwendigkeit der Einnahme überzeugt werden kann.

☐ ☐ ☐ ?
☺ ☺ ☹

Frage: Welche **Untersuchungen** müssen sie durchführen, wenn Sie einen Patienten auf Lithium einstellen wollen? Welche Untersuchungen macht man begleitend zu einer Behandlung mit Lithium?

Antwort:

Routineuntersuchungen bei Neueinstellungen auf Lithium	Routineuntersuchungen während der Behandlung mit Lithium
• Anamnese (Niere, Herz, Schilddrüse, Schwangerschaft) • Ggf. Schwangerschaftstest • Körperliche Untersuchung, Halsumfang • EEG, EKG, RR, Puls • Blutbild, Blutsenkung, Nüchternblutzucker • Nierenfunktion (Serumkreatinin, Kreatininclearance > 70 ml/min) • T3, T4, TSH-basal, ggf. TRH-Test	• Lithiumserum- und Kreatininbestimmung morgens vor der Einnahme der Medikation und zwar 12 Stunden nach der letzten Einnahme. In den ersten vier Wochen wöchentlich, dann monatlich, nach einem halben Jahr vierteljährlich • Körpergewicht und Halsumfang 1/4-jährlich • Schilddrüsenparameter, Elektrolyte, Kreatininclearance, EKG jährlich

Tab. 11.4: Untersuchungen vor und während Lithiumbehandlung

☐ ☐ ☐ ?
☺ ☺ ☹

Frage: Bitte benennen Sie die typische Komplikation einer phasenprophylaktischen Behandlung mit **Carbamazepin**.

Antwort: Meinen Sie die **hämatotoxische Nebenwirkung** (reversible Leukozytopenie), wegen der Carbamazepin nicht mit Clozapin kombiniert werden darf?

☐ ☐ ☐ ?
☺ ☺ ☹

Frage: Nein. Haben Sie noch nie etwas von allergischen Hautveränderungen nach 1 bis 2 Wochen einer zu schnellen Aufdosierung von Carbamazepin gehört? Was müssen Sie tun?

Antwort: Ist das Exanthem noch nicht sehr stark ausgeprägt und auf eine Körperregion, häufig Stamm oder Extremitäten, begrenzt, kann eine Dosisreduktion oder das Umsetzen auf ein anderes Carbamazepinpräparat versucht werden. Wird das Exanthem heftiger und breitet es sich aus, **muss Carbamazepin sofort abgesetzt** werden, da sonst eine lebensbedrohliche Komplikation (Lyell-Syndrom) auftreten kann.

> tipp Lassen Sie sich auch von unfreundlichen Prüfern nicht aus dem Konzept bringen.

11.4 Anxiolytika, Sedativa und Hypnotika

Frage: Bitte benennen Sie Substanzen, die in die Gruppe von angstlösenden Medikamenten, Beruhigungs- und Schlafmitteln fallen.

Antwort:
- Benzodiazepine
- Buspiron (Bespar®)
- β-Rezeptorenblocker mit anxiolytischer Wirkung
- Opipramol (Insidon®)
- Chloralhydrat (Chloraldurat®)
- Zolpidem (Stilnox®)
- Zopiclon (Ximovan®)
- Barbiturate

> tipp Im angloamerikanischen Sprachraum werden Benzodiazepine als Tranquilizer bezeichnet.

Frage: Wo haben **Benzodiazepine** ihr **Anwendungsgebiet?**

Antwort: Substanzen aus der Gruppe der Benzodiazepine, die so genannten Tranquilizer, werden als schnell wirksame, gut verträgliche und „sichere" Medikamente bei **psychiatrischen Erregungszuständen** oder **Angstzuständen, Mutismus** und **akuter Suizidalität** eingesetzt. Wegen der kurzen Wirkungsdauer und der daraus resultierenden guten Steuerbarkeit ist Lorazepam (Tavor®) das Mittel der Wahl. Es ist auch als „Expidet-Plättchen" auf dem Markt mit dem Vorteil einer sublingualen Resorption und eines Wirkungseintritts innerhalb weniger Minuten. In den Vereinigten Staaten werden Benzodiazepine gezielt zur Behandlung von Angsterkrankungen angewendet, z.B. Alprazolam (Tafil®) in Kombination mit Verhaltenstherapie.

Frage: Verschreiben Sie einer **46-jährigen Englischlehrerin bei Schlafstörungen** ein Benzodiazepinpräparat?

Antwort: Bevor ich ein Hypnotikum verschreibe, muss geklärt sein, auf was die Schlafstörung zurückzuführen ist. Bei primärer Insomnie stellen zwar die Benzodiazepine den größten Anteil an verordneten Hypnotika dar (Rohypnol®, Dalmadorm®, Noctamid®, Mogadan®,

Halcion®), sie sollten aber wegen des Risikos der Abhängigkeitsentwicklung zunächst nicht eingesetzt werden. Bei der Behandlung sollte zunächst ein **verhaltenstherapeutischer Ansatz** (Stichwort Schlafhygiene) verfolgt werden. Vor dem Einsatz von Hypnotika mit hohem Suchtpotential sollte ein **Behandlungsversuch mit anderen sedierenden Substanzen**, z.B. Antidepressiva unternommen werden. Bewährt hat sich z.B. die abendliche Einnahme von 25 mg Trimipramin, einem schlafanstoßenden und -regulierenden Antidepressivum. Die Verordnung von Zolpidem oder Zopiclon kann erwogen werden, deren Abhängigkeitspotential geringer sein soll als das der Benzodiazepine.

Frage: Wie ist das **Risiko der Abhängigkeit** von **Zolpidem** oder **Zopiclon** einzuschätzen?

Antwort: Es ist auf jeden Fall **geringer als das von Benzodiazepinen** oder anderen suchterzeugenden Substanzen. Insbesondere Patienten, bei denen eine Abhängigkeitserkrankung in der Vorgeschichte bekannt ist, sollten diese Substanzen dennoch nicht erhalten. Tatsächlich sind einzelne Patienten mit psychischen und körperlichen Entzugssymptomen bekannt geworden.

Frage: Was geben Sie als Akutmedikation einer 32-jährigen suizidalen Patientin?

Antwort: Das kommt darauf an, in welchem Zustand ich die Patientin antreffe, ob ich ihre Vorgeschichte und Diagnose kenne, und wie die akute Situation ist. Leidet die Patientin an einer **schweren Episode einer depressiven Störung mit akuter Suizidalität,** ist das **Benzodiazepin** Lorazepam indiziert. Es hat nicht nur den Vorteil schneller und zuverlässiger Wirksamkeit, sondern auch den der großen therapeutischen Breite. Hat sie dagegen eine bereits **bekannt diagnostizierte Persönlichkeitsstörung vom instabilen Typus,** ist das Benzodiazepin wegen des ständigen Substanzmissbrauchs kontraindiziert, und ich biete ihr als Alternativen zu Benzodiazepinen ein **niedrigpotentes Neuroleptikum,** z.B. Chlorprothixen (Truxal®) an.

Frage: Wie lange verordnen Sie **Benzodiazepine?** Was müssen Sie beim **Absetzen** beachten?

Antwort: Benzodiazepine in der Akutpsychiatrie können kontrolliert über mehrere Wochen verabreicht werden. Sie werden im stationären Setting fest angesetzt, um einer Dosissteigerung und Abhängigkeitsentwicklung entgegenzuwirken. Sie helfen bei Patienten mit schizophrenen Psychosen, Neuroleptika zu sparen (also das Risiko von Spätdyskinesien zu reduzieren) oder bei Patienten mit affektiven Störungen, trotz Agitiertheit moderne, antriebssteigernde Antidepressiva einzusetzen, wenn diese indiziert sind. Die Benzodiazepine werden **sukzessive niedriger dosiert und abgesetzt,** um etwaige Absetz- oder Entzugssymptome wie Schwitzen, Zittern, Angst und innere Unruhe zu vermeiden.

> **Frage:** Wie ist das **Abhängigkeitsrisiko von Chloralhydrat** einzuschätzen?

Antwort: Chloralhydrat zählt zu den altbewährten Hypnotika. Wegen seiner strukturellen Ähnlichkeit zu Ethylalkohol besteht bei Chloralhydrat auch ein Abhängigkeitsrisiko, das sich zunächst in der Notwendigkeit der Dosissteigerung zeigt. Dieses Risiko lässt sich jedoch durch zeitlich begrenzten und ärztlich kontrollierten Einsatz der Substanz gering halten.

11.5 Antidementiva

> **Frage:** Welchen **medikamentösen Therapieansatz** zur Behandlung einer **Demenz vom Alzheimer Typ** kennen Sie?

Antwort: Die Substanzen, bei denen eine Wirksamkeit zur Verhinderung der Progredienz des dementiellen Syndroms nachgewiesen wurde, unterscheiden sich von den früher gebräuchlichen Nootropika. Zu den wirksamen Substanzen gehören die **Acetylcholinesterasehemmer** Donepezil (Aricept®), Rivastigmin (Exelon®) und Galantamin (Reminyl®) sowie **NMDA-Modulatoren**, z.B. Memantin (Axura®). Zu den Substanzen ohne ausreichend nachgewiesene Wirksamkeit gehören Ginkgopräparate, Dihydroergotoxin und Vitamin-E-Präparate.

> **Frage:** In welchen **Stadien der Demenz** sollten **Acetylcholinesterasehemmer** oder **NMDA-Modulatoren** eingesetzt werden?

Antwort: Acetylcholinesterasehemmer können in frühen und mittleren Demenzstadien eingesetzt werden, nicht aber in fortgeschrittenen. Es wird die weitere Verschlechterung der Symptomatik im kognitiven Bereich, im Bereich des Verhaltens und der alltäglichen Fähigkeiten für ungefähr ein Jahr aufgehalten. Dies konnte in den wissenschaftlichen Untersuchungen an Kollektiven von vielen hundert Patienten gezeigt werden. Der NMDA-Antagonist dagegen ist auch für den Einsatz bei schwerer Demenz zugelassen.

✚ NMDA-Antagonist: Eine Substanz dieser Gruppe bindet hemmend am N-Methyl-D-Aspartat-Rezeptor, der die exzitotoxische Wirkung des Neurotransmitters Glutamat im ZNS vermittelt.

12 Nichtmedikamentöse Behandlungsverfahren

12.1 Somatisch-biologische Behandlungsverfahren

12.1.1 Schlafentzug

Frage: Welche Patienten können von einem **Schlafentzug** profitieren?

Antwort: Prinzipiell eignet sich dieses biologische Verfahren für Patienten mit einer **depressiven Episode.** Allerdings sollte man bei akuter Suizidalität auf diese Methode verzichten. Bis zu 50 % der Patienten erleben am Tag nach dem Schlafentzug eine Stimmungsverbesserung. Die Stimmungsaufhellung hält meist nicht länger als 1–2 Tage an, kann durch Wiederholung des Schlafentzugs aber reproduziert werden. Damit lässt sich die depressive Symptomatik schneller bessern und im günstigsten Fall eine Verkürzung der Episodendauer erreichen.

Frage: Welche **Information** geben Sie einem Patienten **vor einem Schlafentzug?**

Antwort: Ich kläre ihn darüber auf, dass er entweder die ganze Nacht **(totaler Schlafentzug)** oder ab 1 Uhr morgens **(partieller Schlafentzug)** wach bleiben muss. Sowohl in der Nacht als auch tagsüber soll der Patient **nicht schlafen,** weil er sonst den Therapieerfolg des Schlafentzugs zunichte macht, also auch kein „Nickerchen" am Nachmittag!

Hat der Patient bisher eine sedierende Medikation erhalten, wird sie im Rahmen des Schlafentzugs abgesetzt.

Letztendlich kann ich den Patienten noch auf die „**Nebenwirkungsfreiheit**" des Verfahrens hinweisen.

12.1.2 Lichttherapie

Fallbeispiel: Zu Ihnen kommt ein 38-jähriger Patient, der an der 3. Episode einer depressiven Erkrankung leidet. Klassischerweise traten bisher Schlafschwierigkeiten mit Grübelneigung, Lustlosigkeit und Antriebslosigkeit immer in den ersten Wintermonaten auf und steigerten sich bis zum Vollbild einer Depression mit hypochondrischen Ängsten und Suizidgedanken. Zweimal konnte die Erkrankung durch eine Therapie mit Amitriptylin durchbrochen werden. Jetzt habe er von einer Bekannten gehört, dass man auf Medikamente verzichten könne, wenn man eine „Lichtkur" in einer Klinik mache.

Frage: Der Patient möchte von Ihnen gerne nähere Auskünfte. Was sagen Sie ihm?

Antwort: Ich informiere ihn, dass tatsächlich bei bestimmten Unterformen der Depression, **„saisonalen Depressionen"**, der zusätzliche Einsatz einer Lichttherapie ein effektiver Behandlungsansatz sein kann. Allerdings würde ich ihm auf jedem Fall gleichzeitig zu einer psychopharmakologischen Therapie raten. Eine begleitende Lichttherapie umfasst, dass sich der Patient ca. 1–2 Woche lang täglich etwa 1 Stunde vor eine Speziallampe mit etwa **2500 Lux** setzt, die weniger als 1 m vor ihm positioniert ist. Ein Therapieerfolg kann sich bereits in den ersten Behandlungstagen einstellen.

12.1.3 Physiotherapie

Frage: Warum hat die **Physiotherapie** in der Psychiatrie ihre Berechtigung?

Antwort: Psychosomatisch verursachte Verspannungen des muskuloskelettalen Systems können eine Physiotherapie notwendig machen. Auch muss man Erkrankungen mit gestörten Bewegungsmustern, wie z.B. die Katatonien, oder Nebenwirkungen der Medikamente, wie z.B. EPMS bei Neuroleptika, berücksichtigen, die behandelt werden müssen.

Daneben spielen Bewegungs- und Hydrotherapien (Schwimmen, Gymnastik, Sporttherapie) natürlich eine wichtige zusätzliche Rolle in der Behandlung psychiatrischer Erkrankungsbilder. Sie dienen als Selbstbestätigung, Aktivierung und Verstärkerquelle, können aber auch das Körpererleben positiv fördern.

12.1.4 Elektrokrampftherapie (EKT)

Frage: Nennen Sie die heute in Deutschland anerkannten **Indikationen** der EKT.

Antwort:
- **Therapieresistente depressive Episode,** v.a. bei Suizidalität oder depressivem Stupor
- **Katatonie,** v.a. perniziöse Katatonie
- Lebensbedrohliches **malignes neuroleptisches Syndrom**

Frage: Über was klären Sie einen Patienten vor einer EKT auf?

Antwort: Ich schildere ihm das Vorgehen der Behandlung: In Kurznarkose wird durch Stimulation einer Elektrode (600 mA) über der nichtdominanten Hirnhälfte eine generalisierter Krampfanfall provoziert. Der Stromdurchfluss dauert dabei ca. 5 Sec. Die Behandlung wird im Abstand von 2–3 Tagen wiederholt, insgesamt ca. 6–12-mal. Das Behandlungsrisiko entspricht dem des Narkoserisikos, allerdings können akute, reversible Verwirrtheitszustände auftreten, die meist schnell wieder abklingen. Leichte Gedächtnisstörungen können aber persistieren.

Frage: Ihr schwer depressiver Patient fragt nach, wie denn der „Krampfanfall" helfen und ob er sich nicht verletzten könne, z.B. einen Knochenbruch erleiden könne.

Antwort: Leider muss ich zugeben, dass der genaue Wirkungsmechanismus noch nicht bekannt ist. Vielfältige Einflüsse auf den Nervenstoffwechsel scheinen aber zu einer Normalisierung des gestörten Systems zu führen und können die Symptome der Depression beseitigen. Die Wirkung der EKT-Behandlung ist durch jahrzehntelange Erfahrung erprobt. Da er sich während der Behandlung in Kurznarkose mit Muskelrelaxation und Sauerstoffbeatmung befinden wird, kann er sich nicht verletzen, also keine Knochenbrüche erleiden.

12.2 Psychotherapeutische Verfahren

Frage: Der Begriff **„Psychotherapie"** wird für eine unüberschaubare Anzahl von Therapieverfahren benutzt. Was ist im eigentlichen Sinne unter dieser Behandlungsform zu verstehen?

Antwort: Psychotherapie ist die Behandlung von psychischen oder körperlichen Leiden **mithilfe psychologischer Mittel**, also **nicht-medikamentös**, im Rahmen einer Therapeut-Patienten-Beziehung. Dabei wird vorausgesetzt, dass beide, Patient und Therapeut, die Störung für behandlungsbedürftig halten. Die Behandlung kann dabei als **Einzel-, Paar-, Familien-** oder **Gruppentherapie** erfolgen.

Frage: Welche **Voraussetzungen** muss der Patient mitbringen, damit eine Psychotherapie überhaupt Sinn macht?

Antwort: Der Patient muss folgende Voraussetzungen erfüllen:
- Therapiemotivation
- Einsichtsfähigkeit
- Mindestmaß an Konfliktbereitschaft, Frustrationstoleranz und Ausdauer.

Frage: Und welche Voraussetzung muss der Therapeut mitbringen?

Antwort: Er sollte folgende Fähigkeiten haben:
- Empathie
- Zuwendung
- Authentizität

Merke: Empathie ist das einfühlende Verstehen, also die Fähigkeit des Therapeuten, die innere Welt des Patienten erfassen und verstehen zu können.
Authentizität beinhaltet die Echtheit des Verhaltens, d.h. der Therapeut ist er selbst und seine Äußerungen stimmen mit seinem inneren Erleben überein.

Frage: Nennen Sie mir **Psychotherapieformen.**

Antwort: Es gibt:
- Stützend, **supportive Verfahren:** z.B. die Gesprächstherapie nach Rogers

- **analytisch „aufdeckende" Verfahren:** z.B. die tiefenpsychologisch orientierte Therapie
- **lerntheoretische Verfahren:** z.B. die Verhaltenstherapie
- **suggestive Verfahren:** z.B. die Hypnose
- **Entspannungsverfahren:** z.B. die progressive Muskelrelaxation nach Jacobson
- **erlebnisorientierte Verfahren:** z.B. die Gestaltpsychotherapie nach Perls oder Psychodrama
- **averbale Verfahren:** z.B. die Kunst- oder Musiktherapie

Frage: Werden von den Krankenkassen im ambulanten Bereich die **Kosten** für alle diese Therapieverfahren übernommen?

Antwort: Nein. Nach Prüfung des Einzelfalls können **analytische** und **entspannende** Verfahren, **Verhaltenstherapie** und **Hypnose**, wenn sie in ein Gesamtbehandlungskonzept eingebettet ist, von den Krankenkassen übernommen werden. Dazu muss jeweils vor der Therapie ein **Übernahmeantrag der Kosten** vom Therapeuten an die Kassen gerichtet werden.

Frage: Häufig wird von Medizinern aller Fachrichtungen folgende Aussage gemacht: „Jeder Arzt ist doch ein Psychotherapeut. In jedem Gespräch mit dem Patienten sind wir psychotherapeutisch tätig." Was halten Sie von dieser Aussage?

Antwort: Das **„ärztliche Gespräch"** als solches hat keine strukturierte Form und ist in hohem Maße von der Persönlichkeit des Arztes, seinen Erfahrungen und seinen Fähigkeiten, sich in den Patienten hineinzufühlen, abhängig. Je nachdem wie ausgeprägt diese Fähigkeiten sind, inwieweit der Arzt in der Lage ist, die Probleme des Patienten zu verstehen und gemeinsam mit dem Patienten Lösungen für die Konflikte zu finden, kann das ärztliche Gespräch ein wertvoller psychotherapeutischer Beitrag sein. Aber nicht jedes Gespräch zwischen Arzt und Patient wird dadurch gleich zur „Psychotherapie".

Frage: Wissen Sie, wer den Gedanken, das ärztliche Gespräch stärker psychotherapeutisch wirksam werden zu lassen, aufgegriffen und durch bestimmte Interventionen gefördert hat?

Antwort: Ja, der Londoner Arzt **Balint** organisierte Gruppen, in denen sich interessierte Kollegen trafen und ihre Fälle unter psychodynamischen Aspekten besprachen. Dabei kamen nicht nur die Probleme der Patienten, sondern auch die persönlichen Aspekte der ärztlichen Kollegen zur Sprache, die sich beispielsweise bedingt durch ihre eigene Biografie mit bestimmten Patienten besonders schwer taten. Diese Gruppen, die heute auch in Deutschland weit verbreitet sind und mit zur ärztliche Weiterbildung gehören, bieten den Ärzten zum einen eine psychische Entlastung an und verbessern zum anderen ihre Fähigkeiten, die Probleme ihrer Patienten zu erkennen und beratend bzw. behandelnd darauf einzugehen.

12.2.1 Klientzentrierte Gesprächstherapie

Frage: **Karl Rogers** begründete in den 40er-Jahren eine Therapieform, die in Deutschland unter dem Namen **„klientzentrierte Gesprächstherapie"** bekannt wurde. Skizzieren Sie mir kurz die wesentlichen Merkmale dieser Therapie.

Antwort: Die von Rogers begründete Methode gehört zu den Verfahren der **humanistischen Psychologie.** In ihrem Vordergrund steht das Herausarbeiten der **positiven Kräfte** des Menschen. Dem „Klienten" soll durch eine spezielle Gesprächstechnik die **Bejahung seiner eigenen Person** ermöglicht werden. Das Menschenbild der Gesprächspsychotherapie geht von einem kreativen, selbstbestimmten Menschen aus, der im Prinzip selbst weiß, was für ihn richtig ist und unter günstigen Bedingungen sich selbst positiv weiter entwickeln kann. Durch **Verbalisieren von Gefühlen** wird dem Patienten sein emotionales Erleben stärker verdeutlicht und seine Fähigkeit, auf sich selbst zu hören und seine Bedürfnisse wahrzunehmen, gefördert. Die Arzt-Klienten-Beziehung bietet dem Klienten dabei die Möglichkeit, bisher nicht akzeptierte Erfahrungen in das Selbstkonzept zu integrieren und neue Lösungsstrategien für sich selbst zu erarbeiten. **Ziel** ist die **größere Selbstständigkeit, Selbstachtung eigener Wünsche, größere Selbstannahme** und **Eigeninitiative.**

Frage: Das haben Sie sehr schön zusammengefasst. Anders als andere Psychotherapieverfahren wurde die klientzentrierte Psychotherapie von Beginn an empirisch und experimentell kontrolliert und vollzog sich nicht „im Dunklen irgendwelcher privater Kabinette". Dabei rückten auch die **Qualitäten des Therapeuten** in den Vordergrund, die die Therapie beeinflussten. Wissen Sie, welche das sind?

Antwort: Das sind die **unbedingte Akzeptanz** des Klienten, dessen **Wertschätzung** und wie bereits erwähnt **Empathie** und **Authentizität** des Therapeuten.

12.2.2 Klassische Psychoanalyse

Frage: Lassen Sie uns jetzt der klassischen Psychotherapie zuwenden, der **Psychoanalyse.** Pointiert gesagt ein Verfahren, ohne das kaum noch ein amerikanischer Spielfilm auskommt. Was steckt in den Grundzügen aber wirklich hinter diesem Begriff?

Antwort: Die **klassische Psychoanalyse** ist eine **Theorie** und **Therapie,** die Ende des 19. und Anfang des 20. Jahrhunderts von **Sigmund Freud** in Wien begründet wurde. Er entwickelte sie ausgehend von seiner Beobachtung des hysterischen Krankheitsbildes.

Der Mensch durchläuft nach Freud unterschiedliche **psychosexuelle Entwicklungsstufen.** Kommt es zur Störung der Entwicklung innerhalb dieser Reifungsstufen, entstehen **unbewusste Konflikte,** die in späteren Lebensphasen durch auslösende Situationen **reaktiviert** werden können. **Neurotische Symptome** stellen dabei misslungene Versuche dar, diese Konflikte zu lösen. Die Therapie zielt also darauf ab, diese unbewussten Konflikte „**aufzudecken**", durch **Deutung** des Analytikers zur Auflösung zu bringen und dem Patienten eine **Nachreifung** der Persönlichkeit zu ermöglichen.

Frage: Gut. Jetzt stellen Sie sich beispielsweise eine Schwesternschülerin vor, die sich nichts Genaues unter dem Verfahren vorstellen kann und Sie als Stationsarzt fragt, wie denn so eine Psychoanalyse ablaufe und wie man denn „unbewusste Konflikte" aufdecken könne.

Antwort: Ich würde ihr in etwa Folgendes sagen:

Zunächst gibt es ein vorgeschriebenes **Setting** in der **klassischen Analyse,** bei dem der Klient auf einer Couch liegt und der Therapeut hinter dem Patienten sitzt. Der Klient kann sich dabei entspannen und seine Aufmerksamkeit ganz auf sich konzentrieren. Der Klient wird dann aufgefordert, alles zu erzählen, was ihm momentan durch den Kopf geht. Das wird als **freies Assoziieren** bezeichnet und stellt die eigentliche „Materialgewinnung" des Therapeuten dar. Aus dieser Fülle von Gedanken bildet sich der Therapeut eine Hypothese über die Probleme des Patienten. Nicht-Gesagtes, wiederholte Äußerungen, Schweigen, offensichtlich vom Thema ablenkende Äußerungen sowie ein Zu-Spät-kommen zur Therapie werden genauso als „Material" gewertet.

Der Therapeut kann im Verlauf der Therapie unterschiedlich intervenieren, z.B. in dem er den Klienten **konfrontiert,** ihn darauf hinweist, dass er zu einem bestimmten Thema schweige, oder **Klären,** d.h. z.B. mit dem Klienten durchsprechen, wann er ein Thema gewechselt habe. Die wichtigste therapeutische Intervention ist jedoch die **Deutung.** Der

Therapeut interpretiert dabei das Verhalten des Klienten, sagt ihm z.B. warum er glaubt, dass der Klient zu einem bestimmten Thema schweigt.

> **Frage:** Den eigentlichen Kern der Therapie bildet die **Widerstands- bzw. Übertragungsanalyse.** Was muss man sich darunter vorstellen?

Antwort: Man geht davon aus, dass der Klient in der Analyse intensive Gefühle auf den Therapeuten richtet, die eigentlich eine Wiederholung früherer infantiler Situationen, Wünsche oder Gefühle sind. In der Analyse werden sie wieder erlebt, weil sie auf die Klient-Therapeuten-Beziehung übertragen werden. Mit der **Deutung dieser Übertragung** rekonstruiert der Therapeut die Konflikte und ermöglicht dem Klienten, sie adäquat zu verarbeiten.

Widerstand in der Analyse, z.B. durch Versäumen von Therapiestunden oder Schweigen in der Stunde, verhindert, dass unangenehme Erlebnisinhalte bewusst gemacht werden. Es ist Ziel der **Widerstandsanalyse,** dem Klienten zu zeigen, dass unbewusste Persönlichkeitsanteile immer wieder versuchen, den Erfolg der Behandlung zu verhindern.

> **Fallbeispiel:** Ein Chirurg, der versehentlich bei der OP ein Gefäß durchtrennt hat, herscht den PJler an, er habe den Haken nicht richtig gehalten.

> **Frage:** Um welchen **Abwehrmechanismus** handelt es sich in diesem Fall aus **psychodynamischer Sicht?**

Antwort: Der Chirurg wehrt den gegen ihn selbst gerichteten aggressiven Impuls ab und richtet ihn stattdessen gegen den Studenten. Diesen Abwehrmechanismus bezeichnet man als **Verschiebung.**

> **Frage:** Kennen Sie noch weitere **Abwehrmechanismen?**

Antwort: Folgende Abwehrmechanismen kommen häufig vor:

Abwehrmechanismus	Definition	Beispiel
Identifikation	Um eine unerträgliche Angst erträglicher zu machen, stellt sich der Bedrohte auf die Seite des Bedrohenden	Vergewaltigte Frau nimmt den Täter in Schutz
Intellektualisierung	Impulse werden aus dem emotionalen Bereich in den intellektuellen Bereich verschoben	Eine Frau, die sich in ihrem Partner nicht sicher ist, lehnt einen Heiratsantrag ab und begründet es vor sich selbst mit ihrer generellen Ablehnung gegenüber der Institution Ehe
Isolierung	Intellektualisierende Trennung von zusammengehörenden Inhalten	Ein Mann erinnert sich genau an den Tag, das Wetter und die Kleidung seiner Ex-Frau am Tag der Scheidung, hat an sein Befinden zu dem Tag aber keine Erinnerung
Projektion	Eigene, nicht-akzeptierte Impulse werden anderen Personen zugeschrieben	„Ich bin nicht aggressiv zu dir, du bist doch ständig wütend auf mich"
Rationalisierung	Eine abgewehrte emotionale Situation wird im Nachhinein durch eine andere scheinbar logische Begründung erklärt	Ein Examenskandidat der ungenügend vorbereitet in eine Prüfung geht, begründet sein Scheitern damit, dass der Prüfer ihn noch nie habe leiden können und ihn deswegen habe durchfallen lassen
Reaktionsbildung	Ersetzen eines Impulses durch sein Gegenteil	Eine Person, die man eigentlich nicht mag, wird bei einem Treffen mit besonderer Aufmerksamkeit bedacht.
Regression	Bei unlustvollen Impulsen wird auf eine frühere Entwicklungsstufe ausgewichen	Eine Studentin, die von ihrem Freund verlassen wurde, lässt sich von ihrer Freundin „bemuttern"
Somatisierung	Abgewehrte Impulse werden in körperliche Symptome umgewandelt	Eine Frau, die nicht mehr als Näherin arbeiten will, entwickelt Parästhesien in den Armen und Händen
Sublimierung	Umwandlung von sozial weniger akzeptablen Zielen in sozial höherwertige	Ein Arzt, der Schwierigkeiten im Kontakt mit Patienten hat, wendet sich ausschließlich der Forschung zu
Verdrängung/Verleugnung	Unbewusstmachung von abgewehrten inneren und äußeren Impulsen	Verleugnen von Schuld

Tab. 12.1: Abwehrmechanismen

Frage: Sind **Abwehrmechanismen** immer pathologisch?

Antwort: Abwehrmechanismen sind nicht grundsätzlich als pathologisch zu werten. Sie stellen Strategien des Menschen dar, Konflikte zwischen Wünschen und Bedürfnissen auf der einen Seite und Geboten und Verboten auf der anderen Seite zu bewältigen. Gerade die Sublimierung spielt eine wichtige Rolle bei der Entwicklung von „Kultur", und zur Entwicklung eines Kindes gehört die Fähigkeit zur Identifikation. Auch kann die Verdrängung z.B. bei einer unheilbar erkrankten Mutter von minderjährigen Kindern zunächst einen Schutz gegen die untragbare Schwere der Belastung sein. Ob ein Abwehrmechanismus krankheitsbedingend ist, kann nur individuell geklärt werden. Ausschlaggebend ist dabei, ob der Abwehrmechanismus dem Entwicklungsstand des Individuums angemessen ist. Greift ein Erwachsener in einem aktuellen Konflikt auf infantile Lösungsstrategien zurück, bei denen die Abwehr misslingt, können sich Symptome der so genannten Neurose ausbilden (s. Abb. 12.1)

```
                    aktueller Konflikt
                           ⇩
            Reaktivierung infantiler Konflikte
                           ⇩
             Reaktivierung infantiler Ängste
                           ⇩
                        Regression
       (Erwachsener versucht, Konflikt mit Mitteln des Kindes zu lösen)
                           ⇩
       unerträglich gewordene Ängste werden in die Außenwelt projiziert
                           ⇩
         Abwehr und kurzzeitige Entlastung von unerträglichen Ängsten
                           ⇩
                    Misslingen der Abwehr
                           ⇩
                       Symptombildung
```

Abb. 12.1: Konfliktmodell zur Erklärung der Entstehung von Neurosen

Frage: Welche **formalen Kriterien** müssen bei der klassischen **psychoanalytischen Therapie** berücksichtigt werden?

Antwort: In einem **Erstinterview** werden die diagnostischen und prognostischen Fragen durch den Therapeuten abgeklärt und nach Stellen der Indikation für die psychoanalytische Behandlung wird ein **Arbeitsbündnis** geschlossen. Der Patient erscheint im Schnitt 3–5-mal pro Woche zu einer Therapiestunde. Der Analytiker muss eine **persönliche Analyse** abgeschlossen haben, damit er seine eigenen Reaktionen wahrnehmen, kontrollieren und deuten kann, und damit **Gegenübertragungsphänomene** die Analyse nicht stören. Diese Gegenübertragung,

+ Abstinenzregel: Grundregel für den Analytiker ist es, sich seiner eigenen Meinung in der Therapiestunde zu enthalten und eine Kontaktaufnahme außerhalb der Therapie zu dem Klienten und dessen Angehörigen zu unterlassen.

d.h. die durch die Übertragungsgefühle des Klienten im Therapeuten ausgelösten Regungen, sind auch Thema der Supervision.

Frage: Die Dauer und Intensität der klassischen Psychoanalyse hat es nötig gemacht, das Therapieverfahren zu modifizieren. Wie erfolgte die **Modifikation** und für welche Erkrankungen ist sie **indiziert?**

Antwort: Die **psychodynamische Therapie** oder auch **tiefenpsychologisch orientierte Psychotherapie** fußt im Grunde genommen auf der klassischen Psychoanalyse. Allerdings wurde die Frequenz der Sitzungen reduziert (ca. 1–2-mal wöchentlich), die Behandlung erfolgt im Sitzen und der Therapeut ist aktiver. Es gibt eine tiefenpsychologisch orientierte Kurztherapie, die **Fokaltherapie**. Sie ist auf 15–30 Sitzungen begrenzt und zielt damit auf einen bestimmten Konfliktfokus ab.
Indiziert ist die Therapie **hauptsächlich** bei so genannten **Neurosen** (z.B. Dysthymie), **Persönlichkeitsstörungen** und **psychosomatischen Erkrankungen.** Allerdings sind auch andere Indikationen denkbar, die im Einzelfall geklärt werden müssen.

12.2.3 Verhaltenstherapie

Frage: Worin besteht der Hauptunterschied zwischen psychodynamischer und Verhaltenstherapie?

Antwort: Die **Verhaltenstherapie** basiert auf der **Lerntheorie.** Sie geht davon aus, dass gestörtes Verhalten fehlerhaft erlerntes Verhalten ist. Durch „**Umlernen**" kann damit die Symptomatik therapiert werden. Die Therapie erfolgt in **übenden Therapieschritten** und richtet sich auf **aktuelles beobachtbares Verhalten** (im „Hier und Jetzt"). Der Therapeut nimmt dabei eine **aktivere Rolle** als in der Psychoanalyse ein und plant die einzelnen Therapieschritte bis ins Detail.

Frage: Wer hat die Verhaltenstherapie **entwickelt** und von welchen **theoretischen Konstrukten** gingen die Begründer aus?

Antwort: Die Verhaltenstherapie wurde von **Skinner, Wolpe** und **Eysenck** in den 50er-Jahren, ausgehend von Tierversuchen entwickelt. Ihr Konzept fußte dabei auf **klassischer** und **operanter Konditionierung** sowie **Modelllernen.**

12.2 Psychotherapeutische Verfahren

Frage: Was verstehen Sie unter **klassischer** und **operanter Konditionierung**? Bitte geben Sie mir dazu Beispiele.

Antwort: Wird ein neutraler Außenreiz durch zeitliche Verknüpfung mit einem situationsauslösenden Reiz letztendlich selbst zum auslösenden Reiz, spricht man von **klassischer Konditionierung**.

Ein Patient, der im Rahmen einer hypoglykämischen Krise im Hallenbad kollabierte, erlebt seitdem beim Geruch von Chlor eine Schwindelattacke. Der zunächst neutrale Reiz (Chlorgeruch im Hallenbad) ist somit situationsauslösend für die „Kollapsneigung" geworden.

Bei der **operanten Konditionierung** wird die **Auftretenswahrscheinlichkeit** eines Verhaltens durch **Belohnung** oder **Bestrafung** beeinflusst.

Wird ein Student im PJ von den Assistenzärzten der Station für seine hervorragende Anamneseerhebung gelobt, wird er diese Tätigkeit zukünftig lieber ausführen, als eine andere.

+ Der „**Pawlowsche Hund**" ist das Paradebeispiel der **klassischen Konditionierung**: Ein zunächst neutraler Klingelreiz, der immer gleichzeitig mit dem Fressen dargeboten wird, wird langfristig zum auslösenden Impuls für die Speichelreaktion, auch wenn kein Fressen simultan mit angeboten wird.

Merke: Positive Verstärkung und **Lernen am Erfolg** sind Begriffe die eng mit der operanten Konditionierung verknüpft sind.

Fallbeispiel: Ein Student, der in Prüfungssituationen immer sehr schnell spricht und hektisch wird, vergisst Dinge, die er in entspannter Atmosphäre problemlos erinnern kann. Zur Prüfungsvorbereitung übt er mit einer befreundeten Studentin die Prüfungssituation und stellt ihr Fragen. Sie antwortet immer langsam und lässt sich für ihre Überlegungen ausreichend Zeit. Nach einigen Treffen mit entsprechenden Rollenspielen gelingt es dem Studenten, sich das Antwortverhalten seiner Kommilitonin anzueignen.

Frage: Wie erklärt sich die Verhaltensänderung aus lerntheoretischer Sicht?

Antwort: Der Student hat am „**Modell**" gelernt, d.h. seine Kommilitonin hat ihm das gewünschte Verhalten „vorgemacht" und er hat gelernt, sein Verhalten dementsprechend anzupassen.

Frage: Welche **Techniken** werden in der Verhaltenstherapie eingesetzt?

Antwort:
- Techniken, bei denen man ein gewünschtes Verhalten erlernt, z.B. Selbstsicherheitstraining oder Lernen am Modell
- Techniken, die ein unerwünschtes Verhalten aufheben, z.B. systematische Desensibilisierung oder Reizüberflutung (Flooding)
- Kognitive Verfahren

Frage: Sie erwähnten eben die **kognitiven Verfahren.** Erläutern Sie bitte deren Prinzip. Wann werden sie eingesetzt?

Antwort: Das Prinzip der kognitiven Verfahren leitet sich aus der Vorstellung ab, dass psychische Störungen durch bestimmte **erlernte, realitätsferne** und **übergeneralisierte Denkmuster** zustande kommen, den so genannten „**dysfunktionalen Annahmen**". Ziel ist es daher, diese festgefahrenen Denkmuster zu erkennen, zu durchbrechen und „umzudeuten". Bedeutung hat diese Therapieintervention v.a. bei depressiven Patienten.

Frage: Das ist richtig. Können Sie uns ein Beispiel für eine typische dysfunktionale Annahme eines depressiven Patienten geben?

Antwort: Ein charakteristischer Ausspruch eines depressiven Patienten könnte sein: „Ich bin ein Versager, alles, was ich bisher gemacht habe, ist sinnlos." In dieser Aussage wird das katastrophale, realitätsferne und auf alle Lebensbereiche ausgedehnte negative Denkmuster deutlich.

Frage: Soziale Kompetenz ist nicht nur in der Psychiatrie ein Schlagwort geworden. Können Sie sich ein Therapiesetting vorstellen, in dem soziale Fertigkeiten trainiert werden können?

Antwort: Dafür eignet sich eine **Gruppentherapie,** in der die Teilnehmer lernen, ihre Bedürfnisse und Wünsche besser zu verbalisieren und ihre Ansprüche in adäquater Form durchzusetzen. Im **Rollenspiel** kann Selbstsicherheit erlernt und erprobt werden. Dazu gehört natürlich auch die Fähigkeit, auf andere zuzugehen und Kontakte zu knüpfen.

12.2 Psychotherapeutische Verfahren

Fallbeispiel: Eine Patientin hat seit dem 4. Lebensjahr eine Spinnenphobie. Früher ist sie nur beim Anblick einer lebenden Spinne in „Panik" ausgebrochen, zwischenzeitlich erlebt sie ein ähnliches Gefühl bereits, wenn sie Spinnen im Fernsehen sieht.

Frage: Welche verhaltenstherapeutische Intervention könnte in diesem Fall sinnvoll sein und wie würden Sie als Therapeut konkret vorgehen?

Antwort: Ich würde der Patientin eine **systematische Desensibilisierung** empfehlen. Zusammen mit der Patientin wird zunächst eine **Angsthierarchie** erarbeitet und die angstauslösenden Situationen nach Schwere geordnet. Dann würde ich mit ihr eine Entspannungstechnik üben. Im Verlauf der Therapie soll sich die Patientin dann im entspannten Zustand die am wenigsten Angst machende Situation vorstellen. Da körperliche Entspannung und ängstliche Erregung nicht gleichzeitig existieren können, wird der konditionierte Reiz an eine mit Angst unvereinbare Situation gekoppelt und damit „neutralisiert". Dieses Prinzip wird beibehalten, während die einzelnen Angsthierarchiestufen in der Vorstellung durchgespielt werden, bis zur realen Konfrontation mit der lebenden Spinne.

Frage: Sie erwähnten die **Angsthierarchie**, wie könnte sie in diesem Fall aussehen?

Antwort:
1. Stufe: Ich höre jemanden über Spinnen sprechen
2. Stufe: Ich sehe ein Foto einer Spinne
3. Stufe: Ich sehe eine sich bewegende Spinne im Fernsehen
4. Stufe: Ich sehe eine echte Spinne, aber sie in einem Glas eingesperrt
5. Stufe: Ich sehe eine echte Spinne, bin 2 m entfernt
6. Stufe: Ich sehe eine echte Spinne, bin 1 m entfernt
7. Stufe: Ich sehe eine echte Spinne, bin 50 cm entfernt
8. Stufe: Ich sehe eine echte Spinne, bin 10 cm entfernt
9. Stufe: Ich sehe eine echte Spinne, bin 10 cm entfernt und sie bewegt sich auf mich zu
10. Stufe: Die Spinne krabbelt über meine Hand

Frage: Welche Störungen können mit der Verhaltenstherapie behandelt werden?

Antwort: Prinzipiell können alle Störungen mit erfassbaren Symptomen verhaltenstherapeutisch angegangen werden. **Klassische Indikationen** sind jedoch **Angst-** und **Panikstörungen, Zwangsstörungen** und

Essstörungen. Aber auch Patienten mit posttraumatischen Belastungsstörungen, depressive Patienten und in Einzelfällen auch schizophrene Patienten können von der Verhaltenstherapie profitieren. Wichtig ist dabei die Therapiemotivation der Patienten, die eine aktive Mitarbeit voraussetzt und das Erledigen von „Hausaufgaben", wie Führen eines „Symptom"-Tagebuchs und Üben von bestimmten Verhaltensmustern, einschließt.

Frage: Nennen sie die **Vor- und Nachteile** einer **Gruppentherapie.**

Antwort: Die Gruppensituation entspricht am ehesten einem **Abbild der sozialen Situation** außerhalb der Therapie und bietet dementsprechend eine **Übungssituation,** um das gewünschte Verhalten zu erproben und zu festigen. Dabei stellen die anderen Gruppenteilnehmer einen **kritischen Spiegel** dar, aber auch eine entscheidende **Stütze.** Viele Menschen fühlen sich bereits durch die Erfahrung, **kein „Einzelschicksal"** zu erleiden, sehr entlastet und schöpfen Mut daraus, dass andere Menschen ihren „Leidensweg" teilen. Im günstigsten Fall können die Gruppenteilnehmer voneinander gewünschtes Verhalten erlernen **(Modelllernen).** In jedem Fall bietet die Gruppentherapie aber einen ökonomischen Vorteil, weil sie für mehrere Menschen mit ähnlichen Problemen gleichzeitig eine effiziente Behandlungsmethode darstellt.

Allerdings gelingt es nicht jedem, sich in einer Gruppensituation zu öffnen und seine Probleme zu verbalisieren. Auch bleibt manchmal für die persönlichen Probleme des Einzelnen zu wenig Zeit, sodass individuelle Aspekte verloren gehen können.

Frage: Informationsgruppen für Patienten und deren Angehörige gewinnen in der Psychiatrie zunehmend an Bedeutung, wo sie oft als „Psychoedukation" bezeichnet werden. In anderen Bereichen der Medizin wie z.B. beim Diabetes mellitus, haben sich solche Gruppen schon längst durchgesetzt. Worin sehen Sie die Vorteile der Informationsgruppen?

Antwort: Zunächst bieten sie den Betroffenen und ihren Angehörigen eine Möglichkeit zur **emotionalen Entlastung.** Da häufig ein langes Leiden und Stigmatisierung durch die Erkrankung einer Teilnahme in den psychoedukativen Gruppen vorausgegangen ist, können sich die Teilnehmer dieser Gruppen unter professioneller Leitung über ihre z.T. sehr belastenden Erfahrungen **austauschen.** Durch die Informationsvermittlung über die Erkrankung wird aber auch die Hilflosigkeit der Betroffenen gemildert, es wird **Verständnis für die Ursachen und Be-**

handlungsmöglichkeiten geschaffen und Wege werden aufgezeigt, wie man der Erkrankung entgegentreten kann. Darüber hinaus wird die **Compliance** der Patienten gefördert und den Patienten und Angehörigen der **Umgang mit der Erkrankung** erleichtert.

12.3 Soziotherapie und psychiatrische Rehabilitation

Frage: Was versteht man unter der **Soziotherapie** bzw. der **psychiatrischen Rehabilitation**?

Antwort: Die **Soziotherapie** stellt die zwischenmenschlichen Beziehungen des Patienten und sein soziales Umfeld in den Mittelpunkt der Therapie. Die **psychiatrische Rehabilitation** kümmert sich um die Wiedereingliederung des Patienten in die Gesellschaft. Ziel ist es, der **sozialen Behinderung entgegenzuwirken**.

Frage: Nennen Sie bitte Beispiele aus der **Soziotherapie** und in welchen Institutionen sie stattfindet.

Antwort: Zu den soziotherapeutischen Maßnahmen zählen neben der **Milieugestaltung**, die **Ergotherapie** (Arbeits- und Beschäftigungstherapie), die Unterstützung durch einen **Sozialdienst, Hilfe im Wohnbereich** (z.B. therapeutische WG, Familienpflege), **berufliche Rehabilitation, kreativ-künstlerische Angebote** und die **Angehörigenarbeit**.

Die Soziotherapie ist dabei nicht an eine einzige Institution gekoppelt, sondern umfasst u.a. Krankenhäuser, niedergelassene Nervenärzte, sozialpsychiatrische Dienste, Tagesstätten, beschützte Werkstätten und Wohngemeinschaften.

13 Suizidalität

Frage: Bitte nennen Sie **Zahlen zur Suizidalität**.

Antwort: Auf der ganzen **Welt** sterben **innerhalb eines Jahres ca. eine halbe Million** Menschen durch Suizid, die Dunkelziffer wird als hoch eingeschätzt. Damit gehört der Suizid zu den häufigsten Todesursachen. Allein in Deutschland sterben pro Jahr ca. 14000 Menschen durch Selbsttötung. Männer sind dabei doppelt so häufig betroffen wie Frauen. Suizid ist für 15–35-Jährige die zweithäufigste Todesursache. Eine zweite Phase mit hoher Gefährdung v. a. für Männer ist das Alter. Der Suizid selbst stellt nur einen kleineren Bereich der suizidalen Handlungen dar, wesentlich häufiger ist der Suizidversuch.

Merke: Man kann davon ausgehen, dass 2 % der Durchschnittsbevölkerung einen Suizidversuch unternehmen. Fast jeder Mensch erlebt zumindest einmal im Leben Suizidgedanken.

Frage: Grenzen Sie die Begriffe **Suizidversuch** und **Parasuizid** voneinander ab.

Antwort: Diese Abgrenzung ist oft nur theoretisch möglich. Der **Suizidversuch** beschreibt eine Handlung, bei der eine **eindeutige Selbsttötungsabsicht** vorlag und die unvollendet blieb, z.B. weil der Betreffende gerettet wurde. Der **Parasuizid** umfasst eine große Gruppe von Handlungen mit **selbstgefährdender oder selbstschädigender Absicht, aber ohne Tötungsabsicht.** Der klinische Begriff des appellativen Suizidversuchs gehört in diese Gruppe. Man darf bei diesem Versuch der Einteilung nicht vergessen, dass oft nur ein Zufall darüber entscheidet, ob eine suizidale Handlung „gelingt" oder nicht.

Frage: In diesen Zusammenhang gehört auch der Begriff des „ernsthaften Suizidversuchs". Haben diese begrifflichen Unterscheidungen Implikationen für den Umgang mit Patienten?

Antwort: Nein, zunächst überhaupt nicht. Der suizidale Patient oder der Patient nach einem Suizidversuch jeder Genese befindet sich in einer **tief greifenden Krise** und benötigt zunächst Hilfe von außen, um aus dieser Krisensituation herauszufinden. Für die Einschätzung der Schwere der Krise oder der psychiatrischen Erkrankung sind diese Kategorien aber sicherlich hilfreich.

✚ **Bilanzsuizid:** Suizid nach rationalen Kriterien ohne psychiatrische Auffälligkeit. Beispiel: Hohe Verschuldung, Verlust der Ehre. Sehr selten!
Erweiterter Suizid: Suizid nach Tötung anderer, oft Kinder oder Partner.

Frage: Man unterscheidet so genannte **harte** von **weichen Suizidmethoden**. Bitte erklären Sie den Unterschied.

Antwort:

Methode	Beispiel	Geschlechtsverteilung
Harter Suizid	Erschießen, Erhängen, Tod durch Überfahrenlassen (Zug, Auto)	Eher (ältere) Männer
Weicher Suizid	Intoxikation durch Tabletten, Vergiftung durch Gas, Autoabgase	Eher Frauen

Tab. 13.1: Suizidmethoden

Diese Unterscheidung ist eine empirische, d.h. sie spiegelt Beobachtungen wider und ist keineswegs als absolut zu betrachten. Die Wahl der Methode hängt unter anderem auch von kulturellen Gegebenheiten und der Verfügbarkeit der Mittel ab.

Frage: Bei welchen **Krankheitsbildern** kommt es besonders häufig zu Suizidalität?

Antwort: Am gefährdetsten sind Patienten, die bereits einen **Suizidversuch** unternommen haben oder die **Suizidabsichten geäußert** haben, unabhängig von der Grunderkrankung. Darüber hinaus entstehen Suizidgedanken oder -impulse besonders häufig bei:
- **depressiven Erkrankungen,** v.a. bei Depressionen mit wahnhaftem Charakter
- **schizophrenen Psychosen,** z.B. können imperative Stimmen zum Suizid auffordern

- **Persönlichkeitsstörungen,** z.B. narzisstische Krise, bei instabiler PS vom Borderline-Typ
- **Suchterkrankungen**
- Patienten mit einer **schweren** (chronische) **körperlichen Erkrankung**

! Merke: 10–15 % der Patienten mit einer schweren Depression sterben durch Suizid!

Frage: Sie haben die wichtigsten Krankheitsbildern genannt. Kann man darüber hinaus allgemeine **Risikofaktoren** für suizidale oder parasuizidale Tendenzen formulieren?

[tipp] Um dieses soziale Defizit auszugleichen, gibt es (auch telefonische) **psychosoziale Beratungsstellen,** die als erste oder „letzte" Anlaufstelle fungieren.

Antwort: Es gibt einige Umstände, die mich als Arzt hellhörig machen müssen. Dazu gehören **belastende Lebenssituation des Patienten,** z.B. Verlust des Arbeitsplatzes, Partnerkonflikte oder finanzielle Schwierigkeiten. **Alleinstehende Patienten, Menschen ohne soziale Kontakte** und **alte Menschen** gehören zur Risikogruppe. Auch **suizidale Handlungen im Umfeld** des Patienten und vor allem ein **Suizidversuch in der Vorgeschichte** gehören zu den Risikofaktoren. Diese Aufzählung legt nahe, dass einem intakten sozialen Netz eines Menschen auch in dieser Hinsicht eine besondere Bedeutung zukommt. Man kann gut nachvollziehen, dass ein Mensch, dem ein Ansprechpartner fehlt, mit dem ein Gespräch über existentielle Probleme möglich wäre, in krisenhaften Situationen rasch in eine verzweifelte, scheinbar ausweglose Situation gerät, in der der Suizid, also „sich selbst dem Leben zu entziehen" als einzige Möglichkeit erscheint.

Frage: Was ist der **Werther-Effekt?**

Antwort: Der Werther-Effekt beschreibt einen historischen Fall von **Nachahmungssuiziden.** Nach dem Erscheinen von Goethes Werther gab es eine Welle von gleichartigen Suiziden, die auf die Lektüre des Buches und der starken Identifikation einer bestimmten Lesergruppe mit der Hauptfigur des Werkes zurückzuführen war. Ein ähnlicher Effekt war nach dem Film „Tod eines Schülers" zu verzeichnen.

13 Suizidalität

Frage: Mit welchen **Psychopharmaka** muss man besonders vorsichtig sein, wenn man suizidgefährdete Patienten ambulant behandelt? Welche **Vorsichtsmaßnahmen** sollte man dabei treffen?

Antwort: Ob man sich mit einem Medikament suizidieren kann, hängt in erster Linie von dessen therapeutischer Breite ab. Eine geringe therapeutische Breite haben z.B. **Antidepressiva.** Wenn ich einem depressiven Patienten ambulant eine antidepressive Medikation verschreibe, muss ich deshalb folgende Punkte beachten:
- Suizidgefährdung abklären, im Zweifelsfall stationäre Aufnahme anregen
- Nur die kleinste Packungsgröße verschreiben
- Eventuell ein **Benzodiazepin** als anfängliche **Begleitmedikation** einsetzen
- Die **Angehörigen** mit einbeziehen und auch über diese Gefährdung informieren
- **Engen Kontakt** mit dem Patienten halten, ggf. täglich telefonische oder persönliche Wiedervorstellung.

✚ Auch Lithium gehört zu den Psychopharmaka mit geringer therapeutischer Breite. Es wird aber eher zur Rezidivprophylaxe und selten zur Akutbehandlung oder zur Augmentation angewandt. Zudem ist eine gute Compliance des Patienten vonnöten, d.h. der Patient muss sehr kooperativ sein.

Frage: Wie können sie eine **Suizidgefährdung** eines Patienten erkennen?

Antwort: Am wichtigsten ist es, das **Thema** mit dem Patienten **anzusprechen!** Entgegen der landläufigen Befürchtung, den Patienten damit erst „auf die Idee" zu bringen, ist es für die therapeutische Beziehung sehr wichtig, mit dem Patienten über Suizidgedanken und -absichten zu sprechen. Ich kann ihm so signalisieren, dass ich ihn mit allen Aspekten seiner Sorgen und seiner Erkrankung ernst nehme und ihm Hilfe anbieten kann. Untersuchungen haben gezeigt, dass suizidale Patienten es als entlastend empfinden, das Thema ansprechen zu können.

✚ Man muss sich aber im Klaren sein, dass ein Gespräch keine absolute Sicherheit bringt, den Patienten vor einem autoaggressiven Akt zu schützen, da er die Impulse und Ideen verheimlichen kann.

Frage: Wie können Sie im Gespräch vorgehen? Welche Fragen stellen Sie dem Patienten?

Antwort: Die alleinige Frage: „Sind Sie suizidal?" wird mir natürlich keine relevanten Informationen bringen. Damit stoße ich den Patienten eher vor den Kopf und laufe Gefahr, dass er sich verschließt. Ich werde vielmehr versuchen, das Thema behutsam anzuschneiden und von verschiedenen Seiten her zu beleuchten. Folgende Fragen können hilfreich sein:
- Haben Sie in ihrer momentanen Situation noch Hoffnung, dass es Ihnen wieder besser gehen könnte?
- Ist Ihnen schon einmal der Gedanke durch den Kopf gegangen, dass es besser wäre, nicht mehr leben zu müssen? Müssen Sie häufig daran denken?

- Handelt es sich mehr um den Gedanken, „es wäre besser, nicht mehr aufwachen zu müssen" (Hinweis auf **passive Todesgedanken**) oder haben Sie sich schon konkrete Gedanken gemacht, sich das Leben zu nehmen (Hinweis auf **aktive Suizidalität**)? Wann haben Sie zuletzt darüber nachgedacht?
- Gibt es etwas, dass Sie davon abhält, diese Pläne, sich das Leben zu nehmen, umzusetzen?

! **Merke:** Informationen zur Suizidalität eines Patienten müssen immer in die Krankenakte aufgenommen werden und selbstverständlich an Pflegepersonal und ärztliche Kollegen/Vorgesetzten weitergegeben werden!

Frage: Sie erwähnten die Bezeichnungen **passive Todesgedanken** und **aktive Suizidalität**. Erklären Sie diese bitte näher.

Antwort: Diese Begriffe bezeichnen **unterschiedliche Ausprägungen der Suizidalität**. Es gibt Patienten, die **passive Todesgedanken** haben, und darin das Bedürfnis nach Ruhe ausdrücken. Manche Patienten geben diese passiven Todeswünsche an und berichten darüber, dass sie sich aus bestimmten Gründen „nichts antun" würden, sei es aus religiösen Gründen oder aus Rücksicht auf Partner oder Familie. Obwohl diese inneren Regeln meist stabil sind, schließen sie eine Änderung der passiven Todeswünsche in konkrete Suizidpläne nicht aus. Aktive Suizidalität zeichnet sich durch permanente Beschäftigung mit dem Thema und konkrete Selbsttötungspläne aus.

Frage: Was kennzeichnet das **präsuizidale Syndrom nach Ringel**?

Antwort: Das **präsuizidale Syndrom** beschreibt die Entwicklung und Konkretisierung von Suizidgedanken und -plänen. Dazu gehören die Begriffe der
- Zunehmenden Einengung, bezogen auf Werte, zwischenmenschliche Beziehungen, Verhalten und die Situation des Patienten
- Aggressionen stauen sich auf und richten sich gegen das Selbst (Autoaggression)
- Auftreten von Suizidfantasien

Frage: Was versteht man unter einem **Suizidpakt**?

Antwort: Bei dem **Suizidpakt** handelt es sich um eine Abmachung zwischen Arzt und Patient. Der Patient verspricht dem Therapeuten, dass er sich bis zum nächsten Arztgespräch nichts antun wird. Die klinische Erfahrung hat gezeigt, dass sich Patienten durch diese Abmachung gewissermaßen verpflichtet fühlen und deshalb in dieser Zeit suizidalen Impulsen leichter widerstehen können, oder – und das ist auch ein Bestandteil der Abmachung – im Zweifelsfall Kontakt mit dem Therapeuten oder Pflegepersonal aufnehmen. Selbstredend darf man sich nicht ausschließlich auf eine solche Vereinbarung verlassen, sie kann aber zu einem stabilen therapeutischen Bündnis beitragen.

Fallbeispiel: Eine Patientin wird von ihrem Lebensgefährten nachts zu Ihnen in die psychiatrische Ambulanz gebracht. Er habe in ihrem Nachttisch eine große Sammlung von Medikamenten gefunden. Die Patientin wird seit einigen Monaten ambulant wegen einer Depression mit Antidepressiva behandelt. Seiner Einschätzung nach geht es ihr seit einigen Tagen schlechter, da sie kaum mehr mit ihm und den Kindern spreche. Auf die Frage, was sie mit den Tabletten wolle, habe sie nichts erwidert. In der Exploration stellen Sie die Verdachtsdiagnose einer schweren Depression ohne psychotische Merkmale. Die Patientin berichtet zögernd, dass sie vor zwei Wochen schon versucht habe, den Fön in die Badewanne zu werfen, um sich das Leben zu nehmen. Es habe aber nicht funktioniert, der Fön sei nur kaputt gegangen. Lange Zeit habe sie wegen der Kinder durchgehalten, dies könne sie nun nicht mehr versprechen. Die Tabletten horte sie seit dem ersten missglückten Versuch. Sie möchte nicht stationär aufgenommen werden, da dies „nichts bringe".

Frage: Nehmen Sie die Patientin stationär auf?

Antwort: Die Patientin ist **akut suizidal**, ich muss sie umgehend auf eine **geschlossene Station** aufnehmen, wenn nötig auch gegen ihren Willen durch eine gesetzliche Unterbringung. Sie muss adäquat medikamentös behandelt werden, d.h. neben einem Antidepressivum sollte sie ein **Benzodiazepin**, z.B. Lorazepam (Tavor® 3 x 1–2 mg) erhalten. Gegebenenfalls muss ich sie in der ersten Zeit auch durch Sitzwachen vor Suizidimpulsen, die auch im Rahmen einer geschlossenen Station auftreten können, schützen.

Merke: Bei suizidalen Patienten steht die Schaffung eines geschützten Rahmens für den Patienten und eine notfallmäßige Behandlung an erster Stelle. Die stationäre Aufnahme muss gegebenenfalls auch gegen den Willen des Betroffenen als Unterbringung wegen akuter Selbstgefährdung erfolgen.

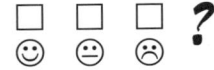

Frage: Die Patientin möchte aber nicht stationär aufgenommen werden. Wäre es nicht möglich, sie mit ihrem Lebensgefährten nach Hause gehen zu lassen, mit der vorgeschlagenen Medikation zu versorgen und für morgen wieder einzubestellen?

Antwort: Auf keinen Fall. Das wäre ein ärztlicher Kunstfehler. In diesem schweren Fall darf ich die Verantwortung nicht an den Partner der Patientin abgeben. Man wird immer wieder mit der Vorstellung konfrontiert, dass Patienten in psychiatrischen Krankenhäusern womöglich nur kränker würden. Diese Vorstellung ist jedoch nicht zutreffend. Bei dieser Patientin ist außerdem ein ambulanter Behandlungsversuch ohne Therapieerfolg unternommen worden, bei der lebensbedrohlichen Verschlechterung ist eine stationäre Behandlung unumgänglich.

14 Forensische Fragestellungen

Frage: Sind Patienten mit einer psychiatrischen Erkrankung eigentlich **geschäftsfähig**?

Antwort: Ja, grundsätzlich sind auch die psychiatrischen Patienten geschäftsfähig. Erst wenn z.B. wegen einer Demenz richterlich eine Betreuung mit Einwilligungsvorbehalt eingerichtet oder aber ein akut manischer Patient richterlich untergebracht worden ist, wird die Geschäftsfähigkeit vorübergehend ausgesetzt. Dann ist davon auszugehen, dass nach § 104 BGB ein „die freie Willensbildung ausschließender Zustand krankhafter Störung der Geistesfähigkeit", die Geschäftsunfähigkeit, vorliegt.

Frage: Wie lange kann man einen Patienten gegen seinen Willen in stationärer Behandlung behalten?

Antwort: Obwohl rechtliche Regelungen zu freiheitsberaubenden Maßnahmen Länderangelegenheiten sind und sie deswegen in einzelnen Bundesländern etwas voneinander abweichen können, lässt sich allgemein sagen: Als approbierter Arzt darf man einen Patienten, der sich selbst oder andere wegen einer psychiatrischen Erkrankung akut gefährdet, über **maximal 24 Stunden** gegen seinen Willen festhalten und eventuell behandeln, bis er von einem **Richter des Vormundschaftsgerichts** gesehen werden muss. Es muss gleichzeitig eine **Unterbringung nach Unterbringungsrecht** beantragt werden. In jedem Fall muss die Maßnahme der erkennbaren Gefahr angemessen sein. Droht die Situation zu eskalieren, ist es günstig, rechtzeitig die Polizei zu rufen.

tipp Einen derartigen maximal 24-stündigen Freiheitsentzug dürfen in manchen Bundesländern nur Amtsärzte, in anderen Bundesländern Beamte der Polizei aber keine Ärzte verfügen.

Frage: Was ist eine **Unterbringung**?

Antwort: Das Unterbringungsrecht sieht eine **vorübergehende freiheitsberaubende Maßnahme zur Behandlung einer psychiatrischen Erkrankung in einem Krankenhaus** vor. Die Unterbringung wird von einem **Richter** angeordnet, sie kann bis zu vier Wochen dauern. Danach muss das Vormundschaftsgericht erneut entscheiden. In manchen Ländern muss auch schon für diesen Zeitraum eine gesetzliche Betreuung nach § 1896 BGB eingerichtet werden, bei der ein bestellter Betreuer die Angelegenheiten des Patienten regelt, so lange der Patient dazu nicht in der Lage ist. Wer eine vorläufige Unterbringung anregen oder veranlassen kann (Ordnungskräfte/Polizei, approbierte Ärzte, Fachärzte für Psychiatrie, Ärzte des öffentlichen Gesundheitsdienstes/Amtsärzte), ist in Deutschland **Landesrecht** und nicht einheitlich in den Gesetzen über Hilfen und Schutzmaßnahmen bei psychischen Krankheiten (PsychKG) geregelt.

Frage: Welche **Gründe für eine Unterbringung** kennen Sie? Nennen Sie bitte Beispiele.

Antwort:
- Der häufigste Grund für eine richterliche Unterbringung ist die **akute Episode einer schizophrenen Störung.** Die paranoid-halluzinatorische Symptomatik kann dazu führen, dass der Patient sich selbst oder andere akut gefährdt. Dies ist z.B. bei illusionärer Verkennung, wahnhafter Befürchtung oder befehlenden Stimmen der Fall. Manche Patienten bringen sich selbst in Gefahr, um den gewähnten Verfolgern zu entkommen und laufen dabei z.B. auf eine viel befahrene Straße. In einzelnen Fällen gehen Patienten auch gegen Andere tätlich vor, weil sie diese als Verfolger verkennen.
- **Suizidgefährdete Patienten** anderer Grunderkrankungen, wie z.B. depressive Patienten oder Borderline-Patienten, müssen gegebenenfalls gegen ihren Willen auf einer geschlossenen Station untergebracht werden.
- **Manische Patienten,** die selbstgefährdendes Verhalten zeigen, weil sie z.B. bei Größenwahn meinen fliegen zu können, selbst/fremdgefährdend Auto fahren, oder in der Kombination aus Liebeswahn und gereizter Stimmung aggressiv werden, müssen ebenfalls untergebracht werden, um eine rechtliche Grundlage für die medikamentöse Behandlung gegen ihren Willen zu schaffen.
- Auch bei **dementen Patienten,** die desorientiert umherirren, kann eine Unterbringung zum Selbstschutz notwendig werden.

Frage: Wer kann eine Betreuung beantragen?

Antwort: Jeder Bürger kann beim zuständigen Vormundschafts- oder Amtsgericht eine Betreuung gemäß § 1896 beantragen, entsprechend natürlich auch jeder behandelnde Arzt. Das Gericht wird dann zunächst die **Befragung** des vermeintlich zu Betreuenden durch einen Amtsarzt und/oder einen Richter veranlassen, ggf. ein **zusätzliches ärztliches Gutachten** einholen.

Frage: Sie nannten vorhin das Wort „**Einwilligungsvorbehalt**", was bedeutet dies?

Antwort: Ein gesetzlich Betreuter darf Geschäfte, die einen bestimmten Wert überschreiten, nur mit der Einwilligung seines Betreuers tätigen. Willenserklärungen des Betreuten sind also nur vorbehaltlich der fremden Einwilligung gültig. Der Einwilligungsvorbehalt nach §1903 BGB dient ausschließlich dem Nutzen des Betreuten, also z.B. zum Schutz seines Vermögens und hat fürsorglichen Charakter.

✚ Falls ein Patient mit einem dementiellen Syndrom nicht mehr in der Lage ist, ein an der Realität orientiertes und „informiertes" Urteil abzugeben, dürfen Entscheidungen über den Aufenthaltsort, die medizinische Behandlung, die Einwilligung zu invasiven diagnostischen und therapeutischen Verfahren und auch die **Teilnahme an wissenschaftlichen Untersuchungen** nur von seinem gesetzlichen Betreuer getroffen werden. Die Unterbringung gegen den Willen des Patienten in einer gerontopsychiatrischen Klinik ist darüber hinaus nur bei akuter Fremd- oder Selbstgefährdung nach einer richterlichen Entscheidung möglich.

Frage: Was versteht man unter dem Begriff „Maßregelvollzug?"

Antwort: Wird bei einem Straftäter eine krankhafte seelische Störung festgestellt, worunter je nach Ausprägung auch alle psychiatrischen Erkrankungen fallen, wird von Schuldunfähigkeit (§ 20 StGB) oder verminderter Schuldfähigkeit (§ 21 StGB) ausgegangen. Der delinquente Patient wird dann in einem psychiatrisch-forensischen Krankenhaus nach § 63 StGB zum Maßregelvollzug untergebracht. Dieser ersetzt den Regelvollzug nach der Verurteilung eines schuldfähigen Straftäters.

tipp Paragraphen zu kennen ist gut für Einserfragen.

Frage: Werden psychiatrische Patienten häufig **straffällig**?

Antwort: Nein, die Rate an Straftaten liegt nicht höher als die in der vergleichbaren Altersgruppe der Normalbevölkerung. Der Eindruck, dass Patienten insbesondere mit schizophrenen Psychosen häufig Straftaten begingen, beruht auf der Stigmatisierung dieser Patientengruppe in der Gesellschaft und Meldungen der Sensationspresse.

Fallbeispiel: Ein 22-jähriger Patient durchbricht mit überhöhter Geschwindigkeit mit dem Geländewagen seines Vaters die Absperrungen zum Brandenburger Tor in Berlin, um mit dem PKW durch das Tor zu fahren. Er beschädigt Bauzäune und Absperrungen erheblich, bleibt schließlich an einem Betonblock hängen und ergreift, als sich Polizisten vom benachbarten Reichstagsgebäude nähern, zu Fuß die Flucht. Er wird eingeholt und ohne viel Gegenwehr in Handschellen abgeführt. Den Beamten fällt auf, dass er wirr redet und körperlich ausgesprochen unruhig ist. Sie erheben den Verdacht, der junge Mann habe Rauschmittel genommen, obwohl kein Alkoholgeruch feststellbar ist. Vom Polizeirevier aus gelangt der Patient, der sich nun als Jesus bezeichnet, auf die geschlossene Station einer psychiatrischen Klinik. Es wird ein schizomanisches Syndrom diagnostiziert, der Verdacht des Drogenkonsums bestätigt sich im Drogen-Urinscreening nicht.

Frage: Der Patient besteht darauf, entlassen zu werden, den entstandenen Schaden bezahle er. Kommen Sie dem Wunsch nach sofortiger Entlassung nach, halten Sie eine **Unterbringung** für notwendig, muss eine **Betreuung** eingeleitet werden, oder ist der Patient in eine **forensische Abteilung** zu verlegen?

Antwort: Der Patient kann nicht unbehandelt entlassen werden. Aus den Angaben ist zu entnehmen, dass er an formalen und inhaltlichen Denkstörungen leidet, an Größenwahn, desorganisiertem Verhalten und psychomotorischer Erregung. Er hat sich und andere Personen akut durch situationsunangemessenen Gebrauch eines Kraftfahrzeugs in erhebliche Gefahr gebracht. Deshalb ist die Unterbringung auf einer geschlossenen Station mit der Option der medikamentösen Behandlung auch gegen den Willen des Patienten angezeigt. Vermutlich bildet sich das schizomanische Syndrom unter der entsprechenden Behandlung rasch zurück. Der Patient könnte dann die Behandlung auf freiwilliger Basis fortsetzen, sodass für ihn nicht von vorneherein eine richterliche Betreuung angeregt werden muss. Unterbringung in einer forensischen Psychiatrie als Maßregelvollzug ist in dem vorliegenden Fall nicht zu erwägen.

Frage: War der Patient zur Tatzeit **schuldfähig,** und darf er vermutlich wieder Auto fahren?

Antwort: Zum Tatzeitpunkt bestand wohl eine Minderung der Schuldfähigkeit entsprechend § 21 StGB. Nach der Remission der psychiatrischen Erkrankung wird von der Verteidigung wahrscheinlich auf einen Freispruch hingewirkt und die Freigabe des Führerscheins verlangt. Die Staatsanwaltschaft dagegen dürfte vor allem wegen der Fremdgefährdung eine Verurteilung auf Bewährung mit Auflagen, z.B. den Nachweis der regelmäßigen psychiatrischen Konsultation und den Einbehalt des Führerscheins für zumindest einige Jahre vorschlagen. Auf jeden Fall wird das Gericht einen psychiatrischen Gutachter anhören.

Frage: Sie haben den Begriff der **Schuldfähigkeit** erwähnt. Welche Voraussetzung ist für die Annahme einer Schuldunfähigkeit vonnöten?

Antwort: Die Begriffe, die im StGB im Zusammenhang mit der Schuldfähigkeit erwähnt werden, sind krankhafte seelische Störung, tief greifende Bewusstseinsstörung, Schwachsinn oder andere seelische Abartigkeiten. Abgesehen davon, dass diese Begriffe sehr unschön sind, beziehen sie sich auch nicht auf definierte psychiatrische Diagnosen. Es kommt allein auf eine Beeinträchtigung des Patienten hinsichtlich **Einsichts-** oder **Steuerungsfähigkeit zur Tatzeit** an. Dies zu beurteilen, ist Sache eines psychiatrischen Gutachters.

✚ Schuldunfähigkeit: § 20 StGB, verminderte Schuldfähigkeit: § 21 StGB.

15 Psychiatrische Notfälle

15.1 Suizidalität

Frage: Welches Ziel verfolgen Sie beim **ersten Gespräch** mit einem suizidalen Patienten?

Antwort: Ziel ist in jedem Fall die **Verhinderung einer Suizidhandlung.** Deswegen muss die Suizidalität **offen** angesprochen werden. Der Arzt sollte dabei einfühlsam und verständnisvoll vorgehen und nicht moralisieren. Um die Suizidgefährdung einzuschätzen, sollte der Arzt im Gespräch die **soziale Situation** des Patienten, dessen berufliche und familiäre Situation und **Zukunftsperspektiven** erfragen. Auch die **Krankheitsvorgeschichte** bzw. die aktuelle Anamnese, Konfliktsituation und der **psychopathologische Befund** sind wichtig, um eine zugrunde liegende psychiatrische Erkrankung zu erkennen.

Merke: Es ist wichtig Suizidäußerungen eines Patienten **ernst** zu nehmen und nicht zu bagatellisieren. Das offene Ansprechen der Suizidalität entlastet im Regelfall den Patienten und treibt ihn **nicht** in die Suizidalität.

Fallbeispiel: Während ihres Nachtdienstes erhalten Sie einen Anruf von einer Frau, die sagt, sie sei so verzweifelt, dass sie nicht mehr leben wolle.

Frage: Wie verhalten Sie sich?

Antwort: Ich versuche, ein Auflegen der Anruferin hinauszuzögern und ihren Namen bzw. Adresse zu erfahren, bevor ich Sie zu den Hintergründen ihrer Verzweiflung befrage. Mein Ziel wird es sicher sein, sie zur Vorstellung in der Klinik zu bewegen. Wichtig ist auch zu klären, ob Personen in der Nähe der Patientin sind, die man ins Gespräch einbeziehen kann und die einen in der Absicht, die Patientin vor einem Suizid zu bewahren und in die Klinik zu bringen, unterstützen können.

Frage: Angenommen die Patientin ist allein in ihrer Wohnung und ist wegen der Trennung von ihrem Freund so verzweifelt, dass sie sich bereits die Schlafmittel aus ihrer Hausapotheke zusammengesucht hat, um sich das Leben zu nehmen. Sie ist nicht bereit, zu Ihnen in die Klinik zu kommen oder einen Notarzt zu rufen. Was machen Sie dann?

Antwort: Weiter würde ich versuchen, das Gespräch nicht abreißen zu lassen und parallel dazu, einen Notarzt zu ihrer Adresse zu schicken, was ich z.B. über das Pflegepersonal organisieren kann. Sollte der Notarzt vor Ort die Patientin weiterhin als akut suizidal einschätzen, muss sie in eine Klinik gebracht werden, notfalls auch gegen ihren Willen mit Hilfe der Polizei.

15.2 Akute Erregung

Fallbeispiel: Sie werden zu einer Patientin in die Notaufnahme gerufen. Die etwa 35-jährige Frau zerrauft sich in einem fort die Haare, stöhnt und jammert: „Oh Gott, oh Gott". Dabei wiegt sie sich mit dem Oberkörper hin und her und weint, steht dann unvermittelt auf und läuft erregt auf und ab. Um sie herum stehen ratlos ein Taxifahrer, ein Pfleger und eine Schwester, die berichten, dass der Taxifahrer die Patientin an einer Straßenecke aufgegriffen und in die Klinik gefahren habe. Sie sei nicht zu beruhigen, habe auch mehrfach gesagt, sie habe Angst.

Frage: Welche **Ursachen** kommen für einen solchen **Erregungszustand** in Frage?

Antwort: Ein solcher Erregungszustand kann auftreten im Rahmen von:
- Schizophrenie
- schweren depressiven Episode
- akuten Belastungsreaktion
- histrionischen Persönlichkeitsstörung
- hirnorganischen Erkrankung
- Intoxikation
- Rauschzustandes

☐ ☐ ☐ ?
☺ 😐 ☹

Frage: Welche **Erstmaßnahmen** ergreifen Sie in dem oben geschilderten Fall?

Antwort: Ziel wird es zunächst sein, **beruhigend** auf die Patientin einzuwirken und mehr über ihren Zustand zu erfahren. Dazu würde ich die umstehenden Personen wegschicken, die eventuell die Erregung verstärken könnten und in einer **ruhigen Umgebung** versuchen, **Kontakt** zu der Patientin herzustellen. Sollten diese Maßnahmen nicht helfen, würde ich der Patientin ein **sedierendes, anxiolytisches Benzodiazepin** (z.B. Lorazepam oder Diazepam) oder **Haloperidol** zur Erregungsdämpfung geben.

☐ ☐ ☐ ?
☺ 😐 ☹

Frage: In dem geschilderten Fall mag ihr Vorgehen ausreichend sein. Was machen Sie aber bei einem Patienten, der durch seine Erregung sich **selbst** oder **andere gefährdet**, in dem er beispielsweise mit dem Kopf heftig gegen die Wand schlägt oder mit einem Infusionsständer auf das Pflegepersonal losgeht?

Antwort: In dem Fall kann es nötig sein, dass der Patient **fixiert** wird und gegebenenfalls **gegen seinen Willen** eine Injektion mit Benzodiazepinen, Zuclopenthixol (Ciatyl-Z-Acuphase®) oder Haloperidol erhält. Dieses Vorgehen ist zur **Abwendung einer akuten Gefährdung** juristisch erlaubt, dem Patienten sollten die Behandlungsschritte aber immer wieder ruhig und sachlich mitgeteilt werden. Im Nachhinein muss ein **Behandlungsprotokoll** erstellt werden, in dem das Vorgehen und seine Verhältnismäßigkeit erfasst werden.

! **Merke:** Akut erregte Patienten müssen immer **stationär** behandelt werden. Bei Selbst- oder Fremdgefährdung auch gegen ihren Willen per richterlichem Beschluss.

15.3 Delir

Fallbeispiel: Sie werden im Nachtdienst auf eine chirurgische Station gerufen. Dort finden Sie eine 77-jährige Patientin vor, die aufrecht im Bett sitzt, sich das Nachthemd bizarr um die Beine geschlungen hat und mit weit aufgerissenen Augen nach Hilfe schreit. Als sich eine Krankenschwester dem Bett nähert, wird die Patientin wütend und versucht die Schwester zu schlagen und ruft dabei: „Lass mich in Ruhe, Du bist doch nur wieder hinter meinem Geld her, Christl!". Als Sie näher ans Bett treten, verkennt Sie die Patientin und glaubt, Sie seien der Bruder, der ihr zur Hilfe kommt.

Aus bruchstückhaften Sätzen wird klar, dass die Patientin glaubt, sie sei ausgeraubt, „selbst die Kleider hat man mir weggenommen" und jetzt gefesselt worden. Dabei zeigt sie auf das zusammengeknotete Nachthemd an ihren Beinen.
Von der Krankenschwester erfahren Sie, dass die Patientin am Tag operiert werden sollte (Totalendoprothese der linken Hüfte), aber wegen eines Notfalles am Tag sei die Operation verschoben worden.

Frage: Was unternehmen Sie?

Antwort: Zunächst werde ich die Patientin **körperlich untersuchen**. Dann würde ich Informationen zur **Krankheitsvorgeschichte** und derzeitigen Medikation einholen. Auch die aktuellen **Laborparameter** sind bei der Diagnosefindung wichtig.

Frage: Bei der körperlichen Untersuchung finden sich trockene Schleimhäute, stehende Hautfalten, eine Varikosis mit leichten Knöchelödemen an beiden Unterschenkeln und ein reduzierter Allgemeinzustand (50 kg/168 cm). Vor 5 Jahren erlitt die Patientin eine TIA, vor 3 Jahren erhielt sie eine TEP der rechten Hüfte, danach wurde sie wegen einer Pneumonie behandelt. In einer Laboruntersuchung vom Nachmittag zeigen sich ein erhöhter Hämatokritwert und ein leicht erhöhtes Kreatinin. Die Patientin erhält derzeit keine Medikation, ist wegen der Operation seit dem Morgen nüchtern und hat laut Aussage der Schwester bisher nichts essen oder trinken wollen. Welche Ursache vermuten Sie hinter der deliranten Symptomatik der Patientin und wie gehen Sie therapeutisch vor?

Antwort: Stehende Hautfalten, trockenen Schleimhäute, der erhöhte Hämatokrit- und Kreatininwert lassen auf eine **Exsikkose** schließen. Hinzu kommt, dass die Patientin keine Flüssigkeits- und Nahrungszufuhr am Tag hatte. Wichtig ist daher zunächst eine ausreichende **Flüssigkeitszufuhr** (Infusion) zu gewährleisten und ergänzend zur Behandlung der deliranten Symptomatik eine **Haloperidolgabe** von 1–2 mg. Die Patientin sollte überwacht werden und bei bestehender Symptomatik kann zusätzlich ein sedierendes Neuroleptikum, wie Pipamperon (Dipiperon®), verordnet oder die Haldoperidoldosis erhöht werden.

tipp In der Krankheitsvorgeschichte taucht ein Hinweis auf ein vermutlich vorgeschädigtes Gehirn auf (TIA), dass das Entstehen eines Delirs begünstigt.

Merke: Vorsicht bei der Gabe von sedierenden Neuroleptika, da es durch die blutdrucksenkende Wirkung zur **Verminderung der intrazerebralen Durchblutung** und damit zu einer Zunahme der deliranten Symptome kommen kann.

15.4 Katatoner Patient

Fallbeispiel: Sie werden zu einem mutistischen Patienten gerufen, von dem das Pflegepersonal folgendes berichtet: Der Patient sei wegen einer akuten Exazerbation einer paranoid-halluzinatorischen Schizophrenie vor vier Tagen in die Klinik eingewiesen und mit Haloperidol (Haldol®) und Chlorprothixen (Truxal®) behandelt worden. In den letzten zwei Tagen sei es dem Patienten besser gegangen. Aber heute morgen habe er irgendwie „verwirrt" gewirkt, habe nachgefragt, wo er sei und was die anderen Menschen hier machen würden. Er habe sich dann in sein Zimmer zurückgezogen und wenig geredet. In der letzten halben Stunde habe sich sein Zustand rapide verschlechtert, er liege völlig starr im Bett und rede nicht mehr. Seine Körpertemperatur sei erhöht und er habe einen starken Rigor.

Frage: An welche **Differentialdiagnosen** denken Sie bei diesem Patienten?

✚ **Katatones Dilemma** wird die schwierige Abgrenzung zwischen perniziöser Katatonie und malignem neuroleptischen Syndrom genannt.

Antwort: Das katatone Zustandsbild des Patienten lässt an eine **perniziöse Katatonie** oder an ein **malignes neuroleptisches Syndrom** (MNS) denken.

Frage: Kann Ihnen eine Blutuntersuchung die Differentialdiagnose erleichtern?

Antwort: Nur bedingt, denn die **CK,** die beim MNS meist erheblich erhöht ist, kann auch bei der perniziösen Katatonie erhöht sein.

Frage: Wie erklären Sie sich in beiden Fällen die Erhöhung?

Antwort: Der **erhöhte Muskeltonus** führt in beiden Fällen zum Anstieg des Enzyms.

Frage: Nennen Sie weitere Symptome des **MNS.** Wie wird es behandelt?

Antwort: Neben **Hyperthermie, Rigor, Akinese, katatonem Stupor** und **Vigilanzschwankungen** können auch vegetative Symptome das klinische Bild bestimmen. Die Therapie besteht im sofortigen Absetzen der Neuroleptika und der Verlegung auf eine intensivmedizinische Station. Dort kann ein Behandlungsversuch mit Dopaminagonisten wie Dantrolen oder Bromocriptin (Pravidel®) unternommen werden. Führt dies nicht zum Erfolg, bleibt als Ultima ratio die Elektrokrampftherapie.

16 Glossar psychiatrischer Fachbegriffe

Affektlabilität: Rascher Wechsel der Gefühlslage mit überschießenden Gefühläußerungen, die nicht im Verhältnis zur Ursache stehen. Bsp.: Im Gespräch beginnt der Patient sofort zu weinen, als er von der schlechten Lateinnote seines Sohnes berichtet, blüht aber im nächsten Moment auf, als ihm die Sonne durch das Fenster ins Gesicht scheint und er von dem traumhaften Wetter schwärmt. Vork.: Z.B. organisch bedingte psychische Störungen, Persönlichkeitsstörungen, Schizophrenie.

Affektinkontinenz: Die Gefühlsäußerungen können nicht kontrolliert werden. Bsp.: Patient beginnt bei Sprach- und Sprechübungen so heftig zu lachen, dass er die Übungen nicht fortsetzen kann. Vork.: Z.B. erworbene Hirnschäden, Z.n. Schlaganfall, Hirnblutung, SHT.

Akathisie: Bewegungsunruhe beim Stehen oder Sitzen. Bsp.: Pat. tigert den Klinikflur auf und ab und beschreibt, dass die Unruhe von den Beinen ausgehe. Vork.: Z.B. unerwünschte Wirkungen von Neuroleptika.

Ambivalenz: Nicht zueinander passende Gefühle, Wünsche, Intentionen oder (Handlungs-)Absichten bestehen nebeneinander und führen zu innerer Anspannung. Bsp: Pat. steht lange Zeit vor dem Schrank, weiß nicht, welchen Pullover er anziehen soll. Vork.: Z.B. Schizophrenie, Zwangsstörung.

Anankasmus: Zwanghaftes Denken und Handeln. Bsp.: Pat. kontrolliert 15-mal, ob die Kerze aus ist, kann erst dann das Zimmer verlassen. Vork.: Z.B. Zwangsstörung, Depression, Schizophrenie.

Compliance: Bereitschaft des Patienten, die Therapie mit zu tragen, Anordnungen zu befolgen. Bsp.: Psychopharmaka werden wie verordnet eingenommen, Pat. nimmt seine Termine beim Nervenarzt regelmäßig wahr.

Craving (Suchtdruck): Unwiderstehliches Verlangen nach einer Substanz. Bsp.: Patienten können im Supermarkt dem Anblick der kleinen Schnapsflaschen an der Kasse nicht widerstehen. Vork.: Z.B. Abhängigkeitserkrankungen.

Deprivation: Entwicklungsverzögerung durch Mangel an sensorischen Reizen und emotionaler Zuwendung. Bsp.: Hospitalismus. Vork.: Z.B. Kinder, die in Heimen mit mangelnder Versorgung aufwachsen.

Derealisation: Gefühl des Unwirklichen, die Umgebung und die Vorkommnisse um die eigene Person werden als fremd wahrgenommen. Bsp.: Der bekannte Weg zur Arbeit kommt einem Pat. bedrohlich, die Straßen und Häuser verändert vor. Vork.: Z.B. Schizophrenie, Depression, Persönlichkeitsstörung.

Dissoziation: Abspaltung von psychischen Anteilen aus der Integration des Erlebens. Bsp.: Goldschmied, der mit seinem Beruf sehr unglücklich ist, kann plötzlich die Hand nicht mehr bewegen. Vork.: Z.B. Gruppe der dissoziativen Störungen, Konversionsstörung, „psychogene Lähmung".

Doppelte Buchführung: Nebeneinanderstehen zweier kontroverser Wirklichkeiten (Wahn und Realität), deren Regeln aber beide befolgt werden. Bsp.: Pat. beteuert, nicht krank zu sein, nimmt aber trotzdem regelmäßig seine Medikation. Vork.: Z.B. Schizophrenie.

Dysphorie: Freudlose, gereizte und schnell reizbare Stimmung. Bsp.: Pat. nörgelt den ganzen Tag vor sich hin, faucht Pfleger an, weil er zum Küchendienst eingeteilt ist. Vork.: Z.B. Manie, schizomanische Psychosen.

Echolalie: Im Gespräch gehörte Worte und Sätze werden reflexartig wiederholt. Vork.: Z.B. Schizophrenie, Manie.

Eingeengtes Denken: Gedanken beschränken sich auf hauptsächlich einen Inhalt. Bsp.: Nur ans Staatsexamen denken. Vork.: Z.B. Depression, Prüfungsstress.

Entaktogene: Substanzen die eine „Berührung mit dem Inneren ermöglichen", Hauptvertreter: Ecstasyprodukte.

Expressed Emotions (high, low): Ausdrucksstärke in der Emotionalität im Familienleben, d.h. geäußerte Kritik und protektives Verhalten.

Flashback: Unvermittelt auftretendes psychotisches Syndrom bei Drogenabstinenz, oder emotional heftiges, aversives Erinnern bei posttraumatischer Belastungsstörung.

Flexibilitas cerea: Wächserne Biegsamkeit bei passiver Bewegung von Gelenken. Vork.: Z.B. katatone Schizophrenie.

Fugue: „Flucht aus der Wirklichkeit" spontanes Verlassen der gewohnten Umgebung und gelegentliche Annahme einer neuen Identität. Vork.: Z.B. dissoziative Fugue.

Gedankenausbreitung: Gefühl, dass sich die eigenen Gedanken ausbreiten, sodass andere sie „lesen" können und kennen. Vork.: Z.B. Schizophrenie.

Gefühl der Gefühllosigkeit: Typisch depressives Symptom. Kennzeichnend ist nicht die Traurigkeit, sondern die innerliche Leere, das Nichtsmehr-empfinden-können. Bsp.: Pat. berichtet: „In mir ist es wie tot. Ich kann nichts mehr empfinden, selbst Dinge, die mir früher Freude bereitet haben, berühren mich jetzt nicht mehr".

Hypomanie: Gehobene Stimmung, Stadium, das sich zur Manie weiterentwickeln kann. Vork.: Z.B. Manie; im Anschluss an eine depressive Episode.

Ich-Störung: Grenzen zwischen dem Ich und der Umgebung werden fließend und sind für den Patienten nicht mehr klar abgrenzbar. Bsp.: „Ich bin mir nicht mehr sicher, ob ich die Person bin, die ich bisher war". Vork.: Z.B. Schizophrenie.

Ideenflucht: Flüchtige Ideen und Einfälle werden locker aneinander gereiht, oft nur durch lose Assoziationen miteinander verknüpft. Längere Gedankenketten können nicht zu Ende verfolgt werden. Bsp.: Patientenbericht: „Gestern stand etwas in der Zeitung über den Überfall, bei ... bei Überfall, da fällt mir der Western ein, bei dem die Indianer, die Rothäute den Zug überfallen ... und ... haben nicht die Roten gewonnen, bei der Wahl?" Vork.: Z.B. Manie, schizoaffektive Psychosen.

Illusion: Sinneseindrücke werden falsch interpretiert – keine Halluzinationen (kein Sinnesreiz vorhanden!) Bsp.: Baumstamm wird als Gestalt interpretiert. Vork.: Z.B. Ermüdungszustand, kein patholog. Geschehen, als illusionäre Verkennung bei Schizophrenie.

Impulskontrolle: Fähigkeit, rasch aufgetretene Ideen und Verhaltenspläne vor ihrer Durchführung zu überprüfen. Bsp.: Am liebsten würde ich den Prüfer beschimpfen, weil er so unfaire Fragen stellt, weiß aber zugleich, dass das meine Note schlecht machen wird und unterdrücke den Impuls.

Inkohärenz: Denkzerfahrenheit, Durcheinander der Gedanken, logischer Zusammenhang fehlt. Bsp.: Pat berichtet über seine Gedanken: „Der Augstein ist gestorben, mein Augapfel fehlt ein Bein, aber Steinobst muss nicht sein.". Vork. Schizophrenie.

Katatonie: Gestörte Willkürmotorik bei psychischen Erkrankungen. Vork.: Z.B. Schizophrenie.

Konfabulation: Gedächtnislücken werden mit frei erfundenen Inhalten ausgeschmückt. Vork.: Z.B. Demenz, erworbene Hirnschädigung, Schizophrenie.

Konkretismus: Dem Patienten fehlt die Fähigkeit zur Abstraktion. Er nimmt die Dinge wörtlich, ein übertragener Sinn ist für ihn nicht erkennbar. Bsp.: Ein Patient erklärt das Sprichwort „Der Apfel fällt nicht weit vom Stamm" folgendermaßen: „Der Apfel fällt direkt runter, ohne Bogen". Vork.: Z.B. Schizophrenie.

Konversion: Innerer „Seelenkonflikt" wird in körperliche Symptome umgesetzt. Bsp.: Pat. erlebt eine Lähmung in den Armen, für die kein neurologisches Korrelat gefunden wird. Vork.: Z.B. dissoziative Störungen.

Logorrhoe: ungebremster, übermäßiger Rededrang. Vork.: Z.B. Manie.

Manierismen: sonderbare, verschrobene, gekünstelte, teils bizarre körperliche Bewegung oder Ausdrucksweise. Vork.: Z.B. Schizophrenie.

Minussymptomatik: Symptome, die im Vergleich mit Gesunden einen Mangel an normalem Fühlen und Erleben darstellen. Bsp.: Gefühlsarmut, Mutismus, sozialer Rückzug. Vork.: Z.B. Schizophrenie.

Morgentief: typisch bei der Depression, die Stimmung ist am Morgen wesentlich schlechter und niedergedrückter als am Abend.

Mutismus: krankhaftes Schweigen. Pat. kann keiner Aufforderung, etwas zu sagen, folgen und schweigt. Vork.: Z.B. schwere Depression, Schizophrenie.

Negativismus: Patienten kommen einfachen Aufforderungen nicht nach oder machen das Gegenteil der Aufforderung. Vork.: Z.B. Schizophrenie.

Neologismus: Wortneuschöpfungen, die nicht den sprachlichen Konventionen entsprechen und oft nicht verständlich sind. Bsp.: „Ich bin *rimpflbrünft* gegangen". Vork.: Z.B. Schizophrenie.

Paranoia: ausgestanzter systematisierter Wahn, d.h. in Detail ausgestalteter Wahn bei ansonsten fehlender psychotischer Symptomatik.

Paraphilie: Störung der Sexualpräferenz. Bsp.: Voyeurismus, Pädophilie.

Parasomnie: Schlafstörungen mit abnormen Vorkommnissen während des Schlafs. Bsp.: Schlafwandeln.

Parasuizid: Gruppe von Handlungen mit selbstgefährdender oder selbstschädigender Absicht, aber ohne Tötungsabsicht. Schwer vom Suizid(versuch) abzugrenzen.

Parathymie (Synonym inadäquater Affekt): Gefühl oder Gefühlsäußerung passt nicht zur Situation, zum Gesagten oder zur Handlung. Bsp: Patient lacht und freut sich, als er berichtet, dass die Nachbarn versucht hätten, ihn zu vergiften. Vork.: Z.B. Schizophrenie.

Pareidolien: Sinnestäuschungen, die in tatsächlich Vorhandenes Zusätzliches hinein interpretieren und das Vorhandene zu einer neuen Erscheinung umformen. Bsp.: Wolken erscheinen wie Figuren oder Gesichter. Vork.: Z.B. Schizophrenie.

Perseveration: Formale Denkstörung mit Haften an zuvor gemachten Angaben oder verwendeten Worten, die dann nicht mehr sinnvoll sind. Vork.: Z.B. Schizophrenie, erworbene Hirnschädigung.

Prämorbide Persönlichkeit: Primärpersönlichkeit, die sich seit der Kindheit ausgebildet hat und schon vor dem Auftreten erster Krankheitsanzeichen bestand.

Pseudodemenz: Gedächtnisstörungen und kognitive Einbußen im Rahmen einer Depression, wichtige Differentialdiagnose zur Demenz.

Sinnestäuschungen: Sinnestäuschung ist ein Oberbegriff, der u.a. Halluzinationen, illusionäre Verkennungen, Pareidolien und hypnagoge Halluzinationen umfasst.

Synthym: stimmungskongruent, d.h. der Stimmungsgrundlage entsprechend. Bsp.: Weinen, wenn man traurig ist. Wahn ist synthym, wenn er inhaltlich zu der Stimmung passt, also z.B. Verarmungs- und Krankheitswahn bei der wahnhaften Depression bzw. Größen- und Liebeswahn bei der Manie.

Systematisierter Wahn: einzelne Wahneinfälle werden zu einem System zusammengefügt, in dem die einzelnen Bestandteile logisch miteinander verknüpft sind. Bsp.: „Die Leute auf der Straße beobachten mich, sie sind von der Mafia, die haben auch Plakate aufgehängt und machen Radiosendungen, durch die ich gewarnt werden soll, dass mein Leben bedroht ist." Vork.: Z.B. Schizophrenie.

Vorbeireden: krankhafte falsche Beantwortung einer Frage oder Änderung des Themas in der Antwort. Vork.: Z.B. pathologisch bei der Schizophrenie, programmatisch bei Politikern.

Vulnerabilität: Verletzlichkeit, individuelle Prädispotition für eine Erkrankung. Bsp.: Vulnerabilitäts-Stress-Modell der Schizophrenie.

Wahn: unkorrigierbare Überzeugtheit von einer objektiv falschen Realität. Vork.: Z.B. Schizophrenie, Depression.

Wahnwahrnehmung: wahnhafte Deutung von realen Sinneswahrnehmungen. Bsp.: Geruch nach Müll im Hausflur wird als Vergiftungsanschlag interpretiert. Vork.: Z.B. Schizophrenie.

Zoenästhesie: Körperhalluzination, Bsp.: Würmerkribbeln im Bauch, als Zeichen der inneren Verfaulung. Vork.: Z.B. Schizophrenie.

Index

A

Abhängigkeit
- Amphetamintyp 43
- Antidepressiva 146
- Barbiturat-Typ 43
- Benzodiazepine 166
- Cannabis-Typ 43
- Entstehung 34
- Halluzinogen-Typ 43
- Kokain-Typ 43
- körperliche Abhängigkeit 34
- Morphin-Opiat-Typ 43
- psychische Abhängigkeit 34
- psychotrope Substanzen 33

Abstinenzregel 177
Abwehrmechanismus 175
Acamprosat 38
Acetylcholinesterase-
 hemmer 167
Adoptionsstudien 56
affektive Erkrankung 69
Affektivität 8
- Depression 70
- Schizophrenie 54

agitierte Depression 80
Agoraphobie 91, 93, 98
- Komorbidität 98

Agranulozytose 161
Akathisie 160
akzessorischen
 Symptomen 48
Alkoholabhängigkeit
- Differentialdiagnose 37
- Einteilung nach Jellinek 35
- Entzugsbehandlung 37
- Folgeerkrankungen 40
- Prognose 38
- Rückfallprophylaxe 38
- Verlauf 36

Alkoholhalluzinose 42
Alkoholrausch 39
Altersdepression 80

Ambivalenz 48
Angehörigenarbeit 183
Angsterkrankung 90
- Formen 91
- Therapie 96

Angsthierarchie 181
Angststörung
 generalisierte 91, 102
Anorexia nervosa 112, 114
- Differentialdiagnosen 114
- Komplikationen 114
- Symptome 114

Anpassungsstörung 108
Antidepressiva 145
- Angsterkrankung 96
- Auswahlkriterien 145
- Depression 82
- drug monitoring 152
- Indikation 145, 146
- Intoxikation 155
- Substanzgruppen 149
- therapeutisches Fenster 152
- Untersuchungen 152
- Wirkmechanismus 150
- Zwangserkrankung 106

Antiepileptika 82
Antikonvulsiva 163
Antriebsstörung 9, 70
Anxiolytika 165
artifizielle Störung 129
Artikulationsstörungen 137
ärztliche Gespräch 172
Asperger-Syndrom 135
atypische Depression 79
Aufmerksamkeitsstörung 2
Augmentation 163
Autismus 48, 135

B

Bakteriophobie 102
Balintgruppen 172
Befehlsautomatismus 51
Behandlungsprotokoll 198

Belastungsstörung
 posttraumatische 106
Benzodiazepin-
 abhängigkeit 45
Benzodiazepine 82, 165
Betreuung 192
Bewusstseinsstörung 1
Biperiden 159
bipolare Störung 88
Body-Mass-Index 114
Borderline-Störung 126
Bulimie 112, 115
- Symptome 115

C

Carbamazepin 87, 164
Chloralhydrat 167
Chorea Huntington 31
Clomethiazol 38
Clozapin 157, 161, 164
Craving 34
Creutzfeld-Jakob-
 Erkrankung 32

D

Delir 17, 20, 21, 198
- Alkoholentzug 40

Dementia praecox 47
Demenz 20, 23
- Alzheimer-Typ 27
- Diagnostik 25
- Differentialdiagnose 24
- Formen 27
- Häufigkeit 24
- Persönlichkeits-
   veränderung 25
- Schweregrad 27
- Symptome 23
- Therapie 29
- vaskulärer Typ 28

Denkstörungen
- Depression 73
- Schizophrenie 51

Depersonalisation 7

Depression
- Affektivität 70
- Antriebsstörung 70
- Behandlungsdauer 151
- Diagnostik 75
- Formen 79
- Prognose 85
- Rezidivprophylaxe 151
- Schlafstörungen 72
- Schweregrad 76
- Suizid 73
- Symptome 69
- Therapie 82
- Ursache 74

depressives Syndrom 18
Derealisation 7
Desorientierung 1
dissoziative Störung 109
doppelte Buchführung 13
DSM IV 16
Dyssomnien 116
Dysthymie 89

E
Echolalie 51
Echopraxie 51
Eifersuchtswahn 42
Einwilligungsvorbehalt 192
Elektrokrampftherapie 68, 83
  (EKT) 170
Empathie 171
endogenen Psychosen 15
Entwicklungs-
  verzögerung 134
EPMS 159
Ergotherapie 83, 183
Erregungszustand 197
  Fixation 198
Erwartungsangst 92
Essstörungen 112
  Behandlung 115
  Formen 112
Eugen Bleuler 47
Euphorie 9
exogenen Psychosen 15
Exposition
  Angsterkrankung 97
  Zwangserkrankung 106
Exsikkose 199

F
Fetischismus 131
Flexibilitas cerea 9
Fokaltherapie 178
formaler Denkstörungen 3
freies Assoziieren 174
Fremdbeeinflussungs-
  erleben 7
Fressattacken 115
Frühdyskinesien 159
Frühwarnzeichen 60

G
Gedächtnisstörungen 2
Gedankenausbreitung 6
Gedankeneingebung 7
Gedankenentzug 7
Gedankenlesen 7
Gegenübertragungs
  phänomene 177
gehemmte Depression 80
Generalisierung 96
Geschäftsfähigkeit 191
Geschlechts-
  umwandlung 131
Gilles-de-la-Tourette-
  Syndrom 143
Grundsymptome 47
Gruppentherapie 182

H
Halluzinationen 5, 53
  Narkolepsie 120
Haloperidol 156, 158
hebephrene
  Schizophrenie 57
Heroinabhängigkeit 44
Herzphobie 93
high-expressed-emotions 57
hirnorganisches
  Psychosyndrom 17
HIV-Infektion 31
hyperkinetisches
  Syndrom 139
  Diagnose 140
  Symptome 140
  Therapie 141
Hypnotika 165
hypochondrische
  Störung 108

hypomane
  Nachschwankung 85

I
ICD-10 16
Ich-Störungen 6
Identifikation 176
illusionäre Verkennungen 5
Impulskontrollstörungen 128
inhaltliche Denkstörungen 4
Insuffizienzgefühle 8
Intellektualisierung 176
Intelligenzminderung 133
Isolierung 176

J
Jellinek, Typologie nach 35

K
Kanner-Syndrom 135
Karl Rogers 173
Katalepsie 9
katatone Schizophrenie 57
katatone Symptome 51
katatoner Stupor 51
katatones Dilemma 200
klassischer
  Konditionierung 179
Kleptomanie 129
klientzentrierte Gesprächstherapie 173
kognitive Störungen 71
kognitiven Verfahren 180
Kontamination 51
Körperschemastörung 112
Korsakow-Syndrom 3, 20, 41

L
larvierte Depression 77, 80
Lernen am Erfolg 179
Lese- und Rechtschreib-
  Störung 138
Lichttherapie 83, 169
Lithium 82, 163

M
Magnetstimulation 83
malignes neuroleptisches
  Syndrom (MNS) 68, 200
Manie 86

Manieriertheit 52
manisches Syndrom 18
MAO-Hemmer 149, 153
Maßregelvollzug 193
Methadon 45
Methylphenidat 141
Milieugestaltung 183
Mini-Mental-State-Test 25
Minussymptome 49
Mirtazapin 153
Missbrauch von psycho-
  tropen Sybstanzen 33
Morgentief 70
Münchhausen-Syndrom 129

N
Narkolepsie 120
Negativismus 51
Neuroleptika 65, 155
  atypische 157
  Depression 82
  EMPS 159
  Frühdyskinesien 159
  Indikation 155
  neuroleptische Potenz 156
  typische 157
  unerwünschte Wirkungen 158
  Wirkmechanismus 158
Neuroleptikum
  Manie 87

O
operante Konditionierung 179
organisch bedingte psychische Störung 19
  organisches amnestisches
    Syndrom 20

P
Panikattacke 93
Panikstörung 91, 92
  Angstmodell 93
  Diagnose 94
  Differentialdiagnose 94
  Komorbidität 95
  Schwere 94
  Symptome 92
  Therapie 96

Verlauf 97
Paranoia 64
paranoid-halluzinatorische
  Schizophrenie 54, 57
Parasomnien 116
Parathymie 9, 54
Parkinsonoid 160
Parkinson-Syndrom 30
Pavor nocturnus 116
perniziöse Katatonie 58, 200
Persönlichkeitsstörung 122
  anankastische 126
  Behandlung 127
  dissoziale 124
  emotional-instabile 126
  Formen 122
  histrionische 126
  multiple 110
  narzisstische 127
  organisch bedingt 21
  paranoide 123
  schizoide 123
Phasenprophylaktika 163
Phobie
  soziale 91, 99
  spezifische 91, 101
Physiotherapie 169
Plussymptomen 49
Poltern 137
Polytoxikomanie 35
positive Verstärkung 179
postpartale Depression 80
postremissiven
  Erschöpfungszustand 54
postremissives
  Erschöpfungssyndrom 59
primäre Insomnie 119
Projektion 176
Pseudodemenz 71
psychiatrischen
  Rehabilitation 183
Psychoanalyse 174
psychodynamische
  Therapie 178
Psychoedukation 182
psychogenen
  Erkrankungen 15
Psychomotorik 9
psychopathologischer
  Befund 12

Psychopharmaka
  Antidementiva 167
  Antidepressiva 145
  Kombination mit Psycho-
    therapie 148
  Neuroleptika 155
  Phasenprophylaktika 163
  Sedativa 165
  therapeutische Breite 154
Psychosen aus dem schizo-
  phrenen Formenkreis 57
Psychotherapie 171
  Depression 83
  Schizophrenie 67
Psychotherapieformen 171
Puerperalpsychosen 81

R
rapid cycling 89
Raptus 51
Rationalisierung 176
Reaktionsbildung 176
reaktive Depression 79
Regression 176
Residualzustand,
  schizophrener 59
Rollenspiel 180

S
saisonale Depression 80
schizoaffektive Störungen 57
schizophrenes Residuum 54
Schizophrenia simplex 57
Schizophrenie 47
  Affektivität 54
  Diagnostik 62
  Differentialdiagnosen 63
  Epidemiologie 55
  medikamentösen
    Rezidivprophylaxe 66
  Psychopathologie 53
  Sinnestäuschungen 53
  Suizidrate 54, 65
  Therapie 65
  Unterformen 57
  Ursache 55
  Verlauf 59
  Wahn 52
schizotype Störung 63
Schlaf-Apnoe-Syndrom 120

Schlafentzug	83, 168
Schlafstörungen	116
Anamnese	118
Depression	72
Differentialdiagnosen	117
Einteilung	116
Schlafhygiene	120
Schuldfähigkeit	195
Sedativa	165
Sexualstörungen	130
sexuelle Funktionsstörungen	132
sexuelle Orientierungsstörung	130
Störung der Sexualpräferenz	130
temporäre Kastration	131
Sinnestäuschungen	5
somatische Symptome	72
Somatisierung	176
Somatisierungsstörung	108
somatoforme Schmerzstörung	108
somatoforme Störung	108
soziale Kompetenz	180
Sozialtherapie	
Depression	83
Schizophrenie	68
Soziotherapie	183
Spätdyskinesien	160, 167
SSRI	149, 150, 151, 152
Angsterkrankung	96
Zwangserkrankung	106
Stigmatisierung	60
Stottern	137
Sublimierung	176

Suchtpotential	34
Suizid	
Depression	73
Schizophrenie	54, 65
suizidales Syndrom	18
Suizidalität	11, 184, 196
Krankheitsbilder	185
Methoden	185
Parasuizid	184
präsuizidales Syndrom (Ringel)	188
Risikofaktoren	186
Suizidpakt	188
Suizidversuch	184
Werther Effekt	186
Symptome 1. und 2. Ranges	48
Syndrom	14
systematische Desensibilisierung	181

T

Teilleistungsstörung	136
therapeutische Breite	163, 166
Tic	142
Ticstörungen	142
tiefenpsychologisch orientierte Psychotherapie	178
triadische System	15
Trizyklika	146, 149, 152

U

Übertragungsanalyse	175
Unterbringung	191

V

Vegetative Störungen	10
Verdrängung	176
Verhaltenstherapie	178
Angsterkrankung	97
Phobie, soziale	100
Zwangserkrankung	106
Verleugnung	176
Vermeidungsverhalten	93
Vitalgefühle	8

W

Wahn	4
Depression	73
Schizophrenie	52
systematisierter	52
wahnhafte Depression	147
wahnhafte Störung	64
Werkzeugstörung	23, 25
Wernicke-Enzephalopathie	41
Widerstandsanalyse	175
Wortfindungsstörung	23, 25

Z

Zoenästhesien	6
Zwangserkrankung	102
Differentialdiagnose	106
Epidemiologie	105
Symptome	103, 105
Therapie	106
Zwangsgedanken	103
Zwangshandlung	103
Zwangsimpuls	103
Zweizügelbehandlung	147
Zyklothymie	88

IFA –
FIT FÜR DIE MÜNDLICHE
PRÜFUNG!

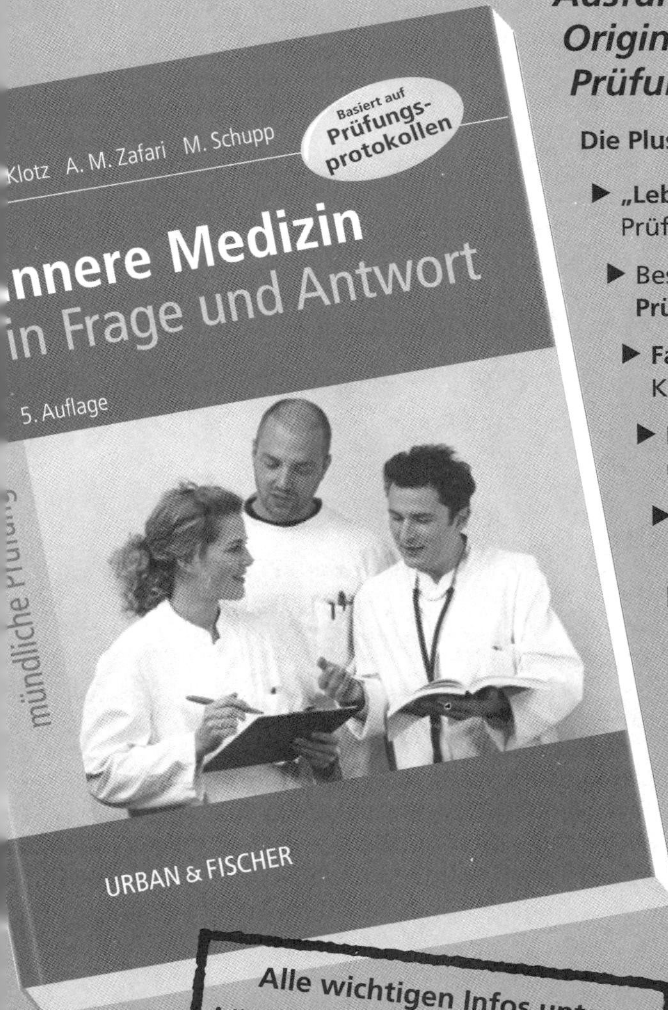

Ausführlich kommentierte Original-Prüfungsfragen, die auf Prüfungsprotokollen basieren.

Die Pluspunkte:

▶ **„Lebensechte" Formulierung** der Prüfungsfragen

▶ Besonders geeignet zur **Simulation der Prüfungssituation**, z.B. in der Lerngruppe

▶ **Fallbeispiele,** an denen Denkabläufe in der Klinik geübt werden können

▶ Besondere **Hinweise auf Stolpersteine** und Fangfragen

▶ **Tipps und Tricks** zur Bewältigung der Prüfungssituation

▶ Zahlreiche **Merksätze**

▶ Prüfungsinhalte aktuell und **auf dem neuesten Stand**

▶ **Checkliste** für den letzten Tag vor der Prüfung

Klotz/Zafari/Schupp
Innere Medizin in Frage und Antwort
5., vollst. überarb. Aufl. 2002
332 S., 35 s/w-Abb.
ISBN 3-437-41501-8
€ 24,95 / SFr 40,-

Alle wichtigen Infos unter
WWW.URBANFISCHER.DE

URBAN & FISCHER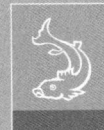

Weitere lieferbare Titel:
GK1: Anatomie, Physiologie; GK3: Anästhesie, Augenheilkunde, Chirurgie, Mikrobiologie, Neurologie, Orthopädie, Pädiatrie, Psychiatrie

ENTDECKEN
SIE IHRE
KRIMINALISTISCHE ADER

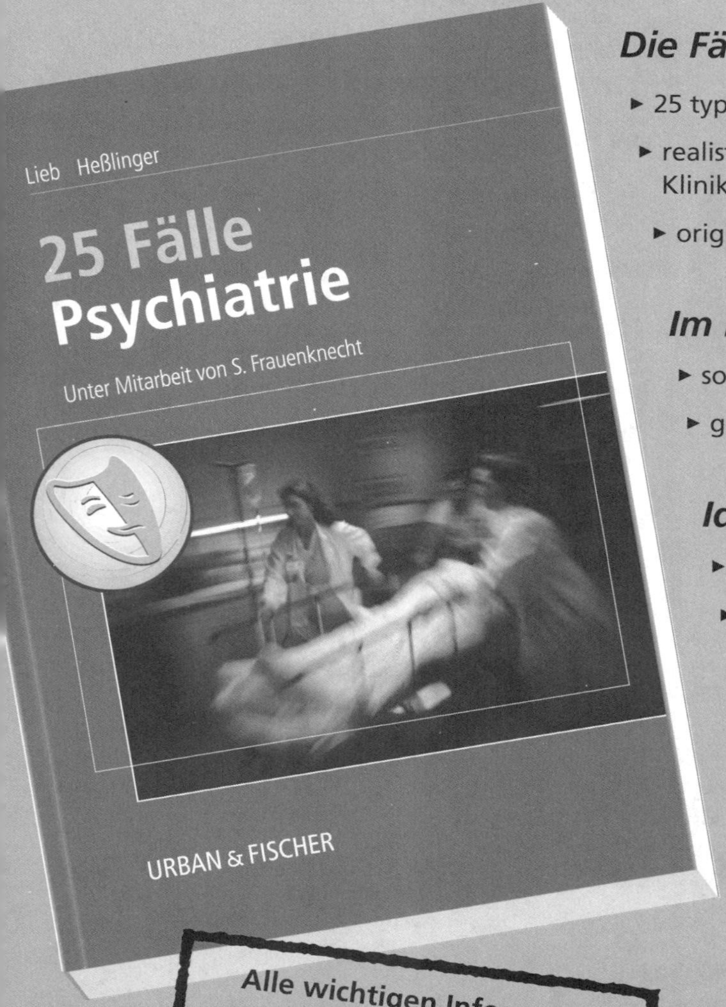

Die Fälle
- 25 typische Fallgeschichten aus der Psychiatrie
- realistische Darstellung der alltäglichen Kliniksituation
- originalgetreue Untersuchungsergebnisse

Im Mittelpunkt
- sorgfältige Untersuchung
- gute Befunderhebung

Ideale Vorbereitung
- für Famulaturen, PJ und AiP
- für die mündliche Prüfung im 2. und 3. Staatsexamen
- gut für die Lerngruppe geeignet

Lieb/Heßlinger
25 Fälle Psychiatrie
2002.
ca. 160 S., 8 Abb., 35 Tab.
ISBN 3-437-43350-4
€ 14,95/SFr 24,–

Alle wichtigen Infos unter
WWW.URBANFISCHER.DE

URBAN & FISCHER

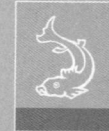